中医药行业发展蓝皮书（2022 年）

《中医药行业发展蓝皮书》编委会　编著

U0194133

全国百佳图书出版单位

中国中医药出版社

·北 京·

图书在版编目（CIP）数据

中医药行业发展蓝皮书 . 2022 年 /《中医药行业发展蓝皮书》
编委会编著 . —北京：中国中医药出版社，2023.3
ISBN 978 – 7 – 5132 – 7925 – 3

Ⅰ . ①中…　Ⅱ . ①中…　Ⅲ . ①中国医药学—产业发展—
研究报告—中国— 2022　Ⅳ . ① F426.77

中国版本图书馆 CIP 数据核字（2022）第 223582 号

中国中医药出版社出版

北京经济技术开发区科创十三街 31 号院二区 8 号楼
邮政编码　100176
传真　010-64405721
河北省武强县画业有限责任公司印刷
各地新华书店经销

开本 787×1092　1/16　印张 23.25　彩插 1.25　字数 437 千字
2023 年 3 月第 1 版　2023 年 3 月第 1 次印刷
书号　ISBN 978 – 7 – 5132 – 7925 – 3

定价　298.00 元
网址　www.cptcm.com

服 务 热 线　010-64405510
购 书 热 线　010-89535836
维 权 打 假　010-64405753

微信服务号　zgzyycbs
微商城网址　https://kdt.im/LIdUGr
官 方 微 博　http://e.weibo.com/cptcm
天猫旗舰店网址　https://zgzyycbs.tmall.com

《中医药行业发展蓝皮书（2022年）》

编 委 会

顾　问　孙光荣　张伯礼

主　审　李大宁

编委会主任　宋春生

编委会副主任（按姓氏笔画排序）

　　　　王国辰　李秀明　李宗友　杨荣臣　陆烨鑫　孟冬平

　　　　胡镜清　查德忠　徐皖生　曹洪欣

编　委（按姓氏笔画排序）

　　　　马宁慧　王　庆　王春旺　刘张林　刘祖峰　李希贤

　　　　李海燕　杨　燕　杨丰文　肖　勇　吴潇湘　宋欣阳

　　　　张　博　张霄潇　陈令轩　柳　燕　高　欣　黄　莹

　　　　董云龙　程　强

撰稿人员（按姓氏笔画排序）

　　　　于志斌　马宁慧　王　硕　王春旺　田双桂　吕　泽

　　　　朱佳卿　庄　宏　刘　扬　刘　颖　刘张林　李　辉

　　　　李　强　李希贤　李彦文　李海燕　杨　燕　杨丰文

　　　　肖　勇　吴潇湘　沈　潜　沈绍武　宋欣阳　张艺然

　　　　张雨琪　张霄潇　陈令轩　聂　良　高　曼　黄　明

　　　　黄　莹　董云龙　韩　鹏　程　强　童元元　霍增辉

党的十八大以来，以习近平同志为核心的党中央，把中医药工作摆在更加突出的位置，出台了一系列推进中医药事业发展的重要政策和措施，中医药迎来了天时、地利、人和的大好发展机遇。党的二十大胜利召开，豪迈吹响了新时代新征程中国共产党团结带领全国各族人民以中国式现代化全面推进中华民族伟大复兴的冲锋号，深刻阐释了中国式现代化的特征、本质要求，生动擘画了全面建设社会主义现代化国家的战略安排，对鼓舞和动员全党全军全国各族人民坚持和发展中国特色社会主义、全面建设社会主义现代化国家、全面推进中华民族伟大复兴具有重大意义，为新时代新征程上深入推进中医药传承创新发展进一步指明了前进方向、提供了根本遵循。为深入贯彻落实习近平总书记关于中医药工作的重要论述，大力弘扬中医药文化，提升中医药传播能力，讲好中医药故事，为政府和中医药行业机构、从业者提供重要的决策依据，全面展示中医药振兴发展中的生动实践，总结中医药在各个领域取得的阶段性成果，介绍我国中医药国际交流与合作概要，展示中医药行业典型，弘扬宣传中医药文化，推广各单位、院校及企业在大力发展中医药事业中的成绩和贡献，中国中医药出版社牵头组织出版《中医药行业发展蓝皮书（2022 年）》（以下简称《蓝皮书》）。

《蓝皮书》基于国家中医药管理局《中国中医药年鉴》统计资料——中医资源、中医医疗机构运营与服务、中医教育、中医药科研、中医财政拨款等，结合国家中医药管理局、商务部及其直属单位、行业协会、研究机构等发布的数据、信息，依托国家新闻出版署"中医药知识挖掘与出版创新服务重点实验室"，聚合行业内外专家的研究成果，强化成果产出导向，以坚持市场导向、需求导向、效果导向为基础，切实将出版成果转化成为助推行业、企业发展的现实生产力。

本书以客观的数据、丰富的图表和充实的内容，分总报告、政策环境篇、中医医疗篇、中医药人力资源与教育篇、中医药科技创新篇、中药产业篇、中医药健康产业篇、中医药文化传承与传播篇、中医药促进乡村振兴篇、中医药信息化篇、中医药国际交流篇及附录 12 个篇章。对中医药发展政策、中医药法治建设、中医药国内外环境、中医行业需求与供给、中医医疗行业竞争与经营效益、中医药参与公共卫生应急等事件进行了解析，对中医药特色人才培养、中医药人才激励机制现状，中医药科技创新基础条件建设、产出与影响力、重点领域科学研究、重要科技创新项目，中药材种植与加工、中药材市场、中药材现代物流体系建设、中药新药研究、中药工业运营、中药材质量监督、中药行业供求竞争与经营效益、境内中药上市企业年报，中医药健康旅游、养老产业发展，中医药文化发展、中医药非物质文化遗产保护、中医药科普，中医药定点帮扶、健康帮扶及中药材产业帮扶，中医药行业网络安全发展现状、新技术在中医药领域的应用、中医医院信息化建设，中医药国际交流合作与"一带一路"、中医药服务贸易发展、中药进出口形势、中医药海外中心建设等专题进行报告，首次全面、系统地梳理了近两年我国中医药事业发展现状及突出成绩，总结了国家对新时代中医药事业传承创新发展的决策、部署、安排，展示了中医药行业发展新态势，并展望了下一个阶段中医药事业需要重点推进的工作，为相关政府决策部门、中医药院校及研究机构、中医医疗机构、中药生产企业等提供有力的参考。

《中医药行业发展蓝皮书》编委会

2022 年 12 月

目录

中医药行业发展蓝皮书（2022年）

第一章　总报告　　　　　　　　　　　　　　　　　　1

中医药行业发展新态势　　　　　　　　　　　　　　2

第二章　政策环境篇　　　　　　　　　　　　　　　17

完善中医药发展政策的现状分析　　　　　　　　　18

中医药法治建设研究报告　　　　　　　　　　　　24

中医药国内外环境分析　　　　　　　　　　　　　29

第三章　中医医疗篇　　　　　　　　　　　　　　　39

中医医疗行业供给状况解析　　　　　　　　　　　40

中医医疗行业需求状况解析　　　　　　　　　　　47

中医医疗行业竞争与经营效益分析　　　　　　　　54

基层医疗卫生机构的现状问题及展望　　　　　　　59

中医药参与公共卫生应急事件　　　　　　　　　　65

第四章　中医药人力资源与教育篇　　　　　　　　　73

中医药人力资源与教育统计数据解析　　　　　　　74

中医药人才队伍现状与发展策略　　　　　　　　　84

第五章　中医药科技创新篇　　　　　　　　　　　　93

中医药科研统计数据解析　　　　　　　　　　　　94

中医药科技创新基础条件建设　　　　　　　　100

中医药科技产出与影响力报告　　　　　　　　113

中医药重点领域科学研究进展　　　　　　　　125

中医药重要科技创新项目现状与展望　　　　　140

第六章　　中药产业篇　　　　　　　　　　　**149**

中药材资源数据解析　　　　　　　　　　　　150

中药材种植与加工现状与展望　　　　　　　　157

中药材市场现状与展望　　　　　　　　　　　166

中药材现代物流体系建设　　　　　　　　　　175

中药工业运营分析　　　　　　　　　　　　　182

中药材质量监督　　　　　　　　　　　　　　190

中药行业供求、竞争与经营效益分析　　　　　198

境内中药上市企业年报分析　　　　　　　　　207

第七章　　中医药健康产业篇　　　　　　　　**215**

中医药健康旅游发展　　　　　　　　　　　　216

中医药健康养老发展　　　　　　　　　　　　225

第八章　　中医药文化传承与传播篇　　　　　**233**

中医药文化建设成就与展望　　　　　　　　　234

中医药非物质文化遗产保护迈上新台阶　　242

中医药科普工作现状、问题与展望　　249

第九章　中医药促进乡村振兴篇　　257

中医药定点帮扶工作报告　　258

中医药健康帮扶工作报告　　266

中药材产业帮扶工作报告　　273

第十章　中医药信息化篇　　281

"互联网＋"中医医疗发展现状与趋势分析　　282

中医药行业网络安全发展现状与展望　　292

新技术在中医药领域的应用现状分析　　300

我国中医医院信息化建设现状与展望　　307

第十一章　中医药国际交流篇　　315

中医药国际交流合作与"一带一路"　　316

中医药服务贸易发展现状与展望　　325

2020—2021年中药进出口形势分析及未来展望　　332

中医药海外中心建设情况与展望　　340

附　录　　　　　　　　　　　　　　　　　　　**347**

中药行业产业链全景图　　　　　　　　　　　348

中国中药企业 TOP100 排行榜　　　　　　　　348

中华民族医药优秀品牌企业榜　　　　　　　　352

中国医药工业百强榜　　　　　　　　　　　　356

图片　　　　　　　　　　　　　　　　　　　361

第一章　总报告

中医药行业发展新态势

中国中医药出版社有限公司

中经网数据有限公司

【摘要】本报告的主要内容为中医药行业定义、中医药行业在国民经济中的地位、中医药行业运行分析与预测、中医药行业政策趋势及中医药行业信贷建议与风险提示。"十三五"期间，中医药发展顶层设计加快完善，政策环境持续优化，支持力度不断加大。党中央、国务院高度重视中医药发展，将传承创新发展中医药定位为新时代中国特色社会主义事业的重要内容。《"十四五"中医药发展规划》提出：到 2025 年，中医药健康服务能力明显增强，中医药高质量发展政策和体系进一步完善，中医药振兴发展取得积极成效，在健康中国建设中的独特优势得到充分发挥。

【关键词】中医药发展规划；中医医疗服务；中药制造；政策趋势；传承创新发展

New Trend in the Development of the TCM Industry

China Press of Traditional Chinese Medicine Co., Ltd

CEInet Data Co., Ltd.

【Abstract】This chapter mainly discusses on the definition of the Chinese traditional medicine (TCM) industry, the position of the TCM industry in national economy, the analysis and forecast of the operation of the TCM industry operation, the policy trend of the TCM industry, as well as credit suggestions and risk warnings for the TCM industry. During the "Thirteenth Five-Year Plan" period, the improvement of the top-level design for the development of the TCM industry was accelerated, the policy environment was continuously optimized, and the support was continuously increased. The CPC Central Committee and the State Council attached great importance to the development of the TCM, and positioned the inheritance, innovation, and development of the TCM as an important part of the cause of Socialism with Chinese characteristics in the new era. The

Planning for the Development of TCM during the 14th Five-Year Plan proposed that by 2025, the health service capacity of the TCM will be obviously enhanced, the policies and systems for high-quality development of the TCM will be further improved, and positive results will be achieved in the revitalization and development of the TCM, with its unique fully exerted in the construction of a healthy China.

【Keywords】TCM development planning; TCM treatment service; TCM manufacturing; policy trend; inheritance; innovation and development

一、行业定义

2019 年 4 月，国家统计局发布了《健康产业统计分类（2019）》（简称《分类》），首次对健康产业的概念进行了明确的定义，这标志着健康产业将作为一个独立而且十分庞大的产业被列入国民经济行业分类当中。依据《"健康中国 2030" 规划纲要》等有关健康产业发展要求，以《国民经济行业分类》（GB/T 4754—2017）为基础，制定了本分类。《分类》中提到，健康产业是指以医疗卫生和生物技术、生命科学为基础，以维护、改善和促进人民群众健康为目的，为社会公众提供与健康直接或密切相关的产品（货物和服务）的生产活动集合。《分类》将健康产业范围划分为 13 个大类、58 个中类、92 个小类。13 个大类确定为医疗卫生服务，健康事务、健康环境管理与科研技术服务，健康人才教育与健康知识普及，健康促进服务，健康保障与金融服务，智慧健康技术服务，药品及其他健康产品流通服务，其他与健康相关服务，医药制造，医疗仪器设备及器械制造，健康用品、器材与智能设备制造，医疗卫生机构设施建设，中药材种植、养殖和采集等。

中医药行业包含中医医疗服务的提供，以及中药和中医医疗器械的研发、生产和销售相关环节。具体定义为：包括中医医疗机构、中药、中医器械在内的一切与中医诊疗相关的行业集合。

中医医疗服务行业：我国中医医疗卫生行业的运行主体是各级各类中医医疗卫生机构，包括中医类医院、中医类门诊部、中医类诊所、其他机构中医类临床科室。中医类医院分为中医医院、中西医结合医院和民族医医院。

中药制造业：根据 2017 年版《国民经济行业分类》，医药制造业包括化学药品原料药制造、化学药品制剂制造、中药饮片加工、中成药生产、兽用药品制造、生物药品制品制造、卫生材料及医药用品制造、药用辅料及包装材料共 8 个中类行业。本报告的中药制造业包括中药饮片加工、中成药生产。中药制造业分类及代码见表 1-1-1。

表 1-1-1　中药制造业分类及代码

代码			类别名称	定义
门类	大类	中类		
C			制造业	略
	C27		医药制造业	略
		C273	中药饮片加工	指对采集的天然或人工种植、养殖的动物、植物和矿物的药材部位进行加工、炮制，使其符合中药处方调剂或中成药生产使用的活动
		C274	中成药生产	指直接用于人体疾病防治的传统药的加工生产活动

资料来源:《2017 年国民经济行业分类》，中经网整理。

二、行业在国民经济中的地位

"十三五"期间，中医药发展顶层设计加快完善，政策环境持续优化，支持力度不断加大。2017 年，《中华人民共和国中医药法》施行。2019 年，印发《中共中央　国务院关于促进中医药传承创新发展的意见》，国务院召开全国中医药大会。据国家卫生健康委数据显示，中医药服务体系进一步健全，截至 2020 年底，全国中医医院达到 5 482 家，每千人口公立中医医院床位数达到 0.68 张，每千人口卫生机构中医类别执业（助理）医师数达到 0.48 人，99% 的社区卫生服务中心、98% 的乡镇卫生院、90.6% 的社区卫生服务站、74.5% 的村卫生室能够提供中医药服务，设置中医临床科室的二级以上公立综合医院占比达到 86.75%，备案中医诊所达到 2.6 万家。中医药传承发展能力不断增强，中医药防控心脑血管疾病、糖尿病等重大慢病及重大传染性疾病临床研究取得积极进展，屠呦呦研究员获得国家最高科学技术奖，中医药人才培养体系持续完善，中成药和中药饮片产品标准化建设扎实推进，第四次全国中药资源普查基本完成，公民中医药健康文化素养水平达 20.69%。中医药开放发展取得积极成效，中医药已传播到 196 个国家和地区，中药类商品进出口贸易总额大幅增长。特别是新型冠状病毒肺炎（简称"新冠肺炎"）疫情发生以来，疫情防治坚持中西医结合、中西药并用，中医药全面参与疫情防控救治，作出了重要贡献。

党中央、国务院高度重视中医药发展，将传承创新发展中医药定位为新时代中国特色社会主义事业的重要内容。习近平总书记对中医药工作作出一系列重要论述，指出要着力推动中医药振兴发展，发挥中医药在治未病、重大疾病治疗、疾病康复中的重要作用，强调要建立符合中医药特点的服务体系、服务模式、管理模式、人才培养模式，使传统中医药发扬光大。李克强总理多次主持召开国务院常务会议部署中医药工作，对加强人才队伍建设、促进中药产业质量提升、有效增强中医药防病治病能力等多次作出重要批示。孙春兰副总理多次研究政策措施，部署推进中医药重点工作。

三、中医药行业运行分析与预测

（一）中医医疗服务供给能力持续提升，中医药和基层医疗卫生机构数量稳步上升

作为中医医疗服务的最主要组成部分，中医类医疗卫生机构的发展状况近年来受到社会各界持续的关注。近年来，政府出台多项政策推动中医医疗服务高质量发展，着力提升基层医疗服务水平，支持社会力量提供多层次多样化医疗服务，全国中医药和基层医疗卫生机构数量得到了稳步的提升。

2021年，全国医疗卫生机构中中医类医疗卫生机构（包括中医类医院、中医类门诊部、中医类诊所及隶属于卫生部门的中医类研究机构）达到77 336个，与2020年的72 355个相比，增加了4 981个，增幅为6.9%。其中，中医类医院5 715个，比上年同期增长4.3%；中医类门诊部3 840个，比上年同期增长8.5%；中医类诊所67 743个，比上年同期增长7%；中医类研究机构38个，比上年同期下降11.6%。

我国医疗资源分配中，中医类诊所仍然占据中医类医疗卫生机构的主体，占到87.60%，比上年提升0.12个百分点。中医类医院数量占比下降0.19个百分点，降至7.39%，中医类门诊部数量占比提升0.07个百分点，占4.97%，中医类研究机构占比则相对稳定。

《"十四五"中医药发展规划》提出，到2025年中医药健康服务能力明显增强，中医药高质量发展政策和体系进一步完善，中医药振兴发展取得积极成效，在健康中国建设中的独特优势得到充分发挥。规划提出，为提升中医药服务供给，到2025年，每千人口公立中医医院床位数达到0.85张、每千人口中医类别职业（助理）医师数达到0.62人；三级公立中医医院和中西医结合医院设发热门诊的比例达到100%、二级以上公立中医医院设置康复（医学）科和老年病科的比例分别达

到 70% 和 60%；为推动中西医协同发展，提出公立综合医院设置中医临床科室的比例达到 90%、中医床位数达到 8.43 万张。见表 1-1-2。

表 1-1-2　2014—2021 年全国中医类医疗卫生机构数量分布（单位：个）

机构类别	2014 年	2015 年	2016 年	2017 年	2018 年	2019 年	2020 年	2021 年
总计	43 635	46 541	49 527	54 243	60 738	65 809	72 355	77 336
分类型：中医类医院	3 732	3 966	4 238	4 566	4 939	5 232	5 482	5 715
中医类门诊部	1 468	1 640	1 913	2 418	2 958	3 267	3 539	3 840
中医类诊所	38 386	40 888	43 328	47 214	52 799	57 268	63 291	67 743
中医类研究机构	49	47	48	45	42	42	43	38

数据来源：国家卫生健康委，中经网整理。

（二）2020 年受新冠肺炎疫情影响，中医类医疗卫生机构总诊疗量下降，2021 年出现回升

随着我国医疗消费升级，居民健康意识逐步增强，同时在人口老龄化、城镇化、财富增长及基本医疗保障制度全面覆盖等因素的驱动下，中医医疗服务消费需求持续增长。但受新冠肺炎疫情影响，我国中医类医疗卫生机构总诊疗人次自 2020 年起出现近年来首次下降。2021 年，新冠肺炎疫情影响消退，中医类医疗卫生机构总诊疗人次出现回升。2021 年，全国中医总诊疗量 12 亿人次，比上年增长 1.4 亿人次，增长 13.7%。其中，中医医疗机构 8.9 亿人次（中医类医院 6.9 亿人次、中医类门诊部及诊所 2.0 亿人次）、其他医疗卫生机构中医类临床科室 3.1 亿人次。见表 1-1-3。

表 1-1-3　2015—2021 年中医类医疗机构总诊疗量及分布（单位：万人次）

机构类别	2015 年	2016 年	2017 年	2018 年	2019 年	2020 年	2021 年
中医类总诊疗量	90 912.4	96 225.1	101 885.4	107 147.1	116 390.0	105 764.1	120 215.1
分类型：中医类医院	54 870.9	57 670.4	60 379.8	63 052.7	67 528.2	59 699.2	68 912.9
中医类门诊部	1 761.9	1 978.3	2 322.6	2 821.0	3 182.7	3 113.6	3 505.9
中医类诊所	11 781.4	12 517.9	13 660.9	14 973.2	16 469.8	15 738.2	16 875.7
其他机构中医类临床科室	22 498.3	24 058.5	25 522.2	26 300.3	29 209.2	27 213.2	30 920.6

注：本表不含村卫生室中医疗诊疗量。数据来源：国家卫生健康委，中经网整理。

（三）2021 年中成药产量增速扭负转正，2022 年增速将有所放缓

中成药是在中医理论的指导下，以中药饮片为原材料，按照一定的方剂和精制工艺加工而成的可以直接使用的制剂，包括用中药传统制作方法制作的各种蜜丸、水丸、冲剂、糖浆、膏药，以及用现代药物制剂技术制作的中药片剂、针剂、胶囊、口服液等专科用药。在政策利好与需求等因素的促进下，中成药市场呈现稳步增长之势。2021 年，随着一系列促进中药发展政策的颁布，板块开启新一轮政策景气周期。由于上年基数较低，再加上需求增强，中成药产量增速扭负转正。1—12 月，中成药产量为 231.8 万吨，同比增长 6.5%，上年同期为 -3.9%。

2022 年以来，受上年同期高基数影响，我国中成药产量增速放缓。1—5 月，中成药产量为 93.2 万吨，同比增长 1.3%。预计 2022 年我国中成药产量将增长约 3%，达 238.8 万吨。见附录图 1-1-1。

（四）2022 年中药材原料价格处于高位，中药饮片消费需求将受到抑制

中药饮片是我国中药产业重要支柱产业之一，也是中成药的重要原料，长期以来除了拥有"禁止外商投资传统中药饮片炮制"的护身符外，近年来更是得到了政策支持，如纳入国家基药、国家医保、不受药占比限制、允许医院保留价格加成等。全国医药工业统计表明，2021 年中药饮片主营业务收入 2 057 亿元，同比2020 年的 1 809 亿元增长 13.7%。预计 2022 年，在中药材原料价格仍处于高位背景下，中药饮片消费需求将受到抑制，主营业务收入约为 2 160 亿元，同比增长约5%。见附录图 1-1-2。

（五）在市场需求和政策红利的助推下，2022 年中药配方颗粒市场规模将继续扩大

中药配方颗粒是指以符合炮制规范的传统中药饮片作为原料，通过现代制药技术制成的颗粒剂，是基于中医药现代化、国际化形势下对传统中药的一种用法补充。2016—2020 年，我国中药配方颗粒市场规模呈增长趋势。数据显示，我国中药配方颗粒市场规模由 2016 年 356.92 亿元增至 2019 年 502.59 元。2021 年我国中药配方颗粒市场规模达 612.14 亿元。

2021 年国家药品监督管理局陆续发布了 196 个临床常用中药配方颗粒的国家标准，加快中药新药审批。在市场需求和政策红利的助推下，中药配方颗粒市场规

模将进一步扩大。预计 2022 年我国中药配方颗粒市场规模将达到约 670 亿元。见附录图 1-1-3。

（六）中药材种植热度多年未减，面积持续较快增长

目前 50 余种濒危野生中药材实现了种植养殖或替代，常用 600 种中药材中的 200 余种常用大宗中药材实现了规模化种养，第四次全国中药资源普查已汇总到 730 余种种植中药材的信息。中药材种植面积呈现大幅度增加的趋势，2019 年全国中药材种植面积达到 7 475 万亩（1 亩 ≈667 平方米），各地面积差异较大，其中云南、广西分别达到 794 万亩、685 万亩，贵州、湖北、河南 3 省在 500 万～600 万亩，湖南、陕西、广东、四川、山西等五省在 300 万～500 万亩，河北、重庆、山东、内蒙古、甘肃、吉林、安徽、辽宁、黑龙江、海南、宁夏等 11 省在 100 万～300 万亩。根据国家中药材产业技术体系的初步汇总数据显示，2020 年全国中药材种植面积约为 8 822 万亩。

不同中药材的种植面积差异较大，仅以 2019 年有统计数据的 59 种常用大宗中药材为例，其种植总面积为 2 046 万亩，其中 12 种中药材突破 50 万亩，连翘居首位，达到 322 万亩，枸杞子、黄芪、金银花（含山银花）、丹参等超过 100 万亩，黄芩、山楂、党参、当归、柴胡、山茱萸、苦参等超过 50 万亩。

随着中医药事业的发展，中药材消费呈稳步增长态势。《"十四五"全国种植业发展规划》指出，"十四五"期间，稳定种植面积，提升药材质量，提高安全水平，助力健康中国战略实施。到 2025 年，全国中医药面积稳定在 4 500 万亩左右，道地药材面积占总面积 50% 以上。见表 1-1-4。

四、中医药行业政策解析

中医药是我国经过几千年的不断实践积累下来的传统经验，为中华民族的健康发展作出了重大贡献。近年来，国家及政府层面出台了一系列产业政策鼓励中医药行业发展。《"十四五"中医药发展规划》《关于医保支持中医药传承创新发展的指导意见》《关于加快中医药特色发展若干政策措施的通知》等政策不断促进我国中医药行业发展。

表 1-1-4　2016—2022 年我国中医药行业主要政策汇总

时间	政策名称	内容
2022 年 3 月	《"十四五"中医药发展规划》	从十方面对"十四五"时期中医药工作重点任务进行了部署，包括建设优质高效中医药服务体系，提升中医药健康服务能力，建设高素质中医药人才队伍，建设高水平中医药传承保护与科技创新体系，推动中药产业高质量发展，发展中医药健康服务业，推动中医药文化繁荣发展，加快中医药开放发展，深化中医药领域改革以及强化中医药发展支撑保障
2022 年 1 月	《"十四五"医药工业发展规划》	创新药作为医药工业的核心，规划在专栏中提出了更明确的目标。对于中药，重点开展经方的复方制剂研发，以及中药制剂向新药转化，有效物质和药理毒理基础研究
2021 年 12 月	《关于医保支持中医药传承创新发展的指导意见》	将"中医医药机构纳入医保定点""按规定将符合条件的中药饮片、中成药、医疗机构中药制剂等纳入医保药品目录"及"推进中医的医保支付方式改革"的纲领性建议
2021 年 9 月	《"十四五"全民医疗保障规划》	支持中医药传承创新发展，强化中医药在疾病预防治疗中的作用，推广中医治未病干预方案鼓励商业健康保险发展；支持将符合条件的中医医疗服务项目按规定纳入医保支付范围
2021 年 7 月	《"十四五"优质高效医疗卫生服务体系建设实施方案》	建设 30 个左右国家中医药传承创新中心，重点提升中医药基础研究、优势病种诊疗、高层次人才培养、中医药装备和中药新药研发、科技成果转化等能力，打造医产学研用紧密结合的中医药传承创新高地；建设 35 个左右、覆盖所有省份的国家中医疫病防治基地，提高中医药在新发突发传染病等重大公共卫生事件发生时的第一时间快速反应参与救治能力和危急重症患者集中收治能力，带动提升区域内中医疫病防治能力
2021 年 6 月	《关于进一步加强综合医院中医药工作推动中西医协同发展的意见》	进一步完善中西医协同相关制度，加强综合医院中医临床科室设置和中药房设置，创新中西医协作医疗模式等指导意见
2021 年 5 月	《关于支持国家中医药服务出口基地高质量发展若干措施的通知》	着力完善发展环境，形成部门政策合力，支持国家中医药服务出口基地大力发展中医药服务贸易，推动中医药服务走向世界
2021 年 4 月	《推进妇幼健康领域中医药工作实施方案（2021—2025 年）》	到 2022 年，妇幼健康领域中医药服务网络基本建立，形成并推广一批妇幼中医药诊疗方案、中医治未病干预方案等规范

续表

时间	政策名称	内容
2021 年 2 月	《关于加快中医药特色发展若干政策措施的通知》	从人才、产业、资金、发展环境等多个方面提出 28 条举措，为中医药高质量特色发展保驾护航，为老百姓方便看中医，放心用中药固本培元
2021 年 2 月	《关于结束中药配方颗粒试点工作的公告》	规范中药配方颗粒的生产，引导产业健康发展，更好地满足中医临床需求
2020 年 12 月	《中医药康复服务能力提升工程实施方案（2021—2025 年）》	到 2025 年，依托现有资源布局建设一批中医康复中心，三级中医医院和二级中医医院设置康复（医学）科的比例分别达到 85%、70%，康复医院全部设置传统康复治疗室，鼓励其他提供康复服务的医疗机构普遍能够提供中医药康复服务
2019 年 10 月	《中共中央 国务院关于促进中医药传承创新发展的意见》	要健全中医药服务体系，发挥中医药在维护和促进人民健康中的独特作用，大力推动中药质量提升和产业高质量发展，加强中医药人才队伍建设，促进中医药传承与开放创新发展，改革完善中医药管理体制机制
2019 年 7 月	《关于在医疗联合体建设中切实加强中医药工作的通知》	要推进中医医院牵头组建多种形式的医联体，切实提升中医药服务能力，提高基层中医药服务可及性和水平
2019 年 3 月	《商务部办公厅 国家中医药管理局办公室关于开展中医药服务出口基地建设工作的通知》	以 2025 年完成全国中医药服务出口基地布局为发展目标，积极扩大中医药服务出口，培育中医药服务出口新业态新模式，加快中医药服务商品化进程，培育市场主体激发活力，鼓励投资合作，搭建公共服务平台
2018 年 12 月	《全国道地药材生产基地建设规划（2018—2025 年）》	到 2020 年建立道地药材标准化生产体系，到 2025 年健全道地药材资源保护与监测体系
2017 年 12 月	《国家中医药管理局关于推进中医药健康服务与互联网融合发展的指导意见》	到 2020 年，中医药健康服务与互联网融合发展迈上新台阶，产业链逐步形成，实现人人基本享有中医药服务；到 2030 年，以中医药理论为指导、互联网为依托、融入现代健康管理理念的中医药健康服务模式形成并加快发展
2016 年 11 月	《医药工业发展规划指南》	中药质量提升计划。实施中药振兴发展工程，支持中药饮片、中药基本药物、中药注射剂等重点产品质量提升，制定和提升中药大品种的生产质量控制标准和产品标准，建设中药材全过程追溯体系

续表

时间	政策名称	内容
2016 年 10 月	《"健康中国 2030" 规划纲要》	作为今后 15 年推进健康中国建设的行动纲领，提出了一系列振兴中医药发展、服务健康中国建设的任务和举措，其中包括实施中医临床优势培育工程，提高中医药服务能力；实施中医治未病健康工程，发展中医养生保健治未病服务；实施中医药传承创新工程，推进中医药继承创新
2016 年 3 月	《关于促进医药产业健康发展的指导意见》	推进中医药现代化。开展中药、民族药及其临床应用技术标准研究；加强中药材、中药生产、流通及使用追溯体系建设，提高中药产品质量和安全水平
2016 年 2 月	《中医药发展战略规划纲要（2016—2030 年）》	把中医药发展上升为国家战略，对新时期推进中医药事业发展作出系统部署，明确了今后一个时期中医药发展的重点任务。提出到 2020 年，实现人人基本享有中医药服务，中医药产业现代化水平显著提高，中药工业总产值占医药工业总产值 30% 以上，到 2030 年，中医药治理体系和治理能力现代化水平显著提升，中医药服务领域实现全覆盖，中医药健康服务能力显著增强，在治未病中的主导作用、在重大疾病治疗中的协同作用、在疾病康复中的核心作用得到充分发挥

资料来源：政府网站，中经网整理。

五、中医药行业政策趋势

《"十四五"中医药发展规划》的印发实施有利于从国家战略层面建立健全适合中医药传承创新发展的评价指标体系和体制机制，更好地解决中医药发展面临的困难和问题，更利于充分调动地方和社会各方面力量，形成各有关部门、地方党委政府共同推动中医药振兴发展的工作合力。该规划各项目标指标、重点任务和重大政策举措的贯彻落实，将推动中医药事业产业发展进入新阶段，使中医药发展成果更好地惠及广大群众，为全面推进健康中国建设、更好保障人民健康提供有力支撑。

（一）建设优质高效的中医药服务体系

"十四五"时期，将进一步发挥中医药整体医学和健康医学优势，着力推动建立融预防保健、疾病治疗和康复于一体的中医药服务体系。一是打造中医药高地。依托现有优质中医医疗资源，推进国家医学中心（中医类）和国家区域医疗中心建设项目，推动中医药优质医疗资源提质扩容和均衡布局。二是发挥特色示范作用。

启动中医特色重点医院项目建设，以名医、名科、名药带动中医医院特色发展，发挥辐射和示范作用。三是发挥县级医院龙头带动作用。原则上每个县办好一所县级中医医院（含中西医结合医院、民族医医院，下同），提升县级综合医院、专科医院、妇幼保健机构中医药服务设施配置，中医临床科室、中药房、煎药室设置达到国家标准，县级妇幼健康服务机构设置中医妇科、中医儿科。到 2025 年，基本实现县办中医医疗机构全覆盖，80% 以上的县级中医医院达到二级甲等中医医院水平。四是推进中医馆建设。社区卫生服务中心和乡镇卫生院全部设置符合标准的中医馆，实现中医馆设置全覆盖。五是鼓励社会力量在基层办中医。鼓励社会力量在县域举办中医类别医院，发展具有中医特色的康复医院、护理院（站），支持社会力量举办以中医特色为主的医养结合、康养结合、护养结合的医疗机构或养老机构，依托中医机构举办互联网中医机构，支持名老中医开办诊所，支持企业举办连锁中医医疗机构，保证社会办非营利性中医医疗机构和政府办中医医疗机构在准入、执业等方面享有同等权利。六是实施名医堂工程。以优势中医机构和团队为依托，创新政策措施，发挥示范带动作用，分层级规划布局建设一批名医堂，推动名医团队入驻，服务广大基层群众。

（二）提升中医药健康服务能力

一是扩大优质中医医疗资源总量。建设一批国家医学中心（中医类）、国家区域医疗中心建设项目、中医特色重点医院，充分发挥引领和辐射作用，推动中医药优质医疗资源提质扩容和区域均衡布局。围绕骨伤、肛肠、儿科、皮肤科、妇科、针灸、推拿及脾胃病、心脑血管病、肾病、肿瘤、周围血管病等专科专病，加强中医优势专科建设，及时总结形成诊疗方案，巩固扩大优势，带动特色发展。二是提升基层中医药服务能力。开展县级中医医院医疗服务能力建设，支持每个县级中医医院建设 2 个中医特色优势专科，提升乡镇卫生院、社区卫生服务中心中医馆综合服务能力，到 2025 年，15% 的社区卫生服务中心和乡镇卫生院中医馆完成服务内涵建设，100% 的社区卫生服务站和 80% 以上的村卫生室能够提供中医药服务，10% 的社区卫生服务站和村卫生室设置"中医阁"，持续提高基层中医药服务的可及性、便捷性。三是实施中医药康复服务能力提升工程。依托现有资源布局一批中医康复中心，加强中医医院康复科建设，在其他医院推广中医康复技术，提升中医药特色康复服务能力。到 2025 年，三级中医医院和二级中医医院设置康复（医学）科的比例分别达到 85% 和 70%，康复医院全部设置传统康复治疗室，鼓励其他提供康复服务的医疗机构普遍能够提供中医药服务。四是在中医医院建设与管理中注重遵循中医药发展规律。在公立中医医院绩效考核和中医医院评审等工作中突出中医内涵、发挥中医药特色优势，修订公立中医医院绩效考核指标体系和中医医院评审标准，常态化推进公立中医医院绩效考核工作，引导中医医院落实功能定位，坚持以中医为主的办院方向。围绕中医治疗具有优势的病种，推广应用中医诊疗方案和临床路径，促进中医医疗机构因病施治、规范诊疗。五是加强中医医疗服务质量管理。建立健全中医医疗质量管理与控制体系，促进中医病案、中药药事管理等质控中心规范化建设。加强中药药事管理，落实处方专项点评制度，促进合理使用中药。持续改进中医护理质量，开展中医护理门诊试点，提高中医特色护理能力。继续推进中医医疗机构深入实施改善医疗服务行动。六是创新中医药服务模式。以病人为核心，推广中医综合诊疗模式、多专业一体化诊疗模式、全链条服务模式，优化服务流程和服务方式。鼓励中医医院建设中医医疗技术中心，挖掘、整理、评估、优化、创新、推广安全有效的中医医疗技术。七是大力推广基层中医药适宜技术。加强中医药适宜技术推广平台建设。完善省级中医医院中医药适宜技术推广中心设置，提升原县级常见病多发病中医药适宜技术推广基地能力，建成县域中医药适宜技术推广中心，省、县两级中心应具备符合规范要求的师资、设施、设备。到 2025 年，原则上所有县域均应设置符合标准的中医药适宜技术推广中心。八是完善中医药公共卫生服务能力。围绕儿童、老年人、慢病管理等提升中医药健康管理服务能力，提高中医药健康管理率。推进家庭医生签约中医药服务，落实签约团队中医药人员配置，提高中医药签约服务的数量与质量。在国家基本公共卫生服务项目中，针对高血压、糖尿病等慢性病强化医防融合，优化中医药健康管理服务内容。到 2025 年，老年人和儿童中医药健康管理率分别达到 75% 和 85%。九是切实做好基层中医药城乡对口帮扶工作。继续开展三级中医医院对口帮扶工作，采取驻点帮扶、人员培训、技术指导、巡回医疗、专科建设、合作管理等方式，加强脱贫地区政府举办的中医医院能力建设，持续提高受援单位中医药服务能力、综合服务能力及管理水平。

（三）建设高水平中医药科技创新体系

加快建设符合中医药特点的中医药科技创新体系，是科技创新的重要领域和建设创新型国家的重要内容，也是建设健康中国、提升科技对人民群众健康保障能力与事业产业发展驱动作用的重要举措。国家中医药管理局与科技部共同制定发布了

《推动中医药科技创新体系建设的实施方案》，"十四五"时期将围绕国家战略需求，整合优化中医药科技资源，构建"国家—行业—地方"三级中医药科技创新体系。

一是大力推进中医药创新基地建设。在全国重点实验室体系中，支持在中医理论、中药资源、现代中药创新、中医药疗效评价等重要领域方向建设全国重点实验室。围绕重大慢病、中医优势病种和针灸等特色疗法，建设一批中医类国家临床医学研究中心及其协同创新网络。围绕制约中医药发展的关键技术和核心装备突破，在中医药标准化、中医药临床疗效与安全性评价、中药质量控制、中药新药研发、中医智慧诊疗等方向建设一批国家工程研究中心。围绕中药现代化重大共性技术突破、产品研发和成果转化应用示范，在中医药领域培育建设一批国家技术创新中心。依托中医医疗机构、中医药科研院所建设 30 个左右国家中医药传承创新中心。优化整合国家中医药管理局重点研究室、三级实验室，建设一批国家中医药管理局重点实验室，形成相关领域关键科学问题研究链，为培育全国重点实验室等国家重大平台储备力量。二是加强重点领域攻关。在科技创新 2030 重大项目、重点研发计划等国家科技计划中加大对中医药科技创新的支持力度。深化中医原创理论、中药作用机理等重大科学问题研究。开展中医药防治重人、难治、罕见疾病和新发突发传染病等诊疗规律与临床研究。加强中医药临床疗效评价研究。加强多学科交叉，推进中医药理论创新。加强开展基于古代经典名方、名老中医经验方、有效成分或组分等的中药新药研发。支持儿童用中成药创新研发。推动设立中医药关键技术装备项目。三是加强科技人才建设。加强领军人才和创新团队培养与引进，健全科技人才激励与评价机制，鼓励中医药科研人员创业创新。四是促进研究成果转化。建设一批中医药科技成果孵化转化基地。支持中医医院与企业、科研机构、高等院校等加强协作、共享资源。鼓励高等院校、科研院所、医疗机构建立专业化技术转移机构，尊重中医药科研规律，在成果转化收益、团队组建等方面赋予科研单位和科研人员更大自主权，促进优秀研究成果转化应用。

（四）提升中药质量控制水平

提升中药质量控制水平对于满足临床用药需求，满足人民群众日渐增长的多样化健康需求，促进中药产业高质量发展具有重要意义。一是加强部门协同工作推进。充分发挥国务院中医药工作部际联席会议作用，加强沟通协调，强化政策协同，推动相关部门履行好中药管理职能，为中药质量提升和中药产业高质量发展做好顶层设计。二是加强中药全过程质量管理。针对中药全生命周期各环节，全面提升种植、采收、加工、生产、包装、检测、运输、贮藏等环节质量控制水平，逐步构建全过程质量控制体系。加强源头管理，注重药材道地性，引导资源要素向道地产区汇集，促进中药材规范化种植。三是强化中药质量监管。严厉打击生产销售假劣中药饮片、中成药等违法违规行为，建立中成药监测、预警、应急、召回、撤市、淘汰的风险管理长效机制。进一步鼓励中药生产经营者构建从中药材原料种植到中药饮片、中成药生产销售全过程标准化追溯体系，实现来源可知、去向可追、责任可究，推动生产各环节有效衔接，无缝监管。

（五）推动中药产业高质量发展

一是加强中药材种质源头管理。推广优良品种，从根本上稳定和提高中药材质量，促进中药材种业健康快速发展。推动提升中药材种植科学化、规范化水平，将道地药材作为发展重点，开展中药材林下种植、野生抚育和仿野生栽培等生态种植，构建中药材绿色生态种植技术体系。二是健全中药标准体系。强化中药标准管理，进一步完善国家药品标准形成机制，不断优化以《中国药典》为核心的国家药品标准体系。建立和完善以临床为导向、符合中医药特点的中药质量标准、技术规范和评价体系，加快在全国范围内中药材质量追溯体系的推广与建设，促进中药临床疗效提升。三是完善支持激励配套政策。积极沟通协调各相关部门，从制度建设、政策制定、资金投入等多个方面协同推进，为中药材、中药工业、流通产业高质量发展提供更好的支撑。

六、中医药行业信贷建议与风险提示

（一）精选中医药投资赛道

在"十四五"相关规划等政策驱动下，行业发生变革，重点关注中药创新药、品牌中药、中医服务和中药配方颗粒。

中药创新药：2021年中药创新药迎来暴发。2021年就有12个中药新药获批，数量超过过去4年总和。不仅是在申报端中药注册分类化繁为简，创新中药单列，并且在支付端的医保谈判中中药也是优势明显、降价温和，拥有中药创新药布局的公司将脱颖而出。建议关注以岭药业、康缘药业等。

品牌中药：受益消费升级，医疗保健需求较快增长，品牌中药需求具备持续增长趋势，并且品牌中药拥有较高价格维护能力，核心原材料涨价、需求旺盛双轮驱动的价格提升，相关品牌中药将直接受益。建议关注同仁堂、片仔癀等。

中医服务：中医医疗健康服务行业规模大、增速高、尚未看到天花板；行业散乱小，竞争格局尚不明晰；需求膨胀，日常健康管理和治未病受到青睐；政策支持下有望迎来发展黄金期。建议关注固生堂。

中药配方颗粒：2021 年 2 月中药配方颗粒试点工作宣告结束，并且 2021 年 11 月份开始执行新标准，所带来的影响一方面是市场规模的快速扩容，另一方面则是标准化后的门槛增加带来成本和壁垒的提升，综合来看先前的试点企业先发优势明显将充分受益。建议关注华润三九、中国中药等。

（二）风险提示

医疗政策变动的风险。中医药政策对行业的发展和企业的经营起到较大的影响，后续政策仍将持续出台，所以对行业的影响仍具有一定的不确定性。②带量采购进度超预期风险。带量采购对行业影响较大，后续新的带量采购方案涉及品种和降价服务将对相关企业的业绩造成一定影响。③药品审评进度低于预期。新药审批速度直接关系产品上市放量，审评速度不及预期对于公司业绩有一定影响。④药物研发进展不达预期。风险创新药的管线布局及研发进度对于创新药公司快速发展起到至关重要的作用，新药研发进展不及预期将给公司业绩和未来发展带来较大影响。⑤新冠肺炎疫情持续反复，将对企业经营产生负面影响。

第二章　政策环境篇

完善中医药发展政策的现状分析

李希贤

国家中医药管理局

【摘要】党的十八大以来，以习近平同志为核心的党中央把中医药摆在更加突出的位置，把传承创新发展中医药作为新时代中国特色社会主义事业的重要内容和中华民族伟大复兴的大事，作出一系列重大决策部署，政策出台之密、规格之高、力度之大、反响之好前所未有，加强顶层设计，推进深化改革，强化多方统筹，发挥特色优势，基本建立起适合中医药发展的政策体系。

【关键词】中医药发展；政策；改革

Analysis of the current situation of improving the development policy of traditional Chinese medicine

LI Xixian

National Administration of Traditional Chinese Medicine

【ABSTRACT】Since the 18th CPC National Congress, the Central Committee of the Communist Party of China with Comrade Xi Jinping at its core has given greater priority to traditional Chinese medicine, and made a series of major decisions and arrangements. Policies with high specifications, great strengths and good responses have been frequently issued like never before. By strengthening top-level design, promoting and deepening reform, a policy system suitable for the development of traditional Chinese Medicine has been basically established.

【KEYWORDS】traditional Chinese medicine; TCM development; policy; reform

党的十八大以来，以习近平同志为核心的党中央把中医药工作摆在更加突出的位置，作为新时代中国特色社会主义事业的重要内容和中华民族伟大复兴的大事，作出一系列重大决策部署，引领中医药振兴发展迎来天时、地利、人和的大好时机。中医药发展取得历史性成就、发生全局性变化，中医药为维护人民群众健康和促进经济社会发展作出了重要贡献。

习近平总书记对中医药工作高度重视和亲切关怀，作出一系列重要指示批示，深刻回答了"为什么要发展中医药""发展什么样的中医药""怎样发展中医药"等一系列重大理论和实践问题，把我们党对中医药工作的规律性认识提升到一个新的高度，为传承创新发展中医药指明前进方向、提供根本遵循、擘画宏伟蓝图。

一、政策出台之密、规格之高、力度之大、反响之好前所未有

党的十八大以来，党中央、国务院出台一系列关于"完善中医药事业发展政策和机制"的政策文件，出台之密、规格之高、力度之大、反响之好，前所未有，充分体现了习近平总书记和党中央对中医药工作的高度重视，充分体现了我们党"切实把中医药这一祖先留给我们的宝贵财富继承好、发展好、利用好"的坚定信心和决心。

从政策发布主体来看，党中央、国务院对中医药的政策供给力度显著加大。2019 年 10 月，中共中央、国务院印发《关于促进中医药传承创新发展的意见》。2016 年 12 月，第十二届全国人大常委会第二十五次会议高票通过《中华人民共和国中医药法》（以下简称《中医药法》），该法自 2017 年 7 月 1 日起施行。2016 年 2 月，国务院印发《中医药发展战略规划纲要（2016—2030 年）》。2015 年 4 月，国务院办公厅印发《中医药健康服务发展规划（2015—2020 年）》，转发工业和信息化部、国家中医药管理局等部门《中药材保护和发展规划（2015—2020 年）》。2021 年 1 月，国务院办公厅印发《关于加快中医药特色发展的若干政策措施》。2022 年 3 月，国务院办公厅印发《"十四五"中医药发展规划》。这些政策具有重要里程碑意义，共同构筑中医药传承创新发展的"四梁八柱"政策体系，描绘了中医药振兴发展的宏伟蓝图、"路线图"和"任务书"。中共中央、国务院 2016 年印发的《"健康中国 2030"规划纲要》、国务院 2019 年印发的《健康中国行动（2019—2030 年）》和国务院办公厅每年印发的深化医疗卫生体制改革重点任务都对中医药工作作出具体部署。

各地各部门紧紧围绕贯彻党中央、国务院的决策部署，出台一系列政策措施，形成多层级、多部门、多领域协同的供给结构。如 26 个省颁布新制修订的地方中医药法规，所有省份出台贯彻落实《中共中央 国务院关于促进中医药传承创新发展的意见》的实施方案；国家药品监督管理局印发《关于促进中药传承创新发展的实施意见》；国家医疗保障局、国家中医药管理局印发《关于医保支持中医药传承

创新发展的指导意见》等。总的来看，一系列政策的发布实施，有力地调动了各级党委、政府和有关部门发展中医药的积极性、主动性，形成了上下联动、左右协同的同题共答的新局面。

二、不断深化对中医药在党和国家全局事业中重要作用的认识

党的十八大以来，习近平总书记对中医药工作作出一系列重要指示批示，"中医药学是中华文明的瑰宝""传承精华、守正创新""推进中医药现代化、产业化，推动中医药走向世界"等理念深入人心，引领和推动全社会不断深化对中医药工作的认识，进一步增强了各地各部门发展中医药的思想自觉和行动自觉。《中医药法》首次在法律层面明确指出，"中医药是包括汉族和少数民族医药在内的我国各民族医药的统称，是反映中华民族对生命、健康和疾病的认识，具有悠久历史传统和独特理论及技术方法的医药学体系""中医药学是我国各族人民在长期生产生活和同疾病作斗争中逐步形成并不断丰富发展的医学科学"，从思想上统一了对中医药的认识，认为中医药是一个广义的概念，是整个中华民族医药的统称，既是传统的、也是现代的。《中医药发展战略规划纲要（2016—2030 年）》指出，中医药作为我国独特的卫生资源、潜力巨大的经济资源、具有原创优势的科技资源、优秀的文化资源和重要的生态资源，在经济社会发展中发挥着重要作用，赋予中医药"五种资源"的深刻内涵，进一步凸显了中医药在经济社会发展全局中的独特优势和功能价值。《中共中央　国务院关于促进中医药传承创新发展的意见》指出"传承创新发展中医药是新时代中国特色社会主义事业的重要内容，是中华民族伟大复兴的大事"，把中医药振兴发展摆到党和国家事业大局中来认识，与新时代中国特色社会主义伟大事业紧密联系在一起，作为中华民族伟大复兴的标志性事件来把握。全国中医药大会明确指出新时代中医药工作的总体思路，即推进中医药内涵发展、创新发展、转型发展、融合发展。

三、对传承创新发展中医药作出全面部署

《中共中央　国务院关于促进中医药传承创新发展的意见》是新中国成立以来党中央、国务院第一次对中医药作出的系统谋划和全面部署，是引领新时代中医药振兴发展的纲领性文件；国务院印发的《中医药发展战略规划纲要（2016—2030年）》，是从国家层面制定实施的第一个中医药领域的中长期规划；国务院办公厅印发的《"十四五"中医药发展规划》是从国家层面第一次出台中医药的五年规划；

国务院办公厅印发的《关于加快中医药特色发展的若干政策措施》是贯彻落实《中共中央　国务院关于促进中医药传承创新发展的意见》的重要配套文件。

《中共中央　国务院关于促进中医药传承创新发展的意见》从健全中医药服务体系、发挥中医药在维护和促进人民健康中的独特作用、大力推动中药质量提升和产业高质量发展、加强中医药人才队伍建设、促进中医药传承与开放创新发展、改革完善中医药管理体制机制6个部分部署20个方面的重点工作。《中共中央　国务院关于促进中医药传承创新发展的意见》分工落实到44个部门、细化为125项任务，其中明确了力争在本届政府任期内完成的重点任务。具体举措如：到2022年，基本实现县办中医医疗机构全覆盖，力争实现全部社区卫生服务中心和乡镇卫生院设置中医馆、配备中医医师；用3年左右时间，筛选50个中医治疗优势病种和100项适宜技术、100个疗效独特的中药品种，及时向社会发布；聚焦癌症、心脑血管病、糖尿病、感染性疾病、老年痴呆和抗生素耐药问题等，开展中西医协同攻关，到2022年形成并推广50个左右中西医结合诊疗方案；到2022年在重点人群和慢性病患者中推广20个中医治未病干预方案；到2022年，基本建立道地药材生产技术标准体系、等级评价制度。

《中医药发展战略规划纲要（2016—2030年）》从切实提高中医医疗服务能力、大力发展中医养生保健服务、扎实推进中医药继承、着力推进中医药创新、全面提升中药产业发展水平、大力弘扬中医药文化、积极推动中医药海外发展7个方面部署了重点任务，明确实施中医临床优势培育工程、基层中医药服务能力提升工程、中医治未病健康工程、中医药传承工程、野生中药材资源保护工程、中药绿色制造工程、中药材质量保障工程、中医药健康文化素养提升工程、中医药海外发展工程、中医药标准化工程等一系列重大工程。

《"十四五"中医药发展规划》对"十四五"时期中医药工作进行全面部署，共分为10个方面重点任务，包括建设优质高效中医药服务体系，提升中医药健康服务能力，建设高素质中医药人才队伍，建设高水平中医药传承保护与科技创新体系，推动中药产业高质量发展，发展中医药健康服务业，推动中医药文化繁荣发展，加快中医药开放发展，深化中医药领域改革及强化中医药发展支撑保障，并部署了11类共44项重大工程项目。

《关于加快中医药特色发展的若干政策措施》对党中央、国务院中医药工作决策部署再贯彻、再落实，对《中共中央　国务院关于促进中医药传承创新发展的意见》各项政策再部署、再细化，坚持问题导向和目标导向，针对中医药传承创新发展面临的薄弱环节，聚焦中医药发展的难点问题，全面加大中医药传承创新发展的政策支持力度，加快健全符合中医药规律特点的政策体系，针对性提出 7 个方面 28 条具体措施。包括夯实中医药人才基础、提高中药产业发展活力、增强中医药发展动力、完善中西医结合制度、实施中医药发展重大工程、提高中医药发展效益、营造中医药发展良好环境。

四、深化重点领域改革，增强中医药发展活力

服务体系建设方面。住房和城乡建设部、国家发展改革委批准发布《中医医院建设标准》，要求在中医医院工程项目的审批、核准、设计和建设过程中，要认真执行该建设标准，坚决控制工程造价。国家中医药管理局分别制定三级、二级公立中医医院绩效考核操作手册，引导公立中医医院强化以中医药服务为主的办院模式和服务功能。国务院办公厅发布《全国医疗卫生服务体系规划纲要（2015—2020年）》，国家发展改革委、国家卫生健康委、国家中医药管理局、国家疾病预防控制局联合发布《"十四五"优质高效医疗卫生服务体系建设实施方案》，对中医药服务体系建设作出部署，强调在县级区域依据常住人口数，原则上设置 1 个县办中医类医院，部署重点支持国家中医医学中心、区域中医医疗中心、国家中医药传承创新中心、国家中医疫病防治基地、中西医协同"旗舰"医院、中医特色重点医院和名医堂建设。国家卫生健康委落实《中医药法》部署，颁布《中医诊所备案管理暂行办法》，将中医诊所由许可管理改为备案管理，强化事中事后监管。

人才队伍建设方面。《国务院办公厅关于加快医学教育创新发展的指导意见》部署"传承创新发展中医药教育"的重点任务；国家中医药管理局会同教育部、国家卫生健康委印发《关于深化医教协同进一步推动中医药教育改革与高质量发展的实施意见》，会同教育部、人力资源社会保障部、国家卫生健康委出台《关于加强新时代中医药人才工作的意见》。国家卫生健康委颁布《中医医术确有专长人员医师资格考核注册管理暂行办法》，将考试改革为考核，为通过师承、家传等非学历教育方式学习中医的人员开辟通过实践技能及效果考核即可取得中医医师资格的途径。

科技创新建设方面。国家中医药管理局会同科技部编制实施《"十三五"中医药科技创新专项规划》，制定《推动中医药科技创新体系建设的实施方案》，围绕国家战略需求，整合优化中医药科技资源，构建"国家–行业–地方"三级中医药科技创新体系。

促进中药质量提升方面。国家中医药管理局会同国家药品监督管理局发布《古代经典名方目录（第一批）》；会同农业农村部、国家药品监督管理局编制《全国道地药材生产基地建设规划（2018—2025年）》。国家药品监督管理局出台《古代经典名方中药复方制剂简化注册审批管理规定》，发布《关于对医疗机构应用传统工艺配制中药制剂实施备案管理的公告》。农业农村部发布《中药材应对高温暴雨生产技术指导意见》《冬春季中药材生产管理技术指导意见》等。

中医药对外交流合作方面。国家中医药管理局会同国家发展改革委实施《中医药"一带一路"发展规划（2016—2020年）》《推进中医药高质量融入共建"一带一路"发展规划（2021—2025年）》，编制《粤港澳大湾区中医药高地建设方案（2020—2025年）》，推动中医药更好地融入"一带一路"倡议。

总的来看，经过各方面共同努力，中医药的管理、标准更加完善，制度框架和治理机制逐步完备，发展的政策体系基本形成，为推动中医药高质量发展奠定了坚实基础。

中医药法治建设研究报告

霍增辉[1]，黄莹[2]

1. 北京中医药大学；2. 国家中医药管理局

【摘要】《中华人民共和国中医药法》（简称《中医药法》）为中医药传承创新发展提供了坚实的法律基础和法律保障。中医药法治工作着力推进中医药法的贯彻落实，完善中医药法治体系建设，提升法治能力和法治水平。近年来中医药法治建设成就主要体现在以下几个方面：一是《中医药法》实施形成良好机制；二是医师法、药品管理法等相关法律的制定、修订实现与《中医药法》的有效衔接；三是中医药地方性法规的制定、修订为《中医药法》实施提供有力的支撑；四是《中医药法》创新性制度通过配套的规章、规范性法律文件得到有效落实。

【关键词】中医药；中医药法治；法治建设

Research Report on Legal Construction of Traditional Chinese Medicine

HUO Zenghui[1], HUANG Ying[2]

1. *Beijing University of Chinese Medicine;*

2. *National Administration of Traditional Chinese Medicine*

【Abstract】*Law of the People's Republic of China on Traditional Chinese Medicine* provides a solid legal foundation and legal protection for the inheritance, innovation and development of traditional Chinese medicine. Legal work of traditional Chinese medicine focuses on promoting the implementation of the traditional Chinese medicine law, improving the construction of the legal system of traditional Chinese medicine, and enhancing the ability and level of the rule of law. The achievements in the construction of the rule of law in traditional Chinese medicine in recent years are mainly reflected in the following aspects: firstly, the implementation of the traditional Chinese medicine law forms a good mechanism; secondly, the enactment and revision of relevant laws such as Law on Doctors of the People's Republic of China and Pharmaceutical Administration Law of the People's Republic of China have achieved an effective connection with the Law of the People's Republic of China on Traditional Chinese Medicine; third, the enactment and revision of local regulations on traditional Chinese medicine provide strong support for the implementation of the traditional Chinese medicine law; fourth, the innovative system of the traditional Chinese medicine law has been effectively implemented through supporting rules and normative legal documents.

【Keywords】traditional Chinese medicine; the rule of law in traditional Chinese medicine; legal construction

近年来，中医药法治工作紧紧围绕深入推进《中华人民共和国中医药法》（以下简称《中医药法》）贯彻落实，大力推进中医药法治体系建设、完善，不断提升中医药行业治理的法治能力和法治水平，为中医药事业的健康发展提供了坚实的法治保障。

一、《中医药法》实施形成良好机制

中医药法实施以来，各级党委政府全面履行法定职责，对中医药事业的推进力度空前加大，26个省（区、市）颁布新制定修订的地方中医药法规，很多省份加强中医药管理体系建设，加大财政投入力度，中医药事业取得长足发展。国务院各部门强化联动、密切配合，形成部门协同、上下联动、社会支持的法律实施良好氛围。国家卫生健康委、国家中医药管理局、国家药品监督管理局制定实施《中医诊所备案管理暂行办法》等6项配套制度，提升基层中医药服务能力，促进中药新药研发，有效增加中医药服务供给。国家发展改革委、财政部加大资金保障力度，国家医保局出台支持中医药发展的医保倾斜政策，教育部、科技部、农业农村部在加强中医药师承教育、推动中医药科技体系建设、提升中药材质量等方面，推出一系列政策保障举措，支持中医药传承创新发展，为中医药事业发展提供政策支持和条件保障。各地各部门积极开展普法宣传，《中医药法》社会关注度和群众认可度显著提升，为《中医药法》的贯彻落实营造了良好的社会氛围。各级人大充分履行法治实施监督职责，对《中医药法》开展执法检查，督促各级政府及有关部门落实贯彻实施《中医药法》主体责任，确保法律有效实施。《中医药法》实施形成的良好机制，为中医药传承创新发展提供强有力的支撑。

二、相关法律的制定修订体现中医药特色

国家中医药主管部门积极参与《中华人民共和国医师法》《中华人民共和国药品管理法》等法律的制定、修订，推动各法律法规体现中医药规律和特点，促进中医药传承创新发展。

2022 年，《中华人民共和国医师法》正式施行，在执业类别、执业范围、中西医协同机制、中西医相互学习等方面的制度安排，充分体现中医药规律和特点，有利于发挥中医药的特长和优势。一是更加注重中医医师队伍管理。首次采用中医医师、西医医师这种创新性的表述，体现法律在临床医师队伍管理范围的科学划分，反映中西医并重理念；增加授权国务院中医药主管部门在职责范围内负责有关的医师管理工作，有利于进一步规范对中医医师队伍的管理。二是进一步明确中医、中西医结合医师执业范围。规定中医、中西医结合医师可以在医疗机构中的中医科、中西医结合科或者其他临床科室按照注册的执业类别、执业范围执业。经考试取得医师资格的中医医师按照国家有关规定，经培训和考核合格，在执业活动中可以采用与其专业相关的西医药技术方法。三是提出完善中医西医相互学习的教育制度，培养高层次中西医结合人才和能够提供中西医结合服务的全科医生。四是总结中医药参与新冠疫情防控经验，并固化为法律条文，使中医药防治举措全面融入应急预案和技术方案，为疾病预防中中西医协同防治提供有力的法律保障。五是尊重中医人才培养特色，延续《中华人民共和国执业医师法》关于中医师承和经多年临床实践确有专长人员参加中医医师资格考试的规定，对师承方式学习中医、经多年实践医术确有专长人员通过考核取得医师资格方面注重与《中医药法》紧密衔接，尊重传统中医医师的培养特色，肯定中医药人才的培养方法，规范师承和确有专长考试和考核取得中医医师的途径，有利于我国中医医师队伍的壮大和中医药理论与技术的传承发扬。

2019 年，《中华人民共和国药品管理法》修订后施行，其增加中药材、中药饮片、中药制剂、中药研制注册等方面的规定，实现与《中医药法》的有效衔接。一是规定国家保护野生药材资源和中药品种，鼓励培育道地中药材；中药材种植、采集和饲养的管理，依照有关法律、法规的规定执行。二是明确对中药饮片生产、销售实行全过程管理，建立中药饮片追溯体系，保证中药饮片安全、有效、可追溯。三是明确医疗机构配制的制剂应当经所在地省、自治区、直辖市人民政府药品监督管理部门批准，法律对配制中药制剂另有规定的除外。四是明确国家鼓励运用现代科学技术和传统中药研究方法开展中药科学技术研究和药物开发，建立和完善符合中药特点的技术评价体系，促进中药传承创新。

2020 年,《药品注册管理办法》施行,进一步规定中药注册按照中药创新药、中药改良型新药、古代经典名方中药复方制剂、同名同方等进行分类。

这些明确的法律规定实现了与《中医药法》的有效衔接,也利于《中医药法》中中药制度创新的落实。

三、地方中医药法规体系不断完善

截至 2022 年 6 月底,全国有 26 个省(区、市)根据《中医药法》并结合当地实际情况完成地方中医药法规的制定、修订,为《中医药法》实施提供有力支撑。各地中医药法规结合各地实际情况,针对各地中医药事业发展中的问题作出有地域特色的规定,涵盖中医医疗机构和服务能力建设、中药规范管理、中医药在疾病预防控制中的作用、中医药人才培养、科学研究与创新发展、中医药文化传承与传播、中医药事业的保障等方面。

进一步细化中医药服务能力建设要求。明确县级以上人民政府应当将中医医疗机构建设纳入医疗机构设置规划,加强中医药服务能力建设。12 个省(区、市)的地方中医药法规明确规定设区的市、县(市)人民政府应当举办一所具有中医药特色的综合性中医医院或独立的公立中医医院。注重发挥中医药在突发公共卫生事件应急与疾病预防控制中的作用,明确将中医医疗机构纳入突发公共卫生事件应急管理体系,中医药防治举措融入应急预案和技术方案。

进一步规范中药资源保护和质量监管。多个地方中医药法规中明确人民政府应当制定中药材保护和发展规划、中药材绿色种植养殖、建设质量追溯制度,鼓励中药材规模化、规范化、标准化发展,制定道地中药材保护目录等。

着重加强中医药人才培养。明确建立完善中医药人才培养机制和培养体系,建立健全高等教育、毕业后教育、继续教育和师承教育相结合的中医药人才培养体系。部分地方中医药法规进一步细化对于中医药经典理论和中医药临床实践的要求,突出中医药思维能力培养。

加快科学研究与创新发展。明确建立和完善中医药科技创新体系、评价体系和管理体制,将中医药科学研究纳入科技发展规划,支持开展中医药理论研究,支持中药新药研发,支持重大疑难疾病、急危重症和新发突发传染病的临床研究。

促进中医药文化传承与传播。部分地方法规细化中医药传承保护的规定,进一步明确不得以介绍健康、养生知识等形式变相发布中医医疗广告、中药广告,将中医药文化和知识纳入中小学相关课程,普及中医药常识。

四、《中医药法》创新制度的实施现状

国务院有关部门加强协调配合，陆续出台《中医诊所备案管理暂行办法》《中医医术确有专长人员医师资格考核注册管理暂行办法》《古代经典名方目录（第一批）》《古代经典名方中药复方制剂简化注册审批管理规定》《关于对医疗机构应用传统工艺配制中药制剂实施备案管理的公告》等配套制度，并持续推进落实。

关于中医诊所备案制。《中医药法》第十四条第二款规定中医诊所备案制；2017 年，国家卫生和计划生育委员会（现国家卫生健康委）以委令的形式颁布《中医诊所备案管理暂行办法》（中华人民共和国国家卫生和计划生育委员会令第14 号）。据统计，截至 2022 年 4 月，全国共有备案制中医诊所 27 622 个。

关于中医医术确有专长人员医师资格考核注册管理制度。《中医药法》规定"以师承方式学习中医或者经多年实践，医术确有专长的人员，由至少两名中医医师推荐，经省、自治区、直辖市人民政府中医药主管部门组织实践技能和效果考核合格后，即可取得中医医师资格"。这是中医医师资格准入和注册制度的重大创新。2017 年，国家卫生和计划生育委员会（现国家卫生健康委）以委令的形式颁布了《中医医术确有专长人员医师资格考核注册管理暂行办法》（中华人民共和国卫生和计划生育委员会令第 15 号）。31 个省（区、市）卫生行政部门（中医药管理部门）先后制定实施细则，推进相关考核工作。

关于中药制剂备案管理。《中医药法》规定对仅应用传统工艺配制的中药制剂品种实施备案制，提升医疗机构配制中药制剂的积极性。各地药品监管部门结合本地实际制定实施细则并推动有效落实。

关于简化古代经典名方上市审批。2018 年，国家药品监督管理局印发《古代经典名方中药复方制剂简化注册审批管理规定》，国家中医药管理局会同国家药品监督管理局制定《古代经典名方目录（第一批）》。在中药注册分类中新增"古代经典名方中药复方制剂"注册分类，丰富古代经典名方中药复方制剂范围，开辟了纯中医视角的注册申报路径[1]。

《中医药法》创新制度的实施，激发了中医药服务活力，促进了中医药服务供给，为中医药传承创新发展提供了良好的制度基础和发展环境。

参考文献

[1] 李娜.坚守药品安全底线促进中药高质量发展［N］.中国中医药报，2022-06-30（02）.

中医药国内外环境分析

中国中医药出版社有限公司

中经网数据有限公司

【摘要】本报告的主要内容为国内经济环境分析、上下游发展环境分析、中医药技术环境分析以及中医药国际环境分析。宏观经济的平稳发展是保证中医药行业发展的经济基础与前提，但作为典型的消费类行业，刚性的需求原则及明显的弱周期特点决定了中医药行业对宏观调控具有一定的防御性，因此，中医药行业受宏观经济波动的影响相对较小。中医药行业的上游行业是中药材行业，下游行业是药品流通行业。中华中医药学会组织开展"2021年度中医药十大学术进展"遴选工作，经动态收集、初审，院士等权威专家复审、终审等工作程序，确定2021年度中医药十大学术进展。中医药海外创新发展是传承和弘扬中华优秀传统文化的重要路径，也是实施"走出去"战略的核心抓手，在"一带一路"倡议、中医药龙头企业加速海外布局等推动下，中医药国际化发展迎来多层次的发展局面。

【关键词】宏观经济；上下游行业；中医药技术；中医药"走出去"

Analysis on the Domestic and Overseas Traditional Chinese Medicine Environment

China Press of Traditional Chinese Medicine Co., Ltd

CEInet Data Co., Ltd.

【Abstract】This chapter mainly includes the analysis on domestic economic environment, upstream and downstream development environment, traditional Chinese medicine (TCM) technology environment, and international TCM environment. The stable development of macro economy is an economic basis and premise for the development of the TCM industry. However, depending on the principle of rigid demand and the distinct characteristic of weak cycle, the TCM industry, as a typical consumer industry, is defensive against macroeconomic regulation and control, making it less affected by the macroeconomic fluctuation. The Chinese medicinal material industry and the medicine distribution industry are respectively the upstream and downstream of the TCM industry. The China Association of Chinese Medicine organized a selection activity for the 'Top 10 Academic Advances in Chinese Medicine in 2021', determining the top 10 academic advances in Chinese medicine in 2021 through the work procedure of dynamic collection, preliminary review, review by the head and other authoritative experts and final review. As a critical approach to inheriting and carrying forward China's fine traditional culture, innovation-driven development of overseas TCM enterprises constitutes core efforts to implement the 'Going Global' strategy. Driven by the 'Belt and Road' initiative and the accelerated distribution of leading TCM enterprises abroad, the international development of TCM has ushered in a multi-level growth period.

【Keywords】Macro economy；Upstream and downstream industry；TCM technology, TCM 'Going Global'

一、国内经济环境

宏观经济的平稳发展是保证中医药行业发展的经济基础与前提，但作为典型的消费类行业，刚性的需求原则及明显的弱周期特点决定了中医药行业对宏观调控具有一定的防御性，因此，中医药行业受宏观经济波动的影响相对较小。

2021年，面对复杂严峻的国际环境和国内疫情散发等多重考验，在以习近平同志为核心的党中央坚强领导下，各地区各部门认真贯彻落实党中央、国务院决策部署，坚持稳中求进工作总基调，科学统筹疫情防控和经济社会发展，扎实做好"六稳"工作，全面落实"六保"任务，加强宏观政策跨周期调节，加大实体经济支持力度，国民经济持续恢复发展，改革开放创新深入推进，民生保障有力有效，构建新发展格局迈出新步伐，高质量发展取得新成效，实现"十四五"良好开局。初步核算，全年国内生产总值1 143 670亿元，按不变价格计算，比上年增长8.1%，两年平均增长5.1%。

（一）工业生产持续发展，高技术制造业和装备制造业较快增长

据国家统计局数据显示，2021年全年全国规模以上工业增加值比上年增长9.6%，两年平均增长6.1%。分三大门类看，采矿业增加值增长5.3%，制造业增长9.8%，电力、热力、燃气及水生产和供应业增长11.4%。高技术制造业、装备

制造业增加值分别增长 18.2%、12.9%，增速分别比规模以上工业快 8.6%、3.3%。分产品看，新能源汽车、工业机器人、集成电路、微型计算机设备产量分别增长 145.6%、44.9%、33.3%、22.3%。分经济类型看，国有控股企业增加值增长 8.0%；股份制企业增长 9.8%，外商及港澳台商投资企业增长 8.9%；私营企业增长 10.2%。12 月，规模以上工业增加值同比增长 4.3%，环比增长 0.42%。制造业采购经理指数为 50.3%，比上月上升 0.2 个百分点。2021 年，全国工业产能利用率为 77.5%，比上年提高 3.0 个百分点。

1—11 月，全国规模以上工业企业实现利润总额 79 750 亿元，同比增长 38.0%，两年平均增长 18.9%。规模以上工业企业营业收入利润率为 6.98%，同比提高 0.9 个百分点。

（二）服务业持续恢复，现代服务业增势良好

据国家统计局数据显示，2021 年全年第三产业较快增长。分行业看，信息传输、软件和信息技术服务业，住宿和餐饮业，交通运输、仓储和邮政业增加值比上年分别增长 17.2%、14.5%、12.1%，保持恢复性增长。全年全国服务业生产指数比上年增长 13.1%，两年平均增长 6.0%。12 月，服务业生产指数同比增长 3.0%。1—11 月，规模以上服务业企业营业收入同比增长 20.7%，两年平均增长 10.8%。12 月，服务业商务活动指数为 52.0%，比上月上升 0.9 个百分点。其中，电信广播电视及卫星传输服务、货币金融服务、资本市场服务等行业商务活动指数保持在 60.0% 以上较高景气区间。

（三）市场销售规模扩大，基本生活类和升级类商品销售增长较快

据国家统计局数据显示，2021 年全年社会消费品零售总额 440 823 亿元，比上年增长 12.5%；两年平均增长 3.9%。按经营单位所在地分，城镇消费品零售额 381 558 亿元，增长 12.5%；乡村消费品零售额 59 265 亿元，增长 12.1%。按消费类型分，商品零售 393 928 亿元，增长 11.8%；餐饮收入 46 895 亿元，增长 18.6%。基本生活消费增势较好，限额以上单位饮料类、粮油食品类商品零售额比上年分别增长 20.4%、10.8%。升级类消费需求持续释放，限额以上单位金银珠宝类、文化办公用品类商品零售额分别增长 29.8%、18.8%。12 月，社会消费品零售总额同比增长 1.7%，环比下降 0.18%。全年全国网上零售额 130 884 亿元，比上年增长 14.1%。其中，实物商品网上零售额 108 042 亿元，增长 12.0%，占社会消费

品零售总额的比重为 24.5%。

（四）固定资产投资保持增长，制造业和高技术产业投资增势较好

根据国家统计局数据显示，2021 年全年全国固定资产投资（不含农户）544 547 亿元，比上年增长 4.9%；两年平均增长 3.9%。分领域看，基础设施投资增长 0.4%，制造业投资增长 13.5%，房地产开发投资增长 4.4%。全国商品房销售面积 179 433 万平方米，增长 1.9%；商品房销售额 181 930 亿元，增长 4.8%。分产业看，第一产业投资增长 9.1%，第二产业投资增长 11.3%，第三产业投资增长 2.1%。民间投资 307 659 亿元，增长 7.0%，占全部投资的 56.5%。高技术产业投资增长 17.1%，快于全部投资 12.2 个百分点。其中，高技术制造业、高技术服务业投资分别增长 22.2%、7.9%。高技术制造业中，电子及通信设备制造业、计算机及办公设备制造业投资分别增长 25.8%、21.1%；高技术服务业中，电子商务服务业、科技成果转化服务业投资分别增长 60.3%、16.0%。社会领域投资比上年增长 10.7%，其中卫生投资、教育投资分别增长 24.5%、11.7%。12 月，固定资产投资环比增长 0.22%。

（五）货物进出口快速增长，贸易结构持续优化

根据国家统计局数据显示，2021 年全年货物进出口总额 391 009 亿元，比上年增长 21.4%。其中，出口 217 348 亿元，增长 21.2%；进口 173 661 亿元，增长 21.5%。进出口相抵，贸易顺差 43 687 亿元。一般贸易进出口增长 24.7%，占进出口总额的比重为 61.6%，比上年提高 1.6 个百分点。民营企业进出口增长 26.7%，占进出口总额的比重为 48.6%，比上年提高 2 个百分点。12 月份，货物进出口总额 37 508 亿元，同比增长 16.7%。其中，出口 21 777 亿元，增长 17.3%；进口 15 730 亿元，增长 16.0%。进出口相抵，贸易顺差 6 047 亿元。

（六）居民消费价格温和上涨，工业生产者价格涨幅高位回落

据国家统计局数据显示，2021 年全年居民消费价格（CPI）比上年上涨 0.9%。其中，城市上涨 1.0%，农村上涨 0.7%。分类别看，食品烟酒价格下降 0.3%，衣着上涨 0.3%，居住上涨 0.8%，生活用品及服务上涨 0.4%，交通通信上涨 4.1%，教育文化娱乐上涨 1.9%，医疗保健上涨 0.4%，其他用品和服务下降 1.3%。在食品烟酒价格中，粮食价格上涨 1.1%，鲜菜价格上涨 5.6%，猪肉价格下降 30.3%。扣除食品和能源价格的核心 CPI 上涨 0.8%。12 月，居民消费价格同比上涨 1.5%，涨幅比上月回落 0.8 个百分点，环比下降 0.3%。全年工业生产者出厂价格比上年上涨

8.1%，12 月同比上涨 10.3%，涨幅比上月回落 2.6 个百分点，环比下降 1.2%。全年工业生产者购进价格比上年上涨 11.0%，12 月同比上涨 14.2%，环比下降 1.3%。

二、上下游发展环境

（一）上游行业——中药材行业

"中国·成都中药材指数"自 2010 年 4 月 16 日发布以来总体平稳运行，客观反映了成都国际商贸城荷花池中药材市场的运行趋势。在过去的 2021 年中，中药材价格月定基指数整体较为波动，前期波动变化、后期持续上扬。具体来说，指数在整个 2021 年度内是上调的，自年初的 177.75 点，一路涨跌震荡，达到 12 月的高峰——206.34 点，综合来看全年的价格指数总体是一条波动上涨的曲线，与去年同期相比有大幅度上涨。

2021 年度成都中药材价格指数客观地反映了中药材市场的价格走势，是成都中药材市场价格变化的晴雨表和行业发展的风向标，及时的市场信息反馈极大地有利于药材经营户、药农和投资者在中药材种植、销售、储藏等环节上及时准确掌握市场供求信息，作出最有利的决策。2021 年"中国·成都中药材指数"运行情况见附录图 2-3-1。

2021 年初的价格指数是 177.75 点，年末是 206.34 点，全年上涨 28.59 点，环比上涨 16.1%。从月价格指数的走势上看，涨跌震荡波动，由于市场呈现稳中有升的态势，供求增加，预计后期价格指数将小幅上涨调整。

2021 年中药材价格指数整体是震荡运行的，行情一路上涨，涨幅较大。上半年第一季度上涨，第二季度保持上涨态势。仔细分析可以得知第一季度市场清热类药材等部分商品热点突出，交易量增加。第二季度主要产地市场利好题材突显，产地价格推动交易市场价格上扬，采购活动增多，因此二季度价格指数出现上涨。下半年价格指数总体上呈现上涨态势，在 12 月达到峰值，行情较好。第三季度扭转淡季态势，中药材市场人气回暖，需求增加，实销增加，货源消化情况较好，因此价格指数上涨。第四季度正值传统旺季市场需求增加，行情高涨，热点题材带动作用显著，走销顺畅，因此四季度价格指数上涨。

本年度行情受中药材市场供需基本面影响最大，市场管理与信息通畅等亦有作用。上半年市场需求情况前期较弱，货物购销量整体较低，后期市场热度增加，市场交易量显著提升，大宗交易与小批量走货均增长，整个上半年行情呈现变化波动态势。第三季度逐渐进入传统的旺季，市场需求开始强劲有力，药材产品实销顺畅，加之大批交易增多，流通量增加，商家积极性提高，价格指数呈现上行趋势。第四季度将旺季持续，市场稳健发展，行情坚挺且平稳，中小类产品价格连续上涨，矿物类与根茎类药材增长显著，热点题材不断，整体价格指数呈现上行趋势。

就天气与疫情的状况而言，2021 年全年有极端暴雨天气和较为严重的洪涝灾害，夏季高温天气持续时间较长，对于中药材的产新数量与质量影响较大。前期的多雨天气与洪涝灾害，后期的雨雪天气，其中疫情也在各地不断反复，使得产地上新进程有所减缓，市场人气减少，物流运输等也有不同程度的波动，但基于已有的经验与灵活的应对，扭转较弱的态势，保障市场上行发展，因此本年度价格指数上升有赖于市场管理与信息有效流通的作用。

2021 年度前期，受新药典及新药品管理法实施影响，中游实际需求一直不足，甚至还不如去年，销量出现跌落变化，需求也表现疲软，涨跌变化不定，已受到相关因素的影响；但后期扭转前期的淡季态势，热点接连出现，带动市场热情高涨，需求大量持续，有效刺激市场行情的上涨。前后期变化也发现近两年市场的转变，相关情况与之前有所不同。市场行情由温转热，近两年随着中药市场的扩张，在传统医疗领域的基础上逐渐介入康养领域，市场规模进一步扩大，从而也造成本年度市场需求增加，涨价品种的增多，涨价时间持续较长，热点品种强势上涨等情况。

总体而言，2021 年所谓的"淡季"并没有给市场带来较大的影响，阻碍市场向上发展的势头，走出淡季后，又继续保持昂扬的姿态，迎来市场发展的新高潮，由此出现"淡季不淡，旺季更旺"的市场现状。需求增长、产地变化、粮价上涨及信息间隔等因素都促进本年度的价格指数上涨变化。此外，国家对于中药市场的关注与支持增加，随着国家集采项目大批落地，药材供应端稳定性提高；在抗疫过程中，中药材发挥积极作用与优势，也赢得消费者的关注与喜爱，助推市场需求增长；国家对中药材市场越发重视，积极引导市场良性发展；中央农村工作会议提出要加大对乡村振兴重点帮扶县倾斜支持力度，巩固脱贫成果，对药材来说，也起到部分支持行情的作用。因此商家面对市场内部与外部环境变化，应该把握住与以往不同的机遇，摸清市场变化规律，及时了解市场信息，助力中药材产业良好发展，进一步扩大中医药大健康市场。

（二）下游行业——药品流通行业

2021 年 7 月 30 日，商务部发布《2020 年药品流通行业运行统计分析报告》，对我国药品流通行业运行特点进行了分析，对发展趋势进行了预测。

1. 药品批发企业集中度持续提高，销售呈回升态势

2020年，突如其来的新冠肺炎疫情给我国各行各业的发展带来冲击，药品流通行业承受销售量下滑的巨大压力，企业采取多项措施积极应对。随着疫情得到控制和复工复产，药品批发企业带动全行业销售增长由第一季度的-8.08%逐步上升至全年的2.4%，呈现由负转正的回升态势。

从市场占有率看，药品批发企业集中度有所提高。2020年，药品批发企业主营业务收入前100位占同期全国医药市场总规模的73.7%，同比2019年提高0.4个百分点。其中，4家全国龙头企业主营业务收入占同期全国医药市场总规模的42.6%，同比2019年提高1.6个百分点；前10位占55.2%，同比2019年提高3.2个百分点；前20位占63.5%，同比2019年提高2.0个百分点；前50位占70.0%，同比2019年提高0.9个百分点。排序最后一位的企业，主营业务收入由2019年的10.0亿元下降到2020年的8.8亿元。

从销售增速看，大型药品批发企业销售增速放缓。2020年，前100位药品批发企业主营业务收入同比2019年增长2.5%，增速回落12.2个百分点。其中，4家全国龙头企业主营业务收入同比2019年增长6.0%，增速回落12.2个百分点；前10位同比2019年增长8.4%，增速回落8.6个百分点；前20位同比2019年增长5.3%，增速回落11.9个百分点；前50位同比2019年增长3.4%，增速回落12.7个百分点。

2. 药品零售企业销售稳中有升，增幅高于行业整体水平

2020年，药品零售企业全年销售运行稳中有升、态势良好。销售额前100位的药品零售企业销售总额1 806亿元，占全国零售市场总额的35.3%，同比2019年提高0.4个百分点。其中，前10位销售总额1 071亿元，占全国零售市场总额的20.9%，同比2019年提高1.3个百分点；前20位销售总额1 317亿元，占全国零售市场总额的25.7%，同比2019年提高0.7个百分点；前50位销售总额1 627亿元，占全国零售市场总额的31.8%，同比2019年提高0.4个百分点；排序最后一位的企业销售额为1.8亿元，同2019年相比基本持平。

疫情期间，药店成为百姓购买防疫所需医疗防护物资和相关药品的重要场所。药品零售企业及时调整品类结构，满足市场需求，家庭医疗器械类和大健康保健类品种销售出现显著增长。同时，面对人口老龄化和疾病谱变化及人民健康意识的增强，在"政策和市场"双驱动下，药品零售企业积极探索专业化、数字化、智能化

转型路径，提升服务能力，建立专业药房，提供健康咨询等特色药学服务；借助数字信息和智能化手段，为消费者提供 B2C、O2O 及"互联网 +"等多业态的线上线下增值服务，拉动了零售市场销售额持续增长。此外，许多零售企业或主动参与地方药品集采，或适时调整品种价格稳定客源，并加强上游供应链协同发展维护零售终端市场。在行业整体销售维持低速增长的同时，零售市场逆势增长，增幅显著高于行业整体水平。

3. 医药物流企业提升服务能力，推进供应链协同发展

药品流通企业及专业医药物流企业在物流自动化和信息化技术应用方面的能力逐步提升。2020 年，具有仓库管理系统的企业占调查企业总数的 51.7%，较上年提高 0.2 个百分点；具有电子标签拣选系统的企业占调查企业总数的 34.9%，较上年提高 1.3 个百分点；具有射频识别设备的企业占调查企业总数的 29.1%，较上年提高 1.8 个百分点。随着药品集中带量采购政策的实施、互联网医院配送模式兴起与医药电商业务的快速增长，以及防控疫情的医药物资供应保障任务落实，医药供应链物流配送企业迎来了发展机遇和挑战。以全国和区域头部企业为代表的大型药品批发、零售连锁企业在物流网络布局、冷链管理，尤其是疫苗配送、仓储拆零拣选、运输调度、终端配送服务等方面，加快物流技术和管理水平升级。新冠肺炎疫苗的上市，吸引了众多国内国际运输企业参与疫苗运输的市场竞争，促进了医药物流企业加快对冷链业务的战略布局。在新政策及新市场的驱动下，医药物流企业不断提升自身竞争力，打造以供应链协同发展为主线、以高质量发展为目标的综合实力已成为行业共识。

4. 医药电商销售增长，与线下融合进入发展新阶段

2020 年出现新冠肺炎疫情的特殊形势，加快培养了公众线上问诊、购药习惯，在线医疗咨询需求显著增长。公立医院也纷纷加入互联网医院的建设。据国家卫生健康委员会不完全统计，截至 2021 年 3 月全国已建成互联网医院超过 1 100 家。线上处方流转带动了线上药品销售业绩快速提高，各大医药电商平台成交活跃度显著提升。电商企业纷纷与线下实体药店开展合作，加速了线上线下融合发展，实现了"网订店取""网订店送"的运营模式，确保了药品的安全性与可及性。全年，医药电商营销新模式在助力疫情防控、保障公众健康、促进全渠道经营与服务方面发挥了积极作用，成为行业销售不容忽视新的增长点。

三、技术环境

为贯彻落实《中共中央　国务院关于促进中医药传承创新发展的意见》和全国中医药大会精神，定期梳理总结中医药研究成果，动态呈现中医药学术研究、创新成果的轨迹和趋势，充分发挥学术团体的学术引领作用，中华中医药学会组织开展"2021 年度中医药十大学术进展"遴选工作。以面向世界科技前沿、面向经济主战场、面向国家重大需求、面向人民生命健康，在中医药基础研究和应用基础研究领域取得的具有原创性、突破性和引领性的新规律、新发现、新方法、新产品、新理论为入选标准，经动态收集、初审，院士等权威专家复审、终审等工作程序，确定 2021 年度中医药十大学术进展，分别为"电针驱动迷走 – 肾上腺轴抗炎的神经解剖学机制被发现""清肺排毒颗粒、化湿败毒颗粒、宣肺败毒颗粒等中药新药创制取得新进展""'情志致病'理论的生物医学基础研究取得新进展""针刺治疗慢性前列腺炎 / 慢性盆底疼痛综合征获得高质量临床研究证据""基于多国药典的本草基因组数据库上线""生物传感 AI 算法融合的中医过敏 / 平和体质差异靶点科学解码""中药配方颗粒国家标准体系初步建立""中医药国际标准化建设取得新进展""基于微血管屏障的气虚不固摄和补气固摄的科学内涵被初步揭示""电针改善术后肠麻痹的神经 – 免疫抗炎机制被初步揭示"。

四、国际环境

中医药海外创新发展是传承和弘扬中华优秀传统文化的重要路径，也是实施"走出去"战略的核心抓手，在"一带一路"倡议、中医药龙头企业加速海外布局等推动下，中医药国际化发展迎来多层次的发展局面。目前，我国在"一带一路"沿线建设了 32 个中医药海外中心，40 多个中医药国际合作基地。此外，中医药在海外抗疫中发挥的作用对其国际化产生了积极影响。中医药以其独特的优势深度介入新冠肺炎诊疗的全过程，成为抗疫"中国方案"的重要组成部分。随着海外疫情蔓延，以"三药三方"为代表的中成药和方药成了重要的援外物资，受到多个国家的认可。

（一）产业发展层面，2018 年以来出口贸易逆势上扬

2018 年之后，中药材及中式成药出口数量及金额同步缓慢回升。自 2016 年以来，受全球经济下行压力加大、中美贸易摩擦等因素影响，我国中药材及中式成药

出口量及金额呈现双下滑趋势。在《中医药"一带一路"发展规划（2016—2020 年）》《中医药发展战略规划纲要（2016—2030 年）》等国家促进外贸、稳定增长系列政策的引导下，2018 年之后行业出口呈现缓慢回升之势，2020 年度，中药材及中式成药出口金额达 12.07 亿美元，较上年度同比增长 2.47%。2016—2020 年中药材及中式成药出口情况见附录图 2-3-2。

（二）企业发展层面，全力推进欧美市场药品注册及销售

海外专利布局能力提升。中国是中医药的发源地、中草药原料和产品的最大消费国。随着国内中医药的发展壮大，人们对中医药知识产权的保护意识逐渐加强。在寻求国内专利保护之外，有余力的企业和个人还通过加强海外 PCT 专利申请和布局，为自身产品和技术后续开拓海外市场创造有利条件。从数据来看，近 5 年中药行业 PCT 专利申请数量较以前年度大幅增加。

深耕海外主流市场。近年来，我国中药企业海外出口取得了较大突破，多款中药在多国获得上市许可。2022 年 6 月以岭药业收到由乌克兰公共卫生部核准签发的连花清瘟胶囊药品注册批准文件；和黄药业的胆宁片在加拿大获批上市，成为首个"功能主治"全部被欧美国家监管当局认可的复方中药；香雪制药全资子公司香雪剑桥中药国际研究中心的板蓝根颗粒在英国获批上市，成为首个以治疗感冒为主要适应证在英国上市的中成药。这些产品在主流市场的成功标志着我国中药国际化进展取得了关键性突破，中医药企业已迈进国际市场。2011—2021 年中药 PCT 申请数见附录图 2-3-3。

第三章 中医医疗篇

中医医疗行业供给状况解析

中国中医药出版社有限公司

中经网数据有限公司

【摘要】本报告搜集整理了中医类医疗卫生机构数量、中医类医疗卫生机构床位数量等相关数据，从而反映中医医疗行业的供给状况。近年来，政府出台多项政策推动中医医疗服务高质量发展，着力提升基层医疗服务水平，支持社会力量提供多层次多样化医疗服务，全国中医药和基层医疗卫生机构数量得到了稳步的提升。伴随中医类医疗卫生机构数量的攀升，我国中医类医疗服务供给规模扩大，床位数量逐年增长。

【关键词】中医医疗行业；中医类医疗卫生机构数量；中医类医疗卫生机构床位数量

Analysis on the Supply in the TCM Treatment Industry

China Press of Traditional Chinese Medicine Co., Ltd

CEInet Data Co., Ltd.

【Abstract】Related data were collected and sorted out herein, such as the number of TCM institutions and the number of beds in TCM institutions, thereby reflecting the supply in the TCM treatment industry. In recent years, the government has launched several policies for boosting the high-quality development of TCM treatment services, upgrading the primary medical services to a higher level and supporting the social force to deliver multi-level diversified medical services, thus contributing to a steady growth of TCM and primary medical institutions in China. Along with the increase of TCM institutions, China is expanding the supply of TCM treatment services, and the number of beds is growing year by year.

【Keywords】TCM treatment industry; Number of TCM institutions; Number of beds in TCM institutions

一、中医类医疗卫生机构总体供给状况

（一）中医类医疗卫生机构总体数量

作为中医医疗服务的最主要组成部分，中医类医疗卫生机构的发展状况近年来受到社会各界持续的关注。近年来，政府出台多项政策推动中医医疗服务高质量发展，着力提升基层医疗服务水平，支持社会力量提供多层次多样化医疗服务，全国中医药和基层医疗卫生机构数量得到了稳步的提升。

2021年，全国医疗卫生机构中中医类医疗卫生机构（包括中医类医院、中医类门诊部、中医类诊所及隶属于卫生部门的中医类研究机构）达到77 336个，与2020年的72 355个相比，增加了4 981个，增幅为6.9%。其中，中医类医院5 715个，比上年同期增长4.3%；中医类门诊部3 840个，比上年同期增长8.5%；中医类诊所67 743个，比上年同期增长7%；中医类研究机构38个，比上年同期下降11.6%。

我国医疗资源分配中，中医类诊所仍然占据中医类医疗卫生机构的主体，占到87.60%，比上年提升0.12个百分点。中医类医院数量占比下降0.19个百分点，降至7.39%，中医类门诊部数量占比提升0.07个百分点，升至4.97%，中医类研究机构占比则相对稳定。2014—2021年全国中医类医疗卫生机构数量分布见表3-1-1。2014—2021年全国中医类医疗卫生机构分类型数量分布见附录图3-1-1。

表3-1-1　2014—2021年全国中医类医疗卫生机构数量分布（单位：个）

机构类别	年份							
	2014 年	2015 年	2016 年	2017 年	2018 年	2019 年	2020 年	2021 年
总计	43 635	46 541	49 527	54 243	60 738	65 809	72 355	77 336
分类型：中医类医院	3 732	3 966	4 238	4 566	4 939	5 232	5 482	5 715
中医类门诊部	1 468	1 640	1 913	2 418	2 958	3 267	3 539	3 840
中医类诊所	38 386	40 888	43 328	47 214	52 799	57 268	63 291	67 743
中医类研究机构	49	47	48	45	42	42	43	38

数据来源：国家卫生健康委，中经网整理。

（二）中医类医疗卫生机构总床位数

近年来，政府大力推进实施全民健康保障工程建设规划，国家财政及社会资本

向中医类医疗卫生领域的投入显著增长，伴随中医类医疗卫生机构数量的攀升，我国中医类医疗服务供给规模扩大，床位数量逐年增长。2021 年，全国中医类床位数为 1 505 271 张，比 2020 年的 1 432 900 张增加了 72 371 张，增幅达 5.1%。

其中，中医类医院床位数 1 197 032 张，比上年同期增长 4.26%，占全国中医类医疗卫生机构床位总数的 79.52%，占比较上年下降 0.60 个百分点；中医类门诊部床位数 947 张，比上年同期增长 116.21%，占全国中医类医疗卫生机构床位总数的 0.06%，占比较上年提高 0.03 个百分点；其他医疗机构中医类临床科室床位数 307 292 张，比上年同期增长 8.08%，占全国中医类医疗卫生机构床位总数的 20.41%，占比较上年提高 0.57 个百分点。见表 3-1-2、图 3-1-2。

表 3-1-2　2014—2021 年全国中医类医疗卫生机构床位数量（单位：张）

机构类别	年份							
	2014 年	2015 年	2016 年	2017 年	2018 年	2019 年	2020 年	2021 年
总计	877 255	957 523	1 033 547	1 135 615	1 234 237	1 328 752	1 432 900	1 505 271
分类型：中医类医院	755 050	819 412	877 313	951 356	1 021 548	1 091 630	1 148 135	1 197 032
中医类门诊部	736	585	461	494	548	536	438	947
其他医疗机构中医类临床科室	121 469	137 526	155 773	183 765	212 141	236 586	284 327	307 292

数据来源：国家卫生健康委，中经网整理。

二、中医类医院供给状况

（一）中医类医院数量及分布

我国医疗改革持续深化，医疗卫生资源供给结构不断优化，以满足多元化需求。同时，我国财政资金持续加大对医院的资金扶持力度，医院作为医疗卫生系统的主体，其建设保持稳定增长。2021 年，全国中医类医院总计 5 715 个，比 2020 年的 5 482 个增加了 233 个，同比增长 4.25%。

按机构类型看，中医医院 4 630 个、中西医结合医院 756 个、民族医医院 329 个，分别比 2020 年增加 204 个、24 个和 5 个，增幅分别为 4.61%、3.28%、1.54%（2020 年中医医院 4 426 个、中西医结合医院 732 个、民族医医院 324 个）。见表 3-1-3。

表 3-1-3　2015—2021 年全国中医类医院数量及分布（单位：个）

机构类别	年份						
	2015 年	2016 年	2017 年	2018 年	2019 年	2020 年	2021 年
中医类医院	3 966	4 238	4 566	4 939	5 232	5 482	5 715
其中：中医医院	3 267	3 462	3 695	3 977	4 221	4 426	4 630
中西医结合医院	446	510	587	650	699	732	756
民族医医院	253	266	284	312	312	324	329

数据来源：国家卫生健康委，中经网整理。

在中医医院中，按医院级别分，2021 年，等级医院数量总体呈现上升趋势。2021 年，全国一级中医医院共 1 263 个，比上年同期增长 9.4%，占中医医院总数量的 27.3%；全国二级中医医院共 1 948 个，比上年同期增长 1.1%，占中医医院总数量的 42.1%；全国三级中医医院共 593 个，比上年同期增长 10.8%，占中医医院总数量的 12.8%。

按医院类别分，中医综合医院数量处于主导地位。2021 年，全国中医综合医院共 3 929 个，占比为 84.9%；中医专科医院共 701 个，占比为 15.1%。见表 3-1-4。

表 3-1-4　2015—2021 年全国中医医院数量及分布（单位：个）

机构类别	年份						
	2015 年	2016 年	2017 年	2018 年	2019 年	2020 年	2021 年
中医医院	3 267	3 462	3 695	3 977	4 221	4 426	4 630
按医院级别分							
三级医院	399	415	422	448	476	535	593
二级医院	1 756	1 795	1 818	1 848	1 906	1 926	1 948
一级医院	513	616	724	874	986	1 155	1 263
按医院类别分							
中医综合医院	2 752	2 911	3 093	3 345	3 570	3 748	3 929
中医专科医院	515	551	602	632	651	678	701

数据来源：国家卫生健康委，中经网整理。

（二）中医类医院床位数量及分布

按照政策指导和实际医疗需求，合理扩张医院床位数，同时科学规划新医院的床位数，不仅关系到医院的整体医疗服务水平和收益，甚至也会对医院未来的发展产生影响。近年来，在财政资金和社会资本的持续投入下，我国中医类医院床位数稳步上升。截至2021年底，中医类医院床位数达1 197 032张，相对于2020年的1 148 135张增加了48 897张，增幅为4.3%。

其中：中医医院1 022 754张、中西医结合医院132 094张、民族医医院42 184张，分别比2020年增加了41 612张、7 480张、-195张，增幅为4.2%、6.0%、-0.5%（2020年中医医院981 142张、中西医结合医院124 614张、民族医医院42 379张）。见表3-1-5。

表3-1-5 2015—2021年全国中医类医院床位数及分布（单位：张）

机构类别	年份						
	2015年	2016年	2017年	2018年	2019年	2020年	2021年
中医类医院	819 412	877 313	951 356	1 021 548	1 091 630	1 148 135	1 197 032
其中：中医医院	715 393	761 755	818 216	872 052	932 578	981 142	1 022 754
中西医结合医院	78 611	89 074	99 680	110 579	117 672	124 614	132 094
民族医医院	25 408	26 484	33 460	38 917	41 380	42 379	42 184

数据来源：国家卫生健康委，中经网整理。

三、基层中医医疗服务卫生机构供给状况

（一）基层中医医疗服务卫生机构数量及分布

2016年，我国启动基层中医药服务能力提升工程"十三五"行动计划，为基层中医药"强筋健骨、固本培元"。截至2020年，全国绝大部分基层医疗卫生机构能够提供中医药服务。2021年末，全国99%的社区卫生服务中心、98%的乡镇卫生院能够提供中医药服务。

2021年，提供中医服务的社区卫生服务中心、社区卫生服务站、乡镇卫生院、村卫生室分别为7 480个、11 509个、33 470个、447 455个，所占同类机构比重分别为99.6%、93.0%、99.1%、79.9%，与2020年相比，社区卫生服务中心、社区卫生服务站、乡镇卫生院、村卫生室分别增加0.6个、2.4个、1.1个、5.4个百分点。见表3-1-6。

表 3-1-6 2015—2021 年我国基层中医医疗服务卫生机构数量

机构类别	年份						
	2015 年	2016 年	2017 年	2018 年	2019 年	2020 年	2021 年
社区卫生服务中心（个）	5 899	6 082	6 387	6 640	6 995	7 271	7 513
其中：提供中医服务的机构	5 718	5 930	6 274	6 540	6 878	7 201	7 480
所占比重（%）	96.9	97.5	98.2	98.5	98.3	99.0	99.6
社区卫生服务站（个）	9 552	9 806	10 289	10 880	11 615	11 995	12 381
其中：提供中医服务的机构	7 734	8 164	8 792	9 490	9 981	10 868	11 509
所占比重（%）	81.0	83.3	85.5	87.2	85.9	90.6	93.0
乡镇卫生院（个）	33 070	35 456	35 509	35 350	35 154	34 757	33 760
其中：提供中医服务的机构	33 052	33 444	34 095	34 304	34 148	34 068	33 470
所占比重（%）	93.0	94.3	96.0	97.0	97.1	98.0	99.1
村卫生室（个）	587 472	587 640	584 851	577 553	573 186	568 590	560 018
其中：提供中医服务的机构	354 113	369 263	388 518	398 471	408 588	423 492	447 455
所占比重（%）	60.3	62.8	66.4	69.0	71.3	74.5	79.9

数据来源：国家卫生健康委，中经网整理。

（二）基层中医医疗服务卫生机构床位数及分布

随着新医改的稳步推进和基层医疗卫生机构诊疗水平的提升，近年来，基层中医医疗服务卫生机构床位数量稳步上升。截至 2021 年底，全国基层中医医疗服务卫生机构床位数约 130 268 张，比上年增长 10.4%。

其中，乡镇卫生院床位数量占比最高。截至 2021 年底，乡镇卫生院床位数量约 111 512 张，比上年增长 9.5%，占基层中医医疗卫生机构总床位数 85.6%，比上年下降 0.7 个百分点。见表 3-1-7。

表 3-1-7 2019—2021 年基层中医医疗卫生机构床位数分布

机构名称	基层中医医疗卫生机构床位数（张）			占同类机构床位数的百分比（%）		
	2019 年	2020 年	2021 年	2019 年	2020 年	2021 年
总计	95 524	118 000	130 268	11.8	14.1	–
社区卫生服务中心（站）	13 678	16 167	18 756	5.8	6.8	7.5
乡镇卫生院	81 846	101 833	111 512	6.0	7.3	7.9

数据来源：国家卫生健康委，中经网整理。

四、小结

国家政策利好，促使中医医疗机构行业扩容。近年来，国家逐渐出台一系列利好政策，促进行业发展。2016年12月，第十二届全国人大通过《中华人民共和国中医药法》，该法减少了开办中医医疗机构的审批环节，解除了区域卫生规划的限制，促进资本兴办中医医疗机构。2018年6月，国家卫生健康委发布了《关于进一步改革完善医疗机构、医师审批工作的通知》，核心内容是深化"放管服"改革，二级及以下医疗机构设置审批与执业登记"两证合一"。这些政策都降低了社会办医的门槛，促使民间资本更多地注入中医医疗机构行业，实现中医医疗机构行业的进一步扩容。截至2021年底，全国备案中医诊所超过2.6万个；目前，我国98%以上的社区和乡镇医疗卫生机构能够提供中医药服务，近90%的公立综合医院设置中医临床科室。

然而，从供给端的医院层面看，现阶段国内中医医疗资源分配不均、供给不足，中医诊疗需求与中医医疗服务供给呈现严重不平衡的倒三角形式。目前，中国中医医疗资源集中在大型中医院，该类中医院仅占全国中医医疗机构总数的1%，而2021年我国中医院的就诊人次占全国中医医疗就诊人次的比重超过30%，且主要集中在部分发达城市或省份，医疗资源及诊断需求严重倒置。

2022年以来，建设省级中医康复示范中心、推动县级中医医院在县域内牵头组建紧密型医疗卫生共同体、加强社区卫生服务中心和乡镇卫生院中医馆建设等一系列正在落实的举措仍在不断优化资源配置、完善中医药服务体系。预计未来我国中医医疗行业供给格局将得到进一步优化。

中医医疗行业需求状况解析

中国中医药出版社有限公司

中经网数据有限公司

【摘要】本报告搜集整理了中医类医疗机构总诊疗量、中医类医疗机构出院人数等相关数据，从而反映中医医疗行业的需求状况。随着我国医疗消费升级，居民健康意识逐步增强，同时在人口老龄化、城镇化、财富增长及基本医疗保障制度全面覆盖等因素的驱动下，中医医疗服务消费需求持续增长。从结构上来看，居民的就医流向仍以中医类医院为主，当前更多的医疗服务仍然集中于中医类医院。

【关键词】中医医疗行业；中医类医疗机构总诊疗量；中医类医疗机构出院人数

Analysis on the Demand in the TCM Treatment Industry

China Press of Traditional Chinese Medicine Co., Ltd

CEInet Data Co., Ltd.

【Abstract】Related data were collected and sorted out herein, such as the total number of visits of TCM institutions and the number of discharged patients of TCM institutions, thereby reflecting the demand in the TCM treatment industry. With the upgrade of medical consumption, residents' health awareness has gradually improved. Driven by such factors as population aging, urbanization, wealth growth and complete coverage of the basic medical security system, the consumer demand for TCM treatment services has been growing. From a structural point of view, residents tend to the visit of TCM hospitals where more medical services are offered.

【Keywords】TCM treatment industry;total number of visits of TCM institutions; number of discharged patients of TCM institutions

一、中医类医疗卫生机构总体需求现状

（一）总诊疗人次

随着我国医疗消费升级，居民健康意识逐步增强，同时在人口老龄化、城镇化、财富增长及基本医疗保障制度全面覆盖等因素的驱动下，中医医疗服务消费需求持续增长。但受新型冠状病毒肺炎（简称"新冠肺炎"）疫情影响，我国中医类医疗卫生机构总诊疗人次自 2020 年起出现近年来首次下降。2021 年，新冠肺炎疫情影响消退，中医类医疗卫生机构总诊疗人次出现回升。2021 年，全国中医总诊疗量 12 亿人次，比上年增长 1.4 亿人次，增长 13.7%。其中：中医医疗机构 8.9 亿人次（中医类医院 6.9 亿人次、中医类门诊部及诊所 2.0 亿人次）、其他医疗卫生机构中医类临床科室 3.1 亿人次。见表 3-2-1、图 3-2-1。

表 3-2-1　2015—2021 年中医类医疗机构总诊疗量及分布（单位：万人次）

机构类别	年份						
	2015 年	2016 年	2017 年	2018 年	2019 年	2020 年	2021 年
中医类总诊疗量	90 912.5	96 225.1	101 885.5	107 147.2	116 389.9	105 764.2	120 215.1
分类型：中医类医院	54 870.9	57 670.4	60 379.8	63 052.7	67 528.2	59 699.2	68 912.9
中医类门诊部	1 761.9	1 978.3	2 322.6	2 821.0	3 182.7	3 113.6	3 505.9
中医类诊所	11 781.4	12 517.9	13 660.9	14 973.2	16 469.8	15 738.2	16 875.7
其他医疗卫生机构中医类临床科室	22 498.3	24 058.5	25 522.2	26 300.3	29 209.2	27 213.2	30 920.6

注：本表不含村卫生室中医疗诊疗量。数据来源：国家卫生健康委，中经网整理。

（二）总出院人数

2020 年，受新冠肺炎疫情影响，我国中医出院人数出现近年来首次下降。2021 年，新冠疫情得到有效控制，中医出院人数回升。2021 年，全国中医出院人数 3 800.2 万人，比上年增加 296 万人，增长 8.4%。其中：中医类医院 3 151.9 万人；中医类门诊部 0.8 万人；其他医疗卫生机构中医类临床科室 647.5 万人。可见居民的就医流向仍以中医类医院为主，当前更多的医疗服务仍然集中于中医类医院。见表 3-2-2、图 3-2-2。

表 3-2-2　2015—2021 年中医类医疗机构出院人数及分布（单位：万人）

机构类别	2015 年	2016 年	2017 年	2018 年	2019 年	2020 年	2021 年
中医类医疗机构出院人数	2 691.4	2 949.0	3 291.0	3 584.6	3 858.9	3 504.2	3 800.2
分类型：中医类医院	2 349.3	2 556.7	2 816.1	3 041.0	3 274.0	2 907.1	3 151.9
中医类门诊部	1.9	2.1	1.2	0.7	0.6	0.3	0.8
其他医疗卫生机构中医类临床科室	340.2	390.2	473.7	542.9	584.3	596.8	647.5

注：本表不含村卫生室中医疗出院人数。数据来源：国家卫生健康委，中经网整理。

二、中医类医院需求现状

（一）中医类医院诊疗人次和出院人数

由于医疗资源配置不均衡问题的存在，优质医疗资源长期聚集在医院。2021年，中医类医院诊疗人次达 6.9 亿人次，同比增长 15.4%，占中医类医疗机构诊疗人次比例为 57.3%；中医类医院出院人数 3 151.9 万人，同比增长 8.4%，占中医类医疗卫生机构出院人数的 82.9%。见附录图 3-2-3、图 3-2-4。

（二）分类型中医类医院诊疗人次、出院人数分布

按机构类型看，在中医类医院中，中医医院的诊疗人次和出院人数占有绝对优势，中西医结合医院和民族医医院占比较小。2021 年，中医医院、中西医结合医院、民族医医院的诊疗人次分别为 59 667.8 万人次、7 790.1 万人次、1 455.0 万人次，同比分别增长 15.1%、19.1%、11.1%，占比分别为 86.6%、11.3%、2.1%；中医医院、中西医结合医院、民族医医院的出院人数分别为 2 756.4 万人、315.5 万人、79.9 万人，同比分别增长 8.0%、14.3%、1.3%，占比分别为 87.5%、10.0%、2.5%。见表 3-2-3、表 3-2-4。

表 3-2-3　2015—2021 年中医类医院诊疗人次分布（单位：万人次）

机构类别	年份						
	2015 年	2016 年	2017 年	2018 年	2019 年	2020 年	2021 年
中医类医院	54 870.8	57 670.5	60 379.7	63 052.6	67 528.2	59 699.3	68 912.9
其中：中医医院	48 502.6	50 774.5	52 849.2	54 840.5	58 620.1	51 847.8	59 667.8
中西医结合医院	5 401.4	5 927.3	6 363.0	6 821.0	7 456.6	6 542.4	7 790.1
民族医医院	966.8	968.7	1 167.5	1 391.1	1 451.5	1 309.1	1 455.0

数据来源：国家卫生健康委，中经网整理。

表 3-2-4　2015—2021 年中医类医院出院人数分布（单位：万人）

机构类别	年份						
	2015 年	2016 年	2017 年	2018 年	2019 年	2020 年	2021 年
中医类医院	2 349.3	2 556.7	2 816.1	3 041.1	3 274.1	2 907.1	3 151.8
其中：中医医院	2 091.5	2 270.4	2 481.9	2 661.3	2 866.6	2 552.2	2 756.4
中西医结合医院	202.0	227.5	259.9	288.0	311.5	276.0	315.5
民族医医院	55.8	58.8	74.3	91.8	96.0	78.9	79.9

数据来源：国家卫生健康委，中经网整理。

（三）中医类医院病床使用率及分布

病床使用率是衡量医院资源使用情况的重要指标，在诊疗市场需求旺盛和医疗服务效率提升等因素的推动下，近几年中医类医院床位使用率稳定保持在较高水平。受新冠肺炎疫情影响，2020 年中医类医院病床使用率明显下降。2021 年，中医类医院病床使用率有所回升。2021 年，全国中医类医院病床使用率为 73.1%，较上年提高 1.7 个百分点。其中，中医医院病床使用率为 73.9%，较上年提高 1.6 个百分点。见表 3-2-5。

表 3-2-5　2020—2021 年中医类医院病床使用率分布（单位：%）

机构名称	年份	
	2020 年	2021 年
中医类医院	71.4	73.1
中医医院	72.3	73.9

数据来源：国家卫生健康委，中经网整理。

（四）中医类医院平均住院日及分布

近年来，中医类医院平均住院日总体逐步趋稳。2021 年，全国中医类医院平均住院日为 9.4 日，与上年相比减少 0.2 日。其中，中医医院平均住院日为 9.3 日，与上年相比减少 0.2 日。见表 3-2-6。

表 3-2-6 2020—2021 年中医类医院平均住院日分布（单位：日）

机构名称	年份	
	2020 年	2021 年
中医类医院	9.6	9.4
中医医院	9.5	9.3

数据来源：国家卫生健康委，中经网整理。

三、基层中医医疗服务卫生机构需求现状

（一）基层中医医疗服务卫生机构诊疗人次

近年来，随着新医改的稳步推进和政府持续加大对县级及以下中医医疗卫生机构的扶持力度，基层中医医疗卫生机构起着日益突出的作用，诊疗人次基本呈上升走势。

2021 年，社区卫生服务中心（站）中医类临床科室诊疗人次为 8 286.1 万人次，同比 2020 年增长 13.5%，占社区卫生服务中心（站）诊疗量的 10.0%，占比较上年提高 0.3 个百分点。2021 年，乡镇卫生院中医类临床科室诊疗人次为 9 731.3 万人次，同比增长 13.3%，占乡镇卫生院诊疗量的 8.4%，占比较上年提高 0.6 个百分点。见表 3-2-7。

表 3-2-7 2015—2021 年其他机构中医类临床科室诊疗人次

机构分类		年份						
		2015 年	2016 年	2017 年	2018 年	2019 年	2020 年	2021 年
门急诊量（万人次）		22 498.3	24 058.5	25 522.2	26 300.3	29 209.2	27 213.2	30 198.8
社区卫生服务中心（站）		5 571.7	6 178.5	6 611.4	6 939.4	8 018.7	7 299.2	8 286.1
乡镇卫生院		5 662.9	6 148.5	6 930.8	7 323.4	80 57.8	8 592.7	9 731.3
占同类机构诊疗量的百分比（%）	社区卫生服务中心（站）	7.9	8.6	8.6	8.7	9.3	9.7	10.0
	乡镇卫生院	5.4	5.7	6.2	6.6	6.9	7.8	8.4

注：本表不含村卫生室中医疗诊疗量。数据来源：国家卫生健康委，中经网整理。

2021 年，村卫生室中医诊疗量达 57 567.1 万人次，比 2020 年减少 2 759.4 万人次，同比下降 4.6%。具体见表 3-2-8。

表 3-2-8　2015—2021 年村卫生室中医诊疗人次

中医诊疗量（万人次）	年份						
	2015 年	2016 年	2017 年	2018 年	2019 年	2020 年	2021 年
	76 569.4	74 455.3	72 059.2	68 695.9	66 354.8	60 326.5	57 567.1

数据来源：国家卫生健康委，中经网整理。

（二）基层中医医疗服务卫生机构出院人数

近年来，我国基层中医医疗服务卫生机构出院人数稳步上升。2021 年，社区卫生服务中心（站）中医类临床科室出院人数为 25.2 万人，同比 2020 年增长 14%，占社区卫生服务中心（站）总出院人数的 7.8%，占比较上年提高 0.4 个百分点。2021 年，乡镇卫生院中医类临床科室出院人数为 255.7 万人，同比 2020 年增长 4.1%，占乡镇卫生院总出院人数的 7.9%，占比较上年提高 0.6 个百分点。见表 3-2-9。

表 3-2-9　2015—2021 年其他机构中医类临床科室出院人数

机构分类		年份						
		2015 年	2016 年	2017 年	2018 年	2019 年	2020 年	2021 年
出院人数（万人）		340.2	390.2	473.7	542.9	584.3	596.8	648.4
社区卫生服务中心（站）		12.1	12.6	16.4	19.1	20.3	22.1	25.2
乡镇卫生院		108.7	136.0	175.0	205.3	226.8	245.6	255.7
占同类机构诊疗量的百分比（%）	社区卫生服务中心（站）	3.8	3.9	4.5	5.4	5.8	7.4	7.8
	乡镇卫生院	3.0	3.6	4.3	5.2	5.8	7.3	7.9

数据来源：国家卫生健康委，中经网整理。

四、小结

近年来，中医药特色优势进一步彰显，服务能力不断提升，在加快推进健康中国建设和服务群众健康方面发挥了重要作用。特别是新冠肺炎疫情发生以来，坚持中西医结合、中西药并用，中医药全面参与疫情防控救治，作出了重要贡献。同时也应看到，中医药发展不平衡不充分问题仍然突出，中医药优质医疗服务资源总体不足，基层中医药服务能力仍较薄弱，中西医协同作用发挥不够，中医药参与公共卫生和应急救治机制有待完善，传承创新能力有待持续增强，中药材质量良莠不齐，中医药特色人才培养质量仍需提升，符合中医药特点的政策体系需进一步健全。

"十四五"时期，我国将进一步健全中医药服务体系，提升中医药服务能力。在建设优质高效中医药服务体系方面，《十四五"中医药发展规划》指出，一方面做强龙头中医医院。依托综合实力强、管理水平高的中医医院，建设一批国家中医医学中心，在疑难危重症诊断与治疗、高层次中医药人才培养、高水平研究与创新转化、解决重大公共卫生问题、现代医院管理、传统医学国际交流等方面代表全国一流水平。另一方面，做优骨干中医医院。加强各级各类中医医院建设，强化以中医药服务为主的办院模式和服务功能，规范科室设置，推进执行建设标准，补齐资源配置不平衡的短板，优化就医环境，持续改善基础设施条件。

同时，做实基层中医药服务网络。实施基层中医药服务能力提升工程"十四五"行动计划，全面提升基层中医药在治未病、疾病治疗、康复、公共卫生、健康宣教等领域的服务能力。据国家中医药管理局相关负责人介绍，到2025年，基本实现县办中医医疗机构全覆盖，80%以上的县级中医医院达到二级甲等中医医院水平，15%的社区卫生服务中心和乡镇卫生院中医馆完成服务内涵建设，100%的社区卫生服务站和80%以上的村卫生室能够提供中医药服务，10%的社区卫生服务站和村卫生室设置"中医阁"，持续提高基层中医药服务的可及性、便捷性。

中医医疗行业竞争与经营效益分析

中国中医药出版社有限公司

中经网数据有限公司

【摘要】为清晰地反映中医医疗行业竞争与经营效益状况，本文搜集整理了行业相关数据，从中医医疗行业就医格局、进入壁垒、上市公司财务数据三方面分析总结，以供决策者参考。我国中医类医疗卫生行业以中医类医院为主，公立中医医院依然处于绝对优势。中医医疗行业进入壁垒主要来自制度性进入壁垒、资本壁垒和人才壁垒。2021 年，中医医疗行业营业收入增速明显回升，营业利润大幅增长。

【关键词】就医格局；进入壁垒；营业收入；营业利润

Analysis on the Competition and Operation Benefit in the TCM Treatment Industry

China Press of Traditional Chinese Medicine Co., Ltd

CEInet Data Co., Ltd.

【Abstract】To clearly reflect the competition and operation benefit of the TCM treatment industry, this paper collected and sorted out the industry-related data, and conducted analysis and summary in three aspects: pattern of seeking medical advice, entry barriers and financial data of listed companies in the TCM treatment industry to provide reference for decision makers. TCM treatment industry is dominated by TCM hospitals, among which public TCM hospitals remain vastly superior. Barriers to entry into the TCM treatment industry mainly cover institutional entry barriers, capital barriers and talent barriers. The year 2021 witnessed the significant recovery of the growth rate of the operating revenue and the great increase of business profit in the TCM treatment industry.

【Keywords】pattern of seeking medical advice; entry barriers; operating revenue; business profit

一、中医医疗行业竞争状况分析

当前我国中医类医疗卫生行业以中医类医院为主。截至 2021 年，中医类医院数量占比上年为 7.4%。从中医类医疗卫生机构的诊断人次和出院人数分布来看，中医类医院的诊疗人次和出院人数占比处于绝对优势。2021 年，中医类医院诊疗人次占比为 57.3%，中医类医院出院人数占比为 83.0%。

总体来看，中医类医院的医疗服务能力远大丁基层中医医疗卫生机构。基层中医医疗是推进分级诊疗的关键，基层中医医疗机构不论是硬件还是软件方面，与大医院相比还存在一些差距。为此，我国逐步落实全面推进公立医院综合改革、加快构建分级诊疗体系。尝试建立公立大医院和基层医疗机构医疗联合体，通过合作，形成利益共同体、责任共同体、发展共同体，把公立大医院的优质医疗资源下沉到基层，让基层强起来。具体见附录图 3-3-1、3-3-2、3-3-3。

二、中医医疗行业进入壁垒分析

（一）制度性进入壁垒

针对中医医疗服务业而言，制度性进入壁垒主要自来法规和政府政策性壁垒。政策是保障民营医疗机构发展的重要制度因素。尽管我国政府逐渐放松医疗准入限制，不断推出民营资本进入医疗领域的鼓励政策，促进民营医疗机构发展，但至今仍存在较多准入限制，构成制度性壁垒。我国计划经济时期以公立医疗机构为主，限制了民营资本在医疗服务业的发展，至 2009 年"新医改"，民营医疗机构才有突破性发展。

此外，政府的部分政策倾向于公立医疗机构，使民营医疗机构面临不公平的待遇。特别是民营医院，政府在对待民营医院和公立医院上存在税收、医保定点、医院评级、财政补贴等方面差异，这不仅降低民营资本对医疗服务业的投资积极性，更形成制度性进入壁垒，阻碍民营医疗机构的长期发展。

废除进入壁垒，可以使得资本及资源更多地进入医疗领域，逐步形成各级各类医疗机构诊疗服务功能定位明确，公立医院与社会办医相互促进、共同发展的竞争格局，从而满足多元化的医疗需求，促进医疗服务行业整体服务水平和效率的提高。

（二）资本壁垒

经过十多年发展，我国民营医疗机构虽然数量增长较快，但规模偏小，服务能力不强。民营医疗机构发展中的首要问题即融资问题，资金投入的有限性直接制约其规模的扩大和质量的提升。医疗服务的业务性质，决定了这个行业投资大、回报期长的特点。医院本身属于重资产重技术行业，从前期建立医院到成功运营一家医院，资金门槛和技术要求较高，成本高昂且需要长期持续地投入，在短期内将医院做大做强的风险较高。

民营医疗机构进入医疗服务业面临一定程度的必要资本量壁垒，壁垒强弱取决于民营医疗机构设立规模的大小。不同类型医疗机构面临的必要资本量壁垒高度不同。医院，特别是综合医院，是必要资本量壁垒最强的医疗机构；对于基层医疗卫生机构而言在各类医疗机构所需投入最少，必要资本量壁垒最弱；对于专业公共卫生机构和其他医疗机构，其初始资产投入水平和设备投入台数介于医院和基层医疗机构之间，必要资本量壁垒处于中等水平。

（三）人才壁垒

在进入中医医疗服务业过程中，人力资本是民营医疗机构稀缺资源，人才大都为公立医疗机构垄断，从各类平均技术人员数来看，公立医院的卫生人员数量在同类型比较中处于绝对领先地位，公立医疗机构是民营医疗机构的 4 ～ 6 倍。此外，在现实中，由于民营医疗机构特别是民营医院面临卫生人员"两头大，中间小"现象，即新毕业的学生和非卫生技术人员多，而技术水平高、有经验的执业医师少。因此，我国民营医疗机构面临较严重的人才壁垒。

民营医疗机构在声誉和稳定性上不如公立医疗机构，大多医务人才更倾向于选择公立医疗机构，增加了民营医疗机构吸引优秀人才的难度。另外，在科研立项、职称评定和晋升方面，民营医疗机构医务人员面临着高门槛，增加了民营医疗机构医务人员晋升和发展的难度，民营医院即便开出数倍于公立医院的薪资，也不易吸引其业务骨干。虽然目前国家允许并鼓励医生多点执业和自由执业，但目前民营医疗机构高素质人才依然匮乏。

三、中医医疗行业经营效益分析

由于中医医疗行业经营效益缺少数据分析，现采用医疗服务行业经营效益作为代替，以供参考。以下是医疗服务行业运营绩效分析，采用沪深股市上市公司财务数据计算，使用申银万国行业分类。

（一）营业收入增速明显回升

2021 年，随着疫情负面影响的逐步消退，医疗服务行业收入增速明显回升。根据医疗服务行业上市公司的统计数据，2021 年，医疗服务行业营业收入达到 1 328.2 亿元，同比上年增长 56.0%，增速较上年同期提高 39.3 个百分点。见附录图 3-3-4。

（二）行业营业利润大幅增长

2019 年，受两票制、药品零加成、医保总额控制、药占比控制和日益严峻的集中招标采购等政策影响，医疗服务行业利润率面临一定压力，叠加疫情影响，行业利润出现负增长。随着政策的稳步推进，以及疫情负面影响的逐步消退，行业利润自 2020 年以来开始回升。根据医疗服务行业上市公司的统计数据，2021 年，医疗服务行业营业利润达到 249.7 亿元，同比上年增长 66.4%。见附录图 3-3-5。

（三）盈利能力提高，营运能力基本稳定

盈利能力：2021 年，医疗服务行业盈利能力较上年有所增强。其中，医疗服务行业营业利润率、总资产净利率、净资产收益率、销售净利率分别为 18.8%、7.9%、10.6%、15.2%，较上年分别提高 1.2 个、0.6 个、0.5 个、1.0 个百分点。

营运能力：2021 年，反映医疗服务行业营运能力的大部分指标变化不大，总体来看，行业营运能力较为稳定。其中，医疗服务行业应收账款周转率、固定资产周转率分别为 4.4 次、3.2 次，较上年分别提高 0.3 次、0.1 次；存货周转率为 5.5 次，较上年下降 2.2 次。

偿债能力：2021 年，医疗服务行业流动比率、速动比率分别为 1.8、1.6，较上年分别上升 0.2、0.1，表明医疗服务行业短期偿债能力略有增强；产权比率为 0.6，较上年下降 0.1，资产负债率为 36.9%，较上年下降 1.6 个百分点，表明医疗服务行业长期偿债能力增强。

成长能力：2021 年，医疗服务行业成长能力较上年明显减弱。其中，医疗服务行业营业利润增长率、净利润增长率、每股净资产增长率分别为 32.1%、30.8%、22.4%，较上年分别下降 372.8 个、1 655.6 个、11.2 个百分点。见表 3-3-1。

表 3-3-1　2017—2021 年医疗服务行业上市公司主要财务指标

分类	指标	指标单位	年份				
			2017 年	2018 年	2019 年	2020 年	2021 年
盈利能力	营业利润率	%	9.4	11.8	3.8	17.6	18.8
	总资产净利率	%	3.7	4.9	0.1	7.3	7.9
	净资产收益率	%	5.5	7.1	−1.2	10.1	10.6
	销售净利率	%	6.3	8.6	0.2	14.2	15.2
营运能力	存货周转率	次	5.4	6.0	7.9	7.7	5.5
	应收账款周转率	次	4.2	4.1	4.0	4.1	4.4
	固定资产周转率	次	4.1	3.8	3.2	3.1	3.2
	总资产周转率	次	0.6	0.6	0.5	0.5	0.5
偿债能力	流动比率	—	1.2	1.4	1.3	1.7	1.8
	速动比率	—	1.0	1.2	1.2	1.6	1.6
	产权比率	—	1.1	0.8	0.9	0.7	0.6
	资产负债率	%	50.4	43.2	46.1	38.5	36.9
成长能力	营业总收入增长率	%	38.5	28.5	12.6	16.0	31.5
	营业利润增长率	%	−11.9	30.5	−72.9	404.9	32.1
	净利润增长率	%	−35.5	24.1	−112.7	1 686.4	30.8
	每股净资产增长率	%	1.0	16.8	−8.0	33.5	22.4

数据来源：wind，中经网整理。

四、展望

医疗保障体系的逐步完善将有利于中医医疗行业总体绩效水平的提高。目前，我国已经建立起覆盖城乡的基本医疗保险制度，在此基础上，逐步建立并完善分别面向城镇职工和城乡居民的重特大疾病保障制度。同时，适应新时代经济社会发展背景下人口流动需要和增进社会公平的目标，逐步推进跨区域异地就医结算，整合基本医疗保险制度，提升统一经办服务水平，从而确保全民不受城乡差异、就业状况、收入水平、疾病严重程度等因素的阻碍而得到合理的疾病诊疗。总体而言，我国医疗保险体系的建设基本实现了由"搭建制度架构"向"提升制度品质"的飞跃。未来，医疗保险制度的建设将进一步适应时代变迁和社会发展的步伐，细化制度内涵，提升保障质量，满足新时代民众更高的健康需求。预计"十四五"时期我国中医医疗行业经营绩效将保持增长态势。

基层医疗卫生机构的现状问题及展望

董云龙

国家中医药管理局

【摘要】基层医疗卫生机构是卫生健康服务体系的网底，经过多年建设，基层医疗卫生机构的中医药服务能力得到很大提升，通过分析基层医疗卫生机构的发展现状及存在的主要问题，展望基层医疗卫生机构的中医药服务能力建设。

【关键词】基层医疗卫生机构；中医药服务；基层中医药

The Current State and Future Outlook of Primary Health Agencies

DONG Yunlong

National Administration of Traditional Chinese Medicine

【Abstract】Primary health agencies, as the basic health system, have greatly improved their traditional Chinese medicine service capacity after years of construction. The construction of TCM service capacity is predicted via the analysis of the present situation and problems of primary health agencies.

【Key word】primary health agencies;Chinese medicine service;grass-roots TCM

基层中医药服务是中医药发展的根基，是维护人民群众健康的基础保障。多年来，在党中央、国务院坚强领导下，国家中医药管理局及时动员部署，强化目标责任，加大投入力度，树立典型示范，加强监测督查，全面总结评估，积极推进基层中医药服务能力提升工程，使基层医疗卫生机构的中医药服务能力得到很大提升，基层医疗卫生机构的中医药服务水平得到质的改善。

一、基层医疗卫生机构的现状

（一）具备中医药服务能力的基层医疗卫生机构占比

据国家卫生健康委统计数据，2020 年底，99.04% 社区卫生服务中心、98.02%

乡镇卫生院、90.60% 社区卫生服务站和 74.48% 的村卫生室具备中医药服务能力，4 项指标较 2015 年分别提高了 2.11%、5.05%、9.63%、14.20%。见附录图 3-4-1。

（二）基层医疗卫生机构中医综合服务区设置

2020 年底，85.38% 社区卫生服务中心、80.14% 乡镇卫生院设置中医综合服务区，较 2015 年的 70.83%、54.81% 分别提高 14.55%、25.33%。见附录图 3-4-2。

（三）基层医疗卫生机构中医诊疗量占比

2020 年底，社区卫生服务中心、乡镇卫生院、社区卫生服务站、村卫生室中医诊疗量占同类机构诊疗量比例分别为 9.73%、7.85%、9.42%、42.29%。较 2015 年的 8.37%、5.37%、6.06%、40.80% 分别提高 1.36%、2.48%、3.36%，1.49%。见附录图 3-4-3。

（四）基层医疗卫生机构的中医药队伍

各地通过采取规范化培训和转岗（岗位）培训、特设岗位计划、订单培养、定向招录、返聘、中医药人员引进"绿色通道"、在职人员学历教育、师带徒、中医医术确有专长人员医师资格考核注册等措施，大力培养引进中医药人才，充实基层中医药队伍，提升现有人员能力。上海数据监测中心数据显示，截至 2020 年底，城乡每万居民有 0.66 名中医类别全科医生；全国社区卫生服务中心、社区卫生服务站、乡镇卫生院和村卫生室的中医类别医师总数为 18.39 万人，比 2015 年的 15.64 万人增加 2.75 万人；社区卫生服务中心、社区卫生服务站、乡镇卫生院和村卫生室的中医类别医师人数分别占同类机构医师总数的 20.65%、29.23%、17.05%、14.57%，其中 46.24% 的社区卫生服务中心和 40.53% 的乡镇卫生院中医类别医师占同类机构医师总数的比例达 20.00% 以上，82.40% 的社区卫生服务站至少配备 1 名中医类别医师或能够提供中医药服务的临床类别医师。

（五）基层医疗卫生机构的信息化建设

2020 年底，依托现有机构建设 31 个省级中医馆健康信息平台并联通基层中医馆，为中医馆提供中医电子病历、辨证论治、中医药知识库、远程教育等信息化服务。截至 2022 年 9 月，平台共接入中医馆 16 521 家，注册医生 44 070 人，累计接诊患者 1 602 万人次。

（六）基层医疗卫生机构的中医适宜技术广泛推广

截至 2020 年底，建立基层常见病多发病中医药适宜技术推广省级基地 32 个，县级基地 1 820 多个，并依托基地加强对基层卫生技术人员适宜技术推广培训。2020 年，能够提供 6 类以上中医药技术方法的社区卫生服务中心和乡镇卫生院数量分别占同类机构总数的 86.04%、81.03%；能够提供 4 类以上中医药技术方法的社区卫生服务站和村卫生室数量分别占同类机构总数的 70.94%、46.22%。

二、基层医疗卫生机构存在的主要问题

多年来，国家中医药管理局积极推动基层中医药事业发展，虽然取得一定进展和成效，极大地改善了基层医疗卫生机构的现状，但与人民群众对中医药的需求相比仍有较大差距。其存在的问题，主要表现在以下方面。

（一）人才短缺状况尚未得到根本改变

由于工作条件有限、薪酬待遇低、职业发展空间小等原因，基层医疗卫生机构普遍存在中医药人员"招不来、下不去、留不住"现象，数量不足、素质不高、队伍不稳定、后继乏人等问题依然十分突出，人才问题仍然是制约基层中医药服务能力提升的瓶颈。2020 年底，仅有 58.92% 的村卫生室至少配备 1 名能够提供中医药服务的乡村医生或中医类别（临床类别）医师或乡村全科执业助理医师，距离达到"十三五"的目标要求尚有一定差距。

（二）贫困地区中医药服务能力提升缓慢

由于重视程度、原有工作基础及推进力度等原因，各地基层中医药工作存在较大差距，发展尚不平衡，特别是贫困地区，中医药服务能力提升较为缓慢。2020 年底，全国 832 个脱贫县尚有 24.06% 的社区卫生服务站和 35.59% 的村卫生室不能提供中医药服务，与实现"十三五"基层中医药目标尚有较大差距。

（三）服务能力和内涵质量亟待进一步提升

由于中医药人员少、设备缺乏、中医技术水平相对较低等原因，多数基层医疗卫生机构特别是村卫生室服务内容单一，只能提供中成药或简单的理疗、拔罐、针灸、推拿等服务，中医病历、处方等医疗文书书写能力，中医技术操作水平及中药饮片和煎煮中药的质量有待进一步提高。县级中医医院基础设施条件普遍弱于同级

综合医院，部分县级中医类医院基本设施设备、人员配置未达到国家标准，中医特色优势不突出，服务领域萎缩，信息化管理水平不高，应急救治水平还存在短板，区域龙头作用未能充分发挥。2020 年，社区卫生服务中心和乡镇卫生院使用比例最高的中医药技术方法为拔罐、针刺、艾灸疗法，占中医类疗法的 88% 以上；社区卫生服务站、村卫生室使用比例最高的中医药技术方法为拔罐、刮痧、推拿疗法，分别占中医类疗法的 65%、45% 以上。

（四）基层中医药服务体系尚需进一步完善

截至 2020 年底，仍有 23.26% 的县级区域未设置县级公立中医类医院，12.57% 的县级综合医院尚未设置标准中医科，5.45% 的社区卫生服务中心、6.26% 的乡镇卫生院未设置中医科，9.40% 的社区卫生服务站和 25.52% 的村卫生室还不能提供中医药服务。尤其是最基层的农村地区，缺少中医药服务的现象尤为突出，难以满足城乡居民日益增长的中医药服务需求。

（五）扶持政策尚未落实到位

国家出台的政策措施在一些地区没有得到全面落实，影响了中医药服务的提供和使用。一是投入倾斜政策落实少。不少地方政府没有细化落实对中医药投入的倾斜政策，大部分县级中医院软硬件建设水平明显滞后于县级综合医院。多数基层医疗卫生机构中医诊疗设备配备不足、服务能力薄弱等问题仍然突出。二是服务收费项目偏少，价格调整未到位。2012 年版《全国医疗服务价格项目规范》落实不到位，多数地区未将全部 337 项列为收费项目，同时部分已调整中医收费价格的地区也未调整到位，仍不能完全反映中医药技术劳务价值。三是医保倾斜力度偏小。一些地区没有按照中医药诊疗特点和中医医院实际情况，合理确定县级中医医院的医疗服务支付标准和总额控制指标，同时纳入报销范围的中医诊疗服务项目，特别是基层中医适宜技术和医疗机构中药制剂数量偏少。四是医疗机构中药制剂调剂使用困难。卫生部（现国家卫生健康委）、国家中医药管理局、国家食品药品监督管理总局（现国家药品监督管理局）联合下发的《关于加强医疗机构中药制剂管理的意见》没有落实到位，一些效果好、疗效确切的院内中药制剂未能在基层医疗机构调剂使用，难以发挥出应有的作用。

（六）基层中医药管理体系不健全

多数县（区、市）卫生健康委没有内设中医机构或专职人员负责中医药管理工作，懂中医药管理的人员更少，管理力量十分薄弱，导致中医药扶持政策在基层未能很好地贯彻落实。随着人民群众对中医药需求不断增长，政府对中医药事业发展的职能加强，基层中医药管理体系不健全、人员不足，已经成为制约基层中医药事业发展的重要因素。

三、展望

"十四五"时期是实现中医药振兴发展的关键时期[1]。坚持以习近平新时代中国特色社会主义思想为指导，全面贯彻党的十九大和十九届历次全会精神及习近平总书记关于中医药工作的重要论述，深入贯彻落实中共中央、国务院印发的《中共中央　国务院关于促进中医药传承创新发展的意见》[2]《"健康中国 2030"规划纲要》及国务院办公厅印发的《关于加快中医药特色发展的若干政策措施的通知》[3]和全国中医药大会精神，坚持以人民健康为中心的发展理念，补短板、强弱项、固根基、扬优势，着力健全基层中医药服务体系，全面提升基层中医药在治未病、医疗、康复、公共卫生、健康教育等领域的服务能力，持续提高基层中医药服务的可及性、便捷性、公平性。

（一）完善落实基层中医药发展政策机制

一是进一步完善中医药价格和医保政策，将适宜的中医医疗服务项目和中药按规定纳入医保门诊报销范围，通过对部分慢性病病种实施按人头付费、完善相关技术规范等方式，鼓励引导基层医疗卫生机构提供适宜的中医药服务。二是推动各地进一步落实完善医疗机构中药制剂管理的政策，鼓励基层医疗卫生机构按规定调剂使用中药制剂，加强对中药饮片的质量监管，保证中药饮片质量。督促地方中医药主管部门加强对基层医疗卫生机构中药饮片使用的管理，规范其服务行为。三是通过落实完善基层中医药人员编制备案管理、职称评聘、收入分配和发展空间等措施，鼓励毕业生、离退休老中医药专家、在职在岗中医药人员到基层服务。鼓励各地探索"县管乡用，乡管村用，定期轮岗，上下流动"的用人机制，推动人才资源下沉。四是推动各地依据中医药法等有关规定建立健全基层中医药管理体系，明确县（市、区）中医药管理职能，合理配置中医药管理人员，做到基层中医药有机构管、有人抓。

（二）着力提升基层中医药服务内涵和质量

精心谋划"十四五"基层中医药服务能力提升建设项目，加大面向基层的中央对地方转移支付建设项目投入力度，重点建设社区卫生服务中心和乡镇卫生院中医馆，打造一批"旗舰"中医馆，开展社区卫生服务站和村卫生室"中医阁"建设，开展县级中医医院综合服务能力提升、中医特色优势专科（专病）和县级中医药适宜技术推广中心项目建设，实施基层中医药实用人才培养培训项目，进一步提升基层中医药服务内涵质量和服务能力。

（三）着力提升脱贫地区中医药服务能力

认真贯彻落实《中共中央 国务院关于实现巩固拓展脱贫攻坚成果同乡村振兴有效衔接的意见》[4]和乡村振兴战略，推动脱贫地区县级中医院提标扩能建设，通过持续开展项目建设、实施对口支援、组织巡回医疗、"医共体"建设等措施，巩固脱贫地区中医药服务能力建设成果，进一步提升脱贫地区中医药服务能力。

到"十四五"期末基本实现融预防保健、疾病治疗和康复于一体的基层中医药服务体系更加健全，服务设施设备更加完善，人员配备更加合理，管理更加规范，提供覆盖全民和全生命周期的中医药服务能力有较大提升，较好地满足城乡居民对中医药服务的需求，为实现"一般病在市县解决，日常疾病在基层解决"高质量发展目标提供有力的中医药保障。

参考文献

［1］关于印发基层中医药服务能力提升工程"十四五"行动计划的通知［EB/OL］.（2022-03-08）［2022-07-29］.http://www.gov.cn/zhengce/zhengceku/2022-03-31/content_5682724.htm.

［2］中共中央 国务院关于促进中医药传承创新发展的意见［EB/OL］.（2019-10-20）［2022-07-29］.http://www.gov.cn/zhengce/2019-10-26/content_5445336.htm.

［3］关于加快中医药特色发展若干政策措施的通知［EB/OL］.（2021-01-22）［2022-07-29］.http://www.gov.cn/zhengce/content/2021-02/09/content_5586278.htm.

［4］中共中央 国务院关于实现巩固拓展脱贫攻坚成果同乡村振兴有效衔接的意见［EB/OL］.（2020-12-16）［2022-07-29］.http://www.gov.cn/zhengce/2021-03/22/content_5594969.htm.

中医药参与公共卫生应急事件

黄明，杨丰文，张伯礼

天津中医药大学

【摘要】疫病自古就是引发公共卫生应急事件的主要原因，一直影响着人类社会的繁衍发展。中医药从古代至近现代的历次抗疫中积累了丰富的理论和治疗经验，在维护人民健康、保障民族繁衍昌盛方面作出了重要贡献。中医药全过程、全方位深度介入新冠肺炎疫情防控，在预防、治疗和康复全过程发挥着重要作用。中医药以前是、现在是、未来仍然是我国人民抗疫的重要武器，将在公共卫生应急事件应对中扮演越来越重要的角色。

【关键词】中医药；公共卫生应急事件；新冠肺炎；可及性

TCM is Involved in Public Health Emergencies

HUANG Ming, YANG Fengwen, ZHANG Boli

Tianjin University of Traditional Chinese Medicine

【Abstract】Epidemic disease has been the main cause of public health emergency since ancient times, and has been affecting the reproduction and development of human society. Traditional Chinese medicine (TCM), with its rich theoretical and therapeutic experience from ancient times to modern times, has made important contributions to the health of the people and the prosperity of the nation. In particular, traditional Chinese medicine (TCM) has been deeply involved in the whole process and all aspects of the COVID-19 epidemic, playing an important role in the prevention, treatment and rehabilitation of COVID-19. Traditional Chinese medicine has been, is and will continue to be an important weapon in the fight against COVID-19, and will play an increasingly important role in public health emergency response.

【Keywords】traditional Chinese medicine; public health emergency; COVID - 19, accessibility

"疫"自古即有，是引发公共卫生应急事件的主要原因，在过去的几千年里，一直影响着人类社会的繁衍发展。中国历史也是一部战"疫"史，每一次瘟疫到来，中医都不曾缺席。根据中国中医科学院编辑出版的《中国疫病史鉴》，从西汉到清末，中国至少发生过300余次大型瘟疫。每次大型疫情都能让当时的社会为之战栗。然而，中国的历史上很少出现像"西班牙大流感""欧洲黑死病"那样一次瘟疫就造成数千万人死亡的悲剧。

随着经济社会的发展，交通工具的不断进步，病原微生物也在以相同甚至更快的速度变化，并逐渐打破原有地域限制，不断威胁着人类的健康和生命安全。近年来，我国突发公共卫生事件增多，公共卫生应急问题成为焦点。重大传染病尤其是病毒性传染性疾病的防、控、治将成为常态化工作。因病毒不断变异，特效药、疫苗研发在时间上总是相对滞后的，而中医药在"正气存内，邪不可干"思想指导下辨证论治，根据临床表现见招拆招，扶正祛邪，总是可以较快地拿出有效的救治方案。中医药在防治传染病上积累了几千年经验，且具有安全有效、价格低廉、方便可及、依从性好的优势，这种优势具有重要战略意义，在维护人民健康、保障民族繁衍昌盛方面将持续作出重要贡献。

一、近70年中医药参与公共卫生应急事件举措

中医药防治传染病具有深厚的历史，在古代至近现代的历次抗疫中积累了丰富的理论和治疗经验。

新中国在成立之初就开展了爱国卫生运动，进行了改水改厕等一系列综合措施，并通过设立中医司、成立中医研究院、吸收中医进大医院、改善中医进修工作、整理出版中医古籍等一系列发展中医药的措施，使得中医药在一些重要的治疫工作中彰显出特色和实力。1954年，流行性乙型脑炎疫情在石家庄地区暴发，中医运用温病学理论和方法治疗此病，取得了显著疗效。随后，对获得性免疫缺陷综合征（艾滋病）、流行性出血热、疟疾、麻疹、肺炎、白喉、细菌性痢疾、肠伤寒、钩端螺旋体病等急性传染病和感染性疾病的治疗，均获得较好效果。

中医药在抗艾滋病方面发挥着积极作用。2003年，国家软科学研究计划重大项目中国科学技术信息研究所中医药发展战略研究课题组组织中医专家对河南艾滋病患者进行治疗，一些用西药后不良反应强烈，甚至中断治疗的患者，改用中药治疗后，临床症状得到有效改善[1]。2004年，科技部办公厅调研室和相关课题组对此进行了调查，认为中医药在防治艾滋病方面有明显疗效，而且在降低治疗成本、

减少毒副作用等方面具有一定的优势[1]。课题组将《关于河南省利用中医药治疗艾滋病情况的调研报告》送交国务院后获领导批示："要组织中医界参与 AIDS 的防治工作。" 2004 年，国家中医药管理局确定在河南、河北、安徽、湖北、广东五省开展中医药治疗艾滋病试点工作。

中医药抗疟成就同样举世瞩目。疟疾是一种由蚊媒传播、疟原虫引起的具有传染性的寄生虫病。中国药学家屠呦呦受《肘后备急方》启发研发的青蒿素及其在疟疾治疗方面的应用，每年可以挽救数以百万计疟疾患者的生命。2015 年 10 月 5 日，瑞典卡罗琳医学院宣布将 2015 年的诺贝尔生理学或医学奖授予屠呦呦与另外两位海外科学家，以表彰他们在疟疾等寄生虫病治疗研究方面的突出贡献，屠呦呦成为中国首位获得诺贝尔生理学或医学奖项的科学家。2006 年，世界卫生组织（WHO）推荐使用以青蒿素为基础的联合用药（ACTs）作为治疗恶性疟的一线药物。随着全球以青蒿素普及应用为代表的抗疟工作的不断深入，许多国家的疟疾发病率已降低到较低水平。

20 世纪 70 年代以来，几乎每年都有新发传染病被发现，其中病毒性疾病是新发传染病的主要类型。中国近 30 多年（1990—2022 年）来已有多次新发病毒性传染病暴发，还有对我国防疫造成较大压力的全球性传染病，按发生时间依次为 H5N1 禽流感、严重急性呼吸综合征（SARS）、甲型 H1N1 流感、发热伴血小板减少综合征病毒、中东呼吸综合征（MERS）、H7N9 禽流感、登革热、寨卡热、阿龙山病毒、新型冠状病毒肺炎（简称"新冠肺炎"）。

在防治病毒性传染病实践中，中医药行业不断加强防治重大疾病和应对突发公共卫生事件能力的建设。在防治 SARS 的过程中，中医药的作用是逐步被人们认识的。在 2003 年 SARS 疫情发生之初，以中药预防 SARS 几乎是在完全自发的状态下进行的。4 月 10 日，国家中医药管理局迅速出台《非典型肺炎中医药防治技术方案（试行）》[2]，4 月 19 日又对方案的预防部分做了修订，用于指导群众正确地使用中药预防。此时，中医药尚未充分参与对 SARS 的治疗。当时卫生部（现国家卫生健康委）发布的推荐治疗方案，只有一条提到"可选用中药辅助治疗"，而以邓铁涛、张伯礼等为代表的中医药人积极探索中医、中西医结合防治 SARS 的方法，并通过实践证明中医药介入治疗 SARS 具有独到优势。5 月上旬，疫情仍旧严峻，北京 SARS 死亡率明显偏高，中医药参与治疗 SARS 的呼声越来越高。5 月 8 日，全国防治非典型肺炎指挥部召开中医药专家座谈会，要求中医药充分介入。以此为转折点，5 月 11 日，国家中医药管理局修订《传染性非典型肺炎推荐中医药治疗方案》。随后，北京采取措施保障所有定点医院都有中医药的参与，天津整建制建立两个中医"红区"，采用中西医结合方法治疗。到 5 月中旬，全国各地较普遍使用中西医结合治疗，效果明显，疫情开始得到控制。实践证明，中医药治疗 SARS 疗效确切，其在控制病情恶化、改善症状、激素减停等方面的作用突出，相关结论也得到 WHO 评估组专家的认可，并由 WHO 颁布《SARS 中医治疗方案》。

2009 年 3 月，墨西哥暴发"人感染猪流感"疫情，并迅速在全球范围内蔓延。WHO 初始将此型流感称为"人感染猪流感"，后将其更名为"甲型 H1N1 流感"。6 月 11 日，WHO 宣布将甲型 H1N1 流感大流行警告级别提升为 6 级，全球进入流感大流行阶段。面对这一新型流感病毒，北京市第一时间成立防治甲型 H1N1 流感的中医药领导小组，按照基础研究与临床研究相结合的原则，在全国率先启动防治甲型 H1N1 流感的中医药科技专项，科学指导甲型 H1N1 流感防治工作。经过长达 6 个月的科研攻关，研制出费用低廉、可治疗甲型 H1N1 流感轻症患者的中药方——金花清感方，至今仍在临床使用。国家及相关中医药学会层面也制定了中医药防治甲型 H1N1 流感的相关文件，可见中医药在该病的防治中发挥了独特而重要的作用。

二、中医药参与新冠肺炎疫情防治的全程

新冠肺炎疫情发生以来，党中央将疫情防控作为头等大事来抓，习近平总书记亲自指挥部署，坚持把人民生命安全和身体健康放在第一位，领导全党全军全国各族人民打好疫情防控的人民战争、总体战、阻击战。国家卫生健康委坚持不断完善诊疗方案，坚持中西医结合、中医药全面、深度参与疫情防控救治。抗疫期间，中医药救治团队充分发挥中医药在不同阶段的重要作用，采用中药"漫灌"、普遍服用中药方法，深度介入，全程救治，使患者临床症状得到明显改善，核酸转阴时间缩短，死亡率及重型、危重型的发生率降低，复阳情况减少，并促进患者尤其是重型和危重型的康复。2020 年 3 月，国务院新闻办公室召开新闻发布会，宣布金花清感颗粒、连花清瘟胶囊、血必净注射液和清肺排毒汤、化湿败毒方、宣肺败毒方"三药三方"有明显疗效，且在全国新冠肺炎确诊病例中，有 74 187 人使用了中医药，占 91.5%。临床疗效观察显示，中医药总有效率达到了 90% 以上。习近平总书记如是评价："中西医结合、中西药并用，是这次疫情防控的一大特点，也是中医药传承精华、守正创新的生动实践。"2022 年 2 月 28 日至 3 月 2 日，WHO 召开评估专家会议，对中医药救治新冠肺炎进行评估，并在随后发布专家评估会报告。

报告结论指出：中医药对轻型和普通型病例尤其有效，能有效降低轻型、普通型病例转为重症的风险；可缩短病毒清除时间、临床症状缓解时间和住院时间；尽早使用中医药可改善轻型和普通型新冠肺炎患者的临床预后。中医药救治新冠肺炎是安全的、有效的，建议各成员国借鉴和推广。

中医药全过程、全方位深度介入此次新冠疫情，在新冠肺炎的预防、治疗和康复等各个防治环节中发挥了重要作用。

（一）中医药是预防新冠肺炎的第二道屏障

预防新冠肺炎，疫苗是第一道屏障，中医药是第二道屏障。中医学理论重视未病先防，强调"上工治未病"，对于新冠肺炎的预防具有突出优势。现代药理研究表明，中药既可以直接抑制病毒，又可以通过调节机体的免疫功能，或抑制病毒介导的炎症反应，间接发挥抗病毒作用。中医药充分发挥了其治未病的优势，构筑起抗击新冠肺炎疫情的第二道屏障。对于密切接触者和有高危因素的人群而言，早期服用中医药能够有效降低密切接触者转为确诊患者的转化率，起到一定的预防作用[3]。上海市开展了一项观察性研究，纳入新冠密接隔离点患者 5 962 例，中药服用率是 80% 以上的人群核酸阳性率为 18.57%，而中药服用率不超过 50% 的人群核酸阳性率为 26.82%。长春开展的一项纳入 24 000 余例密切接触者的研究，中药组核酸检测阳性率显著低于未用中药组。天津对 48 000 余例密接隔离人群全部使用了中药预防，核酸阳性检出率不足 1%，较一般报告检出率明显降低。

（二）对于无症状感染者"先症而治，截断病势"

传染性更强、临床表现较轻、无症状感染者占比较高是奥密克戎变异毒株的流行病学特征[4]。对于无症状感染者而言，西医认为这些患者没有明显的肺部炎症症状，但中医认为这些人确有临床证候。针对老年患者这样的高危人群，从无症状到有症状是一个渐进的过程，提早使用中医药进行干预，就能够"先症而治，截断病势"，起到避免老年患者发展为有症状，甚至转为重症的作用。对于一些新冠肺炎典型症状不明显，但存在身体虚弱、胃脘胀满、大便不畅、心烦失眠、舌苔厚腻等临床表现的患者，早期使用中药可以改善这些症状，调节免疫功能，使机体能更好地抵抗病毒，进而促进患者核酸转阴，使其早日康复出舱。

（三）降低新冠肺炎轻症患者的转重率

突如其来的新冠肺炎疫情使新冠肺炎确诊人数在短时间内迅速增加，医院的收治能力达到饱和，医疗资源挤兑的矛盾十分突出，但方舱医院的临床救治模式有效解决了这一问题。其中，以武汉江夏方舱医院为代表的一批方舱医院开拓了应用中医综合疗法治疗大批传染病患者的应急方案和组织模式，对今后应对突发疫情的中医药诊疗方案的制订具有较高的参考价值。

江夏方舱医院收治的轻型和普通型病例均采取中医综合疗法，治疗措施除口服中成药和中药汤剂外，还有穴位贴敷、刮痧、按摩，组织患者练习太极拳、八段锦等。临床观察发现，中医综合疗法在改善患者咳嗽、发热、乏力症状，提高肺部 CT 好转率，缩短核酸转阴时间，改善免疫功能方面具有明显疗效。江夏中医方舱医院共收治 564 例轻型和普通型新冠肺炎患者，取得无一例转为重型的疗效，这说明单独使用中医药能够有效治疗轻型和普通型新冠肺炎患者。将江夏中医方舱医院的治疗经验在武汉十几所方舱医院进行推广后，这些方舱医院的转重率仅有 2%~5%，明显低于当时 WHO 发布的至少 10%～15% 的平均水平[5]。没有重症就没有死亡，降低转重率是评价疗效的重要指标。

（四）中西医结合救治重型、危重型患者能够降低死亡率

对于重型、危重型患者救治，需要重视多学科合作，中西医结合、中西药并用，能够控制病情、逆转病情、降低死亡率。在重型患者的治疗过程中，在西医循环、呼吸支持下，中医药在关键临床病理环节也起到重要的作用。如中药注射剂血必净注射液能够抑制新冠肺炎重症患者的细胞因子风暴，降低新冠肺炎重症患者的机械通气率、感染性休克发生率及重型患者转为危重型的比例，缩短治疗时间。中药清热解毒药物与西药有协同作用，可促进患者肺部炎症吸收。此外，中医药在退热、化痰、醒脑、通腑、扶正等方面都有很好的疗效。疫情中多家医院重症患者救治都执行中西医会诊治疗制度，大量患者从中受益，尤其是高龄有基础病的患者。中西医结合救治方法既提高了总体有效率，也降低了死亡率。

（五）中医药促康复、防复阳

新冠肺炎患者经过积极救治，相当一批出院患者存在不同程度的呼吸、躯体、免疫功能等障碍，以及疲乏、肌肉酸痛、烦躁、心悸、盗汗等表现及心理障碍，需及时进行康复干预。促进新冠肺炎患者康复、减轻后遗症的出现是中医药全病程干预的重要环节，中药、针灸、食疗药膳、按摩、太极拳、八段锦锻炼及心理调护等综合疗法，可以显著改善患者疲乏、气短、焦虑等症状，促进其肺部炎症吸收，对

脏器损伤的保护、对免疫功能的修复、精神调摄也有积极作用。《新型冠状病毒肺炎恢复期中西医结合康复指南（第一版）》[6] 能有效指导恢复期患者的康复治疗。我们团队根据两年多的新冠康复工作实践，发现及早康复、综合康复、规范康复可以达到防复阳、促痊愈的目的。在 2021 年石家庄新冠肺炎疫情中，清金益气方被应用于临床康复，经观察其对新冠肺炎恢复期患者呼吸困难指数、Borg 疲劳指数有明显改善作用[7]。

基于国内外的报道，奥密克戎感染患者临床症状普遍较轻，但康复期出现的问题仍然需要重视。对于伴有基础疾病患者，需给予特别关注，针对基础病精准干预降低疾病风险的同时，应避免核酸复阳。研究表明，中药有助于降低确诊新冠肺炎出院患者核酸检测的阳性率，且中药是降低核酸检测阳性率的独立因素。

三、中医药在未来公共卫生应急事件中的可及性

治未病理论是中医药防病治病的指导思想，对于有流行风险但尚未在我国传播的猴痘疫情，中医药也有相关预案准备，宁可备而不用，不可用时不备。猴痘病毒于 1958 年被首次发现，后逐渐增多。自 1970 年以来，有 11 个非洲国家报告人类猴痘病例。2003 年，非洲外的猴痘疫情首次暴发于美国，主要与进口自加纳的宠物土拨鼠受到感染有关，该次疫情共造成 70 多例猴痘病例。2018—2022 年，发生过多例从尼日利亚到其他国家的游客感染猴痘的病例，涉及以色列、英国、新加坡、美国等多个国家。近期猴痘病毒再次引发全球高度关注，2022 年猴痘疫情最先在英国（当地时间 2022 年 5 月 7 日）发现。当地时间 5 月 20 日，随着欧洲确诊和疑似猴痘病例超过 100 例，WHO 就猴痘召开紧急会议。2022 年 5 月 29 日，WHO 发布疾病信息通报，并将猴痘的全球公共卫生风险评估为中等。2022 年 6 月为提前做好猴痘医疗应对工作准备，提高临床早期识别和规范诊疗能力，国家卫生健康委办公厅、国家中医药管理局办公室印发《猴痘诊疗指南（2022 年版）》，其中明确推荐可采用中医治疗，根据中医"审因论治""三因制宜"原则辨证施治，并要求各卫生健康行政部门、中医药管理部门要高度重视，认真组织做好猴痘诊疗相关培训，切实提高"四早"能力，一旦发现猴痘疑似病例或确诊病例，应及时按照有关要求报告，并全力组织做好医疗救治工作，切实保障人民群众生命安全和身体健康。

中医药传承数千年，治病救人，济世扶伤。每一次疫情，中医都不曾缺席。中医药以前是、现在是、未来仍然是我国人民抗疫的重要武器，将在公共卫生应急事

件应对中扮演越来越重要的角色。目前，国家立法机构将修订相关的法律法规，支持建立中医疫病学科和病区，鼓励采用中西医结合方法防控和救治重大传染病，发挥中医药特色优势和独特作用，使之成为具有中国特色抗击疫情的模式和方法。

参考文献

［1］科技部办公厅调研室，中国科学技术信息研究所中医药发展战略研究课题组 . 中医药防治艾滋病的调研报告［J］. 科技中国，2004（10）：86-87.

［2］非典型肺炎中医药防治技术方案（试行）［J］. 江苏中医药，2003（6）：3-4.

［3］ZHU X, DAI J C, SHEN N, et al. A single-arm study on the preventive effect of Chinese medicine decoction on close contacts of patients with coronavirus disease 2019［J］.Journal of Traditional Chinese Medicine.2020，61（20）：1762-1766.

［4］GARRETT N, TAPLEY A, ANDRIESEN J, et al.High asymptomatic carriage with the omicron variant in south Africa［J］.Clin Infect Dis.2022，75（1）：e289-e292.

［5］JINX Y, PANG B, ZHANG J H, et al.Core outcome set for clinical trials on coronavirus disease 2019（COS-COVID）［J］.Engineering .2020，10（6）：1147-1152.

［6］新型冠状病毒肺炎恢复期中西医结合康复指南（第一版）［J］. 天津中医药，2020，37（5）：484-489.

［7］PANG W, YANG F, ZHAO Y, et al. Qingjin Yiqi granules for post-COVID-19 condition：A randomized clinical trial［J］.J Evid Based Med.2022，15（1）：30-38.

第四章　中医药人力资源与教育篇

中医药人力资源与教育统计数据解析

中国中医药出版社有限公司

中经网数据有限公司

【摘要】本报告的主要内容为中医药人力资源统计数据解析与中医药教育统计数据解析。医疗卫生行业是知识密集、技术含量高的行业，卫生人才是健康中国建设的重要支撑。随着国家对中医药事业的扶持与居民对中医药服务需求的增长，全国中医药人力资源总量增长迅速。然而，中医药人力资源在医疗卫生机构中存在配备不合理的问题。建议重视中药师（士）的发展，平衡医药人员比例；制定其他医疗卫生机构中医药人员占比标准，优化中医机构人员配备。中医药教育统计数据包括高等中医药院校和中等中医药院校的学校数量、学生数量、教职工数量。

【关键词】中医人力资源；执业医师；见习中医师；中药师（士）；中医药教育

Analysis on the Statistics of Human Resources and Education in TCM

China Press of Traditional Chinese Medicine Co., Ltd

CEInet Data Co., Ltd.

【Abstract】This chapter mainly includes the analysis on the statistics of human resources in TCM and the analysis on the statistics of education in TCM. In the knowledge-intensive and highly-skilled medical industry, health talents provide an important support for the construction of a healthy China. Relying on the country's support for the TCM industry with the growth of residents' demand for TCM services, the total number of human resources in TCM has increased rapidly in China. However, human resources in TCM are distributed unreasonably in medical institutions. Attention should be paid to the development of TCM pharmacists and the proportionally balanced medical personnel; standards should be prepared for the proportion of TCM personnel in other medical institutions, and measures should be taken to optimize the staffing of TCM institutions. The statistics of TCM education cover the number of higher and secondary TCM colleges and universities, and the number of students and faculty of such colleges and universities.

【Keywords】human resources in TCM; practitioners; intern TCM doctors; TCM pharmacists; TCM education

一、中医药人力资源统计数据解析

医疗卫生行业是知识密集、技术含量高的行业，卫生人才是健康中国建设的重要支撑。注重增强中医药从业人员的队伍建设是中医药事业健康发展的主要根本。中医人力资源的数量、质量、结构与分布，将直接影响中医卫生服务的质量和中医药事业的发展。《"健康中国2030"规划纲要》提出建立完善医学人才培养供需平衡机制。《中医药人才发展"十三五"规划》提出统筹推进符合中医药特点的中医药人才队伍建设工作，使中医药人才规模和素质得到较快提升，为打造健康中国、全面建成小康社会，以及满足国家经济社会发展、人民群众健康需求提供坚实的人才保障。

（一）中医药人员数统计

1. 中医类医疗卫生机构人员数

随着居民生活水平提升，保健需求不断增长，卫生人员需求随着提升，卫生人员数量稳步提高。2021年，全国卫生机构中中医类医疗卫生机构人员数为1 602 459人，比2020年的1 513 024人增加了89 435人，增幅达5.9%。见表4-1-1。

表4-1-1　2015—2021年中医类医疗卫生机构人员数（单位：人）

机构类别	年份						
	2015年	2016年	2017年	2018年	2019年	2020年	2021年
总计	1 044 242	1 129 167	1 226 170	1 321 902	1 421 203	1 513 024	1 602 459
分类型：中医类医院	940 387	1 015 919	1 094 773	1 169 359	1 250 689	1 321 390	1 394 421
中医类门诊部	21 434	25 277	32 731	40 468	44 868	48 248	51 144
中医类诊所	79 314	85 006	96 111	109 662	123 116	140 877	154 378
中医类研究机构	3 107	2 965	2 555	2 413	2 530	2 509	2 516

数据来源：国家卫生健康委，中经网整理。

全国卫生机构中，中医药人员总数为 88.4 万人，比 2020 年的 82.9 人，增加了
5.5 万人，增幅 6.6%。在中医药人员构成中，中医类别执业（助理）医师 73.2 万
人、见习中医师 1.6 万人，中药师（士）13.6 万人，与 2020 年相比，增幅分别为
7.2%、6.7%、3.8%。见表 4-1-2、图 4-1-1。

表 4-1-2　2014—2021 年全国卫生机构中中医药人员数

指标	2014 年	2015 年	2016 年	2017 年	2018 年	2019 年	2020 年	2021 年
中医药人员总数（万人）	54.6	58.0	61.3	66.3	71.5	76.7	82.9	88.4
中医类别执业（助理）医师	41.9	45.2	48.2	52.7	57.5	62.5	68.3	73.2
见习中医师	1.5	1.4	1.4	1.6	1.6	1.5	1.5	1.6
中药师（士）	11.2	11.4	11.7	12.0	12.4	12.7	13.1	13.6
中医药人员占同类人员总数的百分比（%）	48.5	48.2	48.3	49.8	50.1	50.4	51.3	53.0
中医类别执业（助理）医师	14.5	14.9	15.1	15.5	16.0	16.2	16.7	17.1
见习中医师	6.7	6.4	6.6	7.7	7.6	7.9	8.2	9.6
中药师（士）	27.3	26.9	26.6	26.6	26.5	26.3	26.4	26.3

数据来源：国家卫生健康委，中经网整理。

2. 中医类医院人员数

随着中医类医院数量的稳步上升，中医类医院人员数持续增长。2021 年，全
国中医类医院人员数达 1 394 421 人，相对于 2020 年的 1 321 390 人，增加了
73 031 人，增幅为 5.5%。从医院类型来看，中医医院 1 189 337 人、中西医结合
医院 158 319 人、民族医医院 46 765 人，分别比 2020 年增加 61 912 人、8 948 人、
2 171 人，增幅分别为 5.5%、6.0% 和 4.9%。见表 4-1-3。

表 4-1-3　2015—2021 年我国中医类医院人员数分布（单位：人）

机构类别	年份						
	2015 年	2016 年	2017 年	2018 年	2019 年	2020 年	2021 年
中医类医院	940 387	1 015 919	1 094 773	1 169 359	1 250 689	1 321 390	1 394 421
中医医院	824 022	884 394	943 444	998 777	1 069 481	1 127 425	1 189 337
中西医结合医院	93 209	105 358	118 230	130 085	138 965	149 371	158 319
民族医医院	23 156	26 167	33 099	40 497	42 243	44 594	46 765

数据来源：国家卫生健康委，中经网整理。

在中医医院中，分地区来看，2021年，东部中医医院人员数多于中部、西部地区中医医院人员数。具体见表4-1-4。

表 4-1-4 2021 年各地区中医医院人员数（单位：人）

地区	合计	卫生技术人员	其他技术人员	管理人员	工勤技能人员
全国总计	1 394 421	1 189 658	63 152	85 799	95 911
北京	52 397	42 697	2 152	3 577	4 818
天津	15 556	13 463	806	1 084	601
河北	71 205	60 935	3 978	3 617	4 545
山西	27 277	23 129	1 275	1 586	2 009
内蒙古	37 493	31 855	2 314	2 323	2 041
辽宁	36 315	29 886	2 230	2 691	2 944
吉林	27 839	22 709	1 507	2 353	2 309
黑龙江	31 080	25 306	1 471	2 742	2 903
上海	18 533	16 048	989	1 909	701
江苏	78 936	67 334	3 896	3 562	5 472
浙江	75 193	64 409	3 026	6 354	5 678
安徽	48 526	43 026	2 068	2 384	2 306
福建	31 139	27 027	1 258	1 520	1 926
江西	39 987	35 188	1 367	2 214	2 473
山东	98 144	85 540	5 342	4 985	5 098
河南	107 791	90 701	6 654	5 784	7 556
湖北	53 456	46 602	2 295	2 955	2 560
湖南	68 442	59 075	2 978	3 895	4 337
广东	92 320	79 091	2 368	7 278	7 376
广西	53 844	45 571	1 836	2 831	4 695
海南	7 320	6 016	201	587	649
重庆	34 697	29 144	1 147	3 138	2 770
四川	88 256	74 703	3 283	3 884	7 427
贵州	35 725	31 036	1 410	2 657	1 936
云南	41 613	36 559	1 873	1 865	2 347

续表

地区	合计	卫生技术人员	其他技术人员	管理人员	工勤技能人员
西藏	3 540	2 562	425	227	456
陕西	46 292	39 688	481	4 184	3 165
甘肃	32 066	27 996	1 673	1 329	1 678
青海	7 248	6 033	666	246	464
宁夏	7 473	6 475	220	802	505
新疆	24 718	19 854	1 963	1 236	2 166

数据来源：国家卫生健康委，中经网整理。

3. 基层中医类人员数

近年来，我国基层中医类人员数保持上升趋势。2021 年，全国基层中医类别执业（助理）医师达 195 975 人，比 2020 年增加 12 063 人，增幅为 6.6%；社区卫生服务中心、社区卫生服务站、乡镇卫生院和村卫生室分别较 2020 年增长 2 878、453、4 339、4 393 人，增幅分别为 7.6%、3.0%、4.8% 和 11.1%。2021 年基层中医类别执业（助理）医师占同类机构执业（助理）医师总数的 19.4%，较 2020 年增加 0.6 个百分点；社区卫生服务中心、社区卫生服务站、乡镇卫生院、村卫生室分别较 2020 年增加 0.3、0.1、0.7 和 0.9 个百分点。

2021 年全国基层中药师（士）达 29 655 人，比 2020 年增加 245 人，增幅为 0.8%；社区卫生服务中心和社区卫生服务站分别较 2020 年增加 486 人和 5 人，增幅分别为 5.6% 和 0.3%，乡镇卫生院的中药师（士）较 2020 年减少 246 人，降幅为 1.3%。2021 年基层中药师（士）占中药师（士）总数的 24.1%，较 2020 年下降 0.5 个百分点；乡镇卫生院较 2020 年下降 0.8 个百分点，社区卫生服务站增加 0.2 个百分点。具体见表 4-1-5。

表 4-1-5　2020—2021 年我国基层中医类人员数

机构名称	中医类别执业（助理）医师（人）		占同类机构执业（助理）医师总数的百分比（%）		中药师（士）（人）		占同类机构药师（士）总数的百分比（%）	
	2020 年	2021 年	2020 年	2021 年	2020 年	2021 年	2020 年	2021 年
总计	183 912	195 975	18.8	19.4	29 410	29 655	24.6	24.1
社区卫生服务中心	37 753	40 631	20.8	21.1	8 706	9 192	25.2	25.2

机构名称	中医类别执业（助理）医师（人）		占同类机构执业（助理）医师总数的百分比（%）		中药师（士）（人）		占同类机构药师（士）总数的百分比（%）	
	2020 年	2021 年	2020 年	2021 年	2020 年	2021 年	2020 年	2021 年
社区卫生服务站	15 337	15 790	29.8	29.9	1 807	1 812	33.0	33.2
乡镇卫生院	91 167	95 506	17.5	18.2	18 897	18 651	23.8	23.0
村卫生室	39 655	44 048	17.6	18.5	－	－	－	－

数据来源：国家卫生健康委，中经网整理。

（二）小结

1. 我国中医药人才队伍规模不断壮大，但仍存在一些薄弱环节

人才是中医药发展的第一资源，发挥着支撑保障作用。近年来，我国高度重视中医药人才队伍建设。2020 年 1 月，我国发布了《中共中央　国务院关于促进中医药传承创新发展的意见》，提出加强中医药人才工作的一系列政策措施。2021 年初，我国出台了《关于加快中医药特色发展的若干政策措施》，就夯实中医药人才基础，加强中医药特色人才队伍建设，明确提出要通过提高中医药教育整体水平，坚持发展中医药师承教育，加强中医药人才评价和激励等措施。2022 年 6 月，国家中医药管理局、教育部、人力资源社会保障部、国家卫生健康委联合印发《关于加强新时代中医药人才工作的意见》；10 月底，国家中医药管理局发布《"十四五"中医药人才发展规划》，加快推进中医药人才工作，建设高质量中医药人才队伍。在政策支持下，近 10 年来，我国中医药人才队伍规模不断壮大，中医类别执业（助理）医师数逐年稳步增长，占执业（助理）医师总数的比例从 14.1% 上升至 17.1%，已达 73.17 万人；每万人口中医类别执业（助理）医师数已达 5.18 人，比 10 年前增长 91.14%。

然而，我国中医药人才培养和队伍建设还存在的薄弱环节。对比化学制药、生物药产业，中医药高层次人才仍相对匮乏。例如，在中医药研发领域，相关人才匮乏已成为行业发展高质量发展的"瓶颈"。数据显示，2021 年，A 股 445 家医药生物上市公司研发人员数量占比平均为 18.5%，研发人员数量平均为 499 人。细分来看，化学制药、生物制品、中药上市公司的研发人员数量占比平均为 19.3%、19.5%、10.5%，研发人员数量平均为 413 人、319 人、305 人。从这两个指标来看，

中药上市公司在研发人员平均数量及占员工总数的比例均低于 A 股医药生物平均水平，也低于化学制药、生物制剂两大板块。

由此可见，培养和造就一支高素质中医药人才队伍，已成为我国中医药传承创新发展亟待补足的短板。梳理《关于加强新时代中医药人才工作的意见》《"十四五"中医药人才发展规划》可以看出，未来国家不仅重视中医药人才规模的增长，还更加重视高素质、高层次人才队伍建设。

2. 中医药人才队伍未来建设方向

《关于加强新时代中医药人才工作的意见》是国家中医药管理局首次牵头制定系统部署中医药人才工作的政策性文件。当前，对标对表中医药事业高质量发展需要，中医药高层次人才队伍总体依然不足，特别是具有影响力的领军人才依然缺乏。针对这个问题，该意见从吸引、集聚、激励人才和加强平台建设几个方面提出了相关的政策举措：

一是培养造就中医药领军的战略科学家，在院士评选、国家重大人才工程、高层次人才评选中探索中医药人才单列计划，单独评价，注重发现和推介中医药优秀人才；面向国家重大项目、国家实验室、全国重点实验室等，吸引、发现、造就若干站在科技发展最前沿、在中医药相关领域具有权威性和卓越的科技组织领导才能的战略科学家。

二是培育壮大领军人才的队伍。继续实施领军人才计划，继续支持包括岐黄学者在内的各类高层次人才培养项目，对领军人才实行人才梯队配套、科研条件配套、管理机制配套等特殊政策；创新实施多学科交叉创新团队建设专项，吸引行业内外、海内外相关学科的优秀团队，开展中医药重点领域关键问题联合攻关，打造一批多学科交叉创新团队，培养一批多学科的交叉创新人才；加强中医药与人工智能、生物医学、哲学、社会科学等学科的交叉融合，以更加开放包容的视野和胸怀，培育高层次的复合型中医药人才。

三是打造中医药人才发展高地。围绕着国家重要人才中心和创新高地的布局建设，支持京津冀、长三角、粤港澳大湾区等中医药优势资源相对比较集中的区域，建设中医药高层次人才中心和创新高地；指导推动国家中医药综合改革示范区开展人才政策综合改革试点，打造具有国际竞争力和吸引力的人才示范区；坚持医教协同，充分发挥"双一流"建设高校、省部局共建高校及国家重大科研平台、医学中心的作用，建设一批人才吸引、集聚培育中心。

二、中医药教育统计数据解析

（一）高等中医药院校

1. 院校数量

2021 年全国高等中医药院校 44 所，与 2020 年高等中医药院校数持平；设置中医药专业的高等西医药院校 152 所，比 2020 年增加 2 所；设置中医药专业的高等非医药院校 259 所，比 2020 年增加 9 所。

2. 学生数量

2021 年全国高等中医药院校毕业生数 233 471 人、招生数 253 007 人、在校学生数 844 705 人、预计毕业生数 245 405 人。与 2020 年相比分别增加 22 168 人、减少 8 913 人、增加 9 928 人、减少 3 109 人，增幅分别为 10.5%、-3.4%、1.2%、-1.3%。具体见表 4-1-6。

表 4-1-6　2019—2021 年全国高等中医药院校（统招）学生规模（单位：人）

项目	年份		
	2019 年	2020 年	2021 年
毕业生数	200 786	211 303	233 471
招生数	248 758	261 920	253 007
在校学生数	776 822	834 777	844 705
预计毕业生数	216 238	248 514	245 405

数据来源：国家卫生健康委，中经网整理。

3. 留学生数量

2021 年全国高等中医药院校招收外国留学生总数为 2 506 人，在校留学生数 7 439 人，当年毕（结）业生数 3 175 人，授予学位数 703 人。分别比 2020 年增加 1 342 人、减少 748 人、增加 1 473 人、减少 116 人，同比分别增长 115.3%、下降 9.1%、增长 86.5%、下降 14.2%。

4. 教职工数量

2021 年全国高等中医药院校教职工总数达 46 701 人，其中专任教师 32 591 人，较 2020 年增加了 24 人，增幅为 0.1%。专任教师中高学历者所占比例增加明显，见表 4-1-7。

表 4-1-7　2019—2021 年全国高等中医药院校专任教师学历构成

学历	年份		
	2019 年	2020 年	2021 年
博士研究生	29.7%	31.6%	33.2%
硕士研究生	38.3%	38.2%	38.3%
本科	31.5%	29.9%	28.1%
专科及以下	0.5%	0.3%	0.4%

数据来源：国家卫生健康委，中经网整理。

2021 年全国高等中医药院校研究生指导教师共计 20 158 人。其中博士研究生指导教师 537 人，比 2020 年减少 381 人，降幅为 41.5%；硕士研究生指导教师 16 841 人，博士、硕士研究生指导教师 2 780 人，比 2020 年分别增加 1 546 人、622 人，增幅分别为 10.1%、28.8%。

（二）中等中医药学校

1.学校数量

2021 年全国中等中医药学校共 37 所，比 2020 年减少 2 所；设置中医药专业的中等西医药学校 147 所，比 2020 年增加 12 所；设置中医药专业的中等非医药院校 240 所，比 2020 年增加 36 所。

2.学生数量

2021 年全国中等中医药学校毕业生数 31 050 人、招生数 32 786 人、在校学生数 92 304 人、预计毕业生数 35 087 人。与 2020 年相比，毕业生数和在校学生数均有所减少，降幅分别为 3.2% 和 1.1%；招生数和预计毕业生数均有所增加，增幅分别为 3.1% 和 18.9%。见表 4-1-8。

表 4-1-8　2019—2021 年全国中等中医药学校学生规模（单位：人）

项目	年份		
	2019 年	2020 年	2021 年
毕业生数	36 314	32 060	31 050
招生数	30 348	31 793	32 786
在校学生数	90 553	93 368	92 304
预计毕业生数	30 449	29 499	35 087

数据来源：国家卫生健康委，中经网整理。

3. 教职工数量

2021 年全国中等中医药学校教职工数共计 4 386 人，其中专任教师 3 261 人，分别比 2020 年减少 25 人、增加 60 人，增幅分别为 -0.6%、1.9%。

（三）小结

2016 年，国务院印发的《中医药发展战略规划纲要（2016—2030 年）》提出要加强中医药人才队伍建设：建立健全院校教育、毕业后教育、继续教育有机衔接及师承教育贯穿始终的中医药人才培养体系；重点培养中医重点学科、重点专科及中医药临床科研领军人才；深化中医药教育改革，建立中医学专业认证制度，探索适应中医医师执业分类管理的人才培养模式，加强一批中医药重点学科建设，鼓励有条件的民族地区和高等院校开办民族医药专业，开展民族医药研究生教育，打造一批世界一流的中医药名校和学科。

在 2017 年颁布的《中华人民共和国中医药法》里，关于中医药人才培养，也是专章安排。第四章中医药人才培养第三十四条提到：国家完善中医药学校教育体系，支持专门实施中医药教育的高等学校、中等职业学校和其他教育机构的发展；中医药学校教育的培养目标、修业年限、教学形式、教学内容、教学评价及学术水平评价标准等，应当体现中医药学科特色，符合中医药学科发展规律。

2022 年，国务院办公厅印发实施《"十四五"中医药发展规划》，其中将高素质中医药人才队伍建设作为一项重点任务，这是落实中央人才工作、深入实施新时代人才强国战略的重要举措，进一步突显了人才对于中医药事业发展的关键性作用，更为中医药教育事业下一阶段的高质量发展指明了方向。

中医药高等院校作为人才培养和科技创新的高地，肩负着为中医药事业高质量发展提供坚强人才支持的使命。"十三五"是中医药院校教育与人才培养不断深化医教协同、快速发展的 5 年，特别是面对新冠肺炎疫情为医学教育带来的新挑战，中医药院校迅速调整应对，以中医药人才岗位胜任力为导向，积极行动，开展了系列改革并取得了卓著成效。"十四五"期间，各中医药院校应以《"十四五"中医药发展规划》为指导，科学谋划，系统布局，实现中医药院校教育的创新发展。

中医药人才队伍现状与发展策略

陈令轩

国家中医药管理局

【摘要】人才是中医药事业发展的第一资源。本报告在阐述我国中医药人才队伍建设政策沿革的基础上，重点对中医药人才规模、素质、结构布局、服务能力、发展机制等现状进行研究，分析中医药人才队伍发展存在的问题，结合我国中医药事业发展实际需求，在中医药人才培养、平台建设、体制机制改革等方面提出建议，为加强中医药人才队伍建设提供参考。

【关键词】中医药；人才；现状；发展

Present Situation and Development strategy of Traditional Chinese Medicine Talents

CHEN Lingxuan

National Administration of Traditional Chinese Medicine

【Abstract】Talents are the first resource for the development of Traditional Chinese Medicine (TCM). This report, on the basis of elaborating the policy evolution of the construction of TCM talents in China, focuses on the current situation of the scale, quality, structural layout, service capacity and development mechanism of TCM talents. It analyzes the problems in the development of TCM talent team. According to the actual needs of the development of TCM, it puts forward suggestions on the training of TCM talents, platform construction, system and mechanism reform, etc., to provide reference for strengthening the construction of TCM talents.

【Keyword】traditional Chinese medicine（TCM）; talents; present situation; development

党的十八大以来，以习近平同志为核心的党中央高度重视中医药事业发展，习近平总书记作出一系列重要指示批示，中医药事业发展迎来天时地利人和的大好时机。从《中华人民共和国中医药法》的颁布实施，到 2019 年《中共中央　国务院关于促进中医药传承创新发展的意见》的出台，从《关于加快中医药特色发展的若干政策措施》的发布，到《"十四五"中医药发展规划》的部署，党中央、国务院对中医药事业发展作出了全面部署，把中医药工作摆在更加突出的位置。

中医药人才队伍是中医药事业发展的第一资源。国家中医药管理局会同有关部门深入推进中医药人才队伍建设，推动构建院校教育、毕业后教育、继续教育有机衔接，师承教育贯穿始终的人才培养体系，实施人才工程，中医药人才规模快速发展，结构布局逐步优化，人才质量和使用效能显著增强，促进了我国中医药事业的高质量发展。本报告重点对我国中医药人才队伍发展现状进行整理，并探寻其发展存在的问题，提出下一步发展策略，为加强中医药人才队伍建设提供参考和支撑。

一、我国中医药人才队伍建设政策沿革

（一）从法治层面保障中医药人才队伍建设

2003 年国务院公布实施《中华人民共和国中医药条例》，鼓励开展中医药专家学术经验和技术专长继承工作，培养高层次的中医临床人才和中药技术人才。2016 年第十二届全国人民代表大会常务委员会表决通过了《中华人民共和国中医药法》，将中医药人才培养纳入法律层面，作为单独一章，作出明确规定。一是中医药教育应当遵循中医药人才成长规律，以中医药内容为主，体现中医药文化特色，注重中医药经典理论和中医药临床实践、现代教育方式和传统教育方式相结合。二是国家完善中医药学校教育体系，支持专门实施中医药教育的高等学校、中等职业学校和其他教育机构的发展。三是国家发展中医药师承教育，支持有丰富临床经验和技术专长的中医医师、中药专业技术人员在执业、业务活动中带徒授业，传授中医药理论和技术方法，培养中医药专业技术人员。加强对中医医师和城乡基层中医药专业技术人员的培养和培训。

（二）从规划层面部署中医药人才队伍建设

1985 年，《中医事业"七五"发展规划》提出要以机构建设为基础，以人才培养为重点，以学术提高为依靠，建立起以全民所有制机构为主体的，人才结构较为合理的中医医、教、研体系，从而为中医药的全面振兴和发展奠定了基础。1988 年、2012 年、2016 年相继出台《1988—2000 年中医教育事业发展战略规划》《中

医药事业发展"十二五"规划》《中医药发展战略规划纲要（2016—2030 年）》等，始终把人才队伍建设放在重要位置，提出要以培养一批高质量中医药人才，造就一批中医药大师，加强中医药继承与创新，基本建成中医药继承与创新体系为工作重点。2016 年，国家中医药管理局出台首个《中医药人才发展"十三五"规划》，对"十三五"期间中医药人才工作进行系统部署，实施一系列中医药人才项目，加快推进中医药人才队伍建设。

（三）从政策层面引领推动中医药人才工作

近年来，国家中医药管理局先后会同教育部、国家卫生健康委等部门出台医教协同深化中医药教育改革与发展的指导意见和实施意见，推动中医药人才培养工作，构建符合中医药特点的人才培养模式。2022 年国家中医药管理局联合教育部、人力资源和社会保障部、国家卫生健康委首次制定《关于加强新时代中医药人才工作的意见》（以下简称《意见》）提出要把中医药工作摆在更加突出的位置，深入推进中医药人才队伍建设，实施人才岐黄工程，提出加强新时代中医药人才工作的26 条政策措施，全面系统部署未来一个时期中医药人才工作。在此基础上，国家中医药管理局首次召开全国中医药人才工作会议，对加快人才队伍建设进行部署安排。各地根据国家有关要求，将中医药人才工作纳入区域经济社会发展、卫生健康发展规划，纷纷出台加强本地本单位中医药人才工作的政策措施，形成上下联动推进人才工作的强大合力。

二、我国中医药人才发展现状

（一）中医药人才规模总量稳步增长

据国家卫生健康委统计数据显示，2020 年，我国医疗卫生机构中医药人员总量达到82.9 万，其中，中医类别执业（助理）医师达到68.3 万人、中药师（士）达到13.1 万人。"十三五"期间，全国医疗卫生机构中医药人员数增长35.3%，每千人口中医类别执业（助理）医师由 0.35 人增长到 0.48 人，占全国执业（助理）医师总数的比例由 15.1% 增长到 16.7%。我国中医医疗机构卫生技术人员数达到129.3 万人，增长34.8%，其中注册护士数达到54.5 万人，增长40.7%，医疗卫生机构中从事中医药服务相关的卫生技术人员规模不断壮大。

（二）中医药人才素质不断提高

截至 2020 年，中医类别执业（助理）医师本科及以上学历占 55.1%，其中中医类别执业医师本科及以上学历占 61.5%，中医医师学历层次和服务能力稳步提升。深入实施中医药传承与创新"百千万"人才工程（岐黄工程），遴选培养 10 名岐黄工程首席科学家、99 名岐黄学者、100 名青年岐黄学者、600 名优秀人才、5 000 余名骨干人才，形成领军人才、优秀人才、骨干人才梯次衔接的高层次人才队伍，引领推动中医药人才素质持续提升。

（三）中医药人才结构分布不断优化

"十三五"期间，全国中医医疗机构中卫生技术人员占比达到 85.5%；区域分布方面，东、中、西部地区中医类别执业（助理）医师占比分别为 43.1%、27.0%、29.9%。乡镇卫生院、社区卫生服务中心（站）、村卫生室中医类别执业（助理）医师人数由 13.6 万增加到 18.4 万，增长 35.3%。

（四）中医药人才服务能力显著提升

中医总诊疗人次从 2016 年的 9.6 亿人次提升到 2020 年的 10.6 亿人次，诊疗量稳步提升。99% 的社区卫生服务中心、98% 的乡镇卫生院、90.6% 的社区卫生服务站、74.5% 的村卫生室能够提供中医药服务，基层中医药服务可及性明显提升。特别是在新冠肺炎疫情防控中，中医药全程深入参与，筛选"三药三方"有效方药，为新冠肺炎救治贡献力量。

（五）中医药人才发展机制不断完善

医教协同推动中医药教育改革持续深化，中医医师规范化培训制度基本建立，融入人才成长全过程的师承教育制度基本形成，继续教育持续提质增效。符合中医药人才特点的评价使用和激励机制逐步完善，建立国医大师、全国名中医周期性表彰奖励制度，推动在重大人才评选中对中医药领域单独分组、单列计划。

三、中医药人才队伍发展存在的问题

（一）人才队伍总体规模仍需扩大

全国中医执业（助理）医师总量仍存在缺口，尚有部分区县未建立中医院。基层医疗卫生机构中医医师仍然缺乏，人才下不去、留不住的问题依然存在。

（二）人才结构仍需优化

区域均衡度需要进一步提升，千人口中医医师数中，最高的省份与最低的省份相差较多。县级及以下医疗卫生机构的中医药专业技术人才职称、学历等仍相对偏低，满足不了群众高质量中医药健康服务需求。

（三）高层次人才不足

对标对表中医药事业高质量发展需要，中医药高层次人才队伍总体依然不足，特别是具有影响力的领军人才依然缺乏。

四、中医药人才队伍发展策略

深入贯彻落实中央人才工作会议和全国中医药大会精神，以满足人民群众日益增长的中医药服务需求为主线，以建立满足中医药传承创新发展需求的中医药人才队伍为目标，以实施中医药特色人才培养工程（岐黄工程）为抓手，以加强高层次和基层人才培养、加强人才培养平台建设为重点，遵循中医药人才成长规律，不断完善人才发展体制机制，优化人才成长环境，提升人才能力素质，推动中医药人才高质量发展。

（一）加强中医药高层次人才队伍建设

一是壮大中医药领军人才。评选一批国医大师和全国名中医。持续推进中医药高层次人才培养计划，培养造就一批中医药领域战略科学家、岐黄学者等领军人才。对接国家重大战略需求，依托国家中医药重大平台和重大工程项目，培育形成一批中医药领军人才和创新团队。组织领军人才开展专题培训，提升综合素质和创新能力。完善领军人才选拔、培育、考核等机制，推动各地加大领军人才选拔培养力度。二是培育中医药青年拔尖人才。在中医药高层次人才培养计划中设立青年专项。在国家中医药重点建设项目、重大科技立项等项目中支持中医临床优秀人才、青年岐黄学者等青年拔尖人才挑大梁、当主角。加大中医临床等骨干人才培养项目实施力度，扩大项目规模，加强青年人才培养。建立健全对青年人才的普惠性支持措施，改善青年人才成长环境，促进中医药青年人才快速成长。三是集聚多学科交叉创新人才。实施多学科交叉创新团队建设专项，优化项目遴选机制，探索"揭榜挂帅"等立项机制，吸引中医药行业内外相关学科优秀人才和团队，聚焦中医药重点领域关键问题联合攻关，打造一批多学科交叉创新团队，培养一批多学科交叉创新人才。瞄准中医药重大战略发展需求，依托全国重点实验室等平台，强化有计划、有组织的科研攻关，推动更多中医药多学科交叉创新人才从国家科技创新主战场上涌现出来。四是培养高层次中西医结合人才。实施西医学习中医重大专项，培养培育一批高层次中西医结合人才。举办西医学习中医高级人才研修班，吸引相关领域高层次人才开展中医药研修学习。支持中西医协同"旗舰"医院、"旗舰"科室开展西学中和中西医结合高层次人才培养。制定西医学习中医管理办法。鼓励省级卫生健康、中医药主管部门建设西医学习中医培训基地，面向相关科室西医医师开展西学中系统培训。试点开展九年制中西医结合教育。

（二）加强基层中医药人才队伍建设

一是加大基层人才供给力度。以全部社区卫生服务中心和乡镇卫生院设置中医馆、配备中医医师为目标，有针对性地加大基层中医药人才供给。持续实施中医全科医生规范化培训和助理全科医生培训、转岗培训。逐步扩大本科层次中医专业农村订单定向免费培养医学生规模，鼓励地方开展高职层次中医专业农村订单定向免费医学生培养。加强中医药院校毕业生基层就业政策宣贯引导，提高毕业生下沉基层服务意愿。二是提升基层人才服务能力。开展基层中医临床优秀人才研修项目，培养一批基层中医临床优秀人才。实施基层卫生技术人员中医药培训行动计划，面向基层医疗机构医师和乡村医生开展中医药知识技能培训，培训一批"能中会西"的基层医生。鼓励乡村医生提升学历层次，逐步向中医类别执业（助理）医师转变。设立革命老区中医药人才振兴专项，支持乡村振兴重点帮扶地区、边疆民族地区和革命老区培养一批中医药人才。继续建设基层中医药适宜技术推广基地，培养一批中医药适宜技术推广师资和骨干人才。

（三）推进中医药专业人才队伍建设

一是加强中医医师队伍建设。强化中医医师岗位设置，二级以上公立中医医院中医医师不低于本机构医师总数的60%。优化中医医师区域布局，指导中西部地区和每千人口中医医师数较低的省份，根据需求加快配置中医医师。实施多层次多类型中医药继续教育项目，加快中医医师知识更新，提升专业水平。推动各级中医医疗机构加强中医医师培养培训，通过进修、访学等形式，提升中医医师服务能力。二是加强中药药师队伍建设。加大医疗卫生机构中药师（士）配备力度，中医医疗机构严格落实中药专业技术人员配备标准。强化医疗机构中药师专业能力建设，发挥中药师在中药供给、质量保障、用药安全和药学研究等方面的作用。鼓励医疗机构中药师应用传统工艺进行中药临方炮制加工、研究开发医疗机构中药制剂，满足临床中医特色服务需求。三是加强中医护理队伍建设。落实护士配备标准，保障临床一线护理岗位护士数量，提高公立中医医院中医护士配置比例。实施中医护理骨干人才培训项目，开展中医护理知识技能培训，提高辨证施护和中医特色护理能力水平。四是加强少数民族医药人才队伍建设。设立少数民族医临床优秀人才研修等少数民族医药人才培养专项，培养一批少数民族医药领军人才、青年拔尖人才和骨干人才。鼓励支持少数民族医参加全科医生转岗培训，开展乡村医生少数民族医药知识与技能培训，夯实少数民族医药基层人才基础。

（四）加强高水平中医药人才发展平台建设

一是建设中医药人才发展高地。围绕国家区域发展重大战略，支持京津冀、长三角、粤港澳大湾区等重大战略区域及国家中医药综合改革示范区，整合区域内中医药教育、医疗、科研、产业等资源，强化资源共享和协同协作，打造中医药人才发展高地，形成"三区多点"的中医药人才发展高地格局。二是建设高水平中医药重点学科。开展高水平中医药重点学科建设项目，重点建设一批中医基础类、中医临床类、中药类、中西医结合类高水平学科，建设一批中医药交叉创新类高水平培育学科，构建高水平中医药重点学科体系，培养一批学科带头人，打造一批高水平学科团队。三是持续建设名老中医药专家传承工作室。实施全国名老中医药专家传承工作室建设项目，扩大建设规模，丰富建设任务，培养更多传承团队和传承人才。鼓励各级中医药主管部门、中医医疗机构开展相应层级的传承工作室建设。支持传承工作室应用大数据、人工智能开展名老中医药专家经验传承研究和人才培养。四是建设中医临床教学基地。完善各类中医临床教学基地标准，理顺中医药院校与附属医院、教学医院关系。强化附属医院、教学医院临床教学主体职能，发挥中医药院校附属医院在中医药临床教学、中医医师规范化培训中的示范引领作用，带动提升中医临床教学基地实践教学能力。

（五）完善中医药人才培养体系

一是深化中医药教育改革。夯实中医药类专业主体地位，调整优化中医药院校学科专业，布局中医养生学、中医康复学等服务生命全周期的中医药专业。整合中医药课程内容，优化中医药类专业培养方案，建立以中医药课程为主线、先中后西的本科中医药专业课程体系。推动院校教育与师承教育融合，推进早跟师、早临床教学模式和方法改革，将师承教育贯穿临床实践教学全过程。二是健全中医药毕业后教育。完善中医医师规范化培训模式，突出中医思维培养和临床实践能力训练。强化培训基地动态管理，加强内涵建设，改善培训条件。加强培训基地师承指导老师队伍建设。健全考核制度，强化师承考核、过程考核、出科考核。三是推进中医药继续教育。健全完善中医药继续教育体系和制度，打造一批中医药继续教育平台。加强中医药继续教育信息化建设，推动建设国家－省级中医药继续教育信息化管理，建立中医药继续教育项目培训体系，扩大中医药继续教育项目可及性。四是深化中医药师承教育。鼓励各地开展多层次的师承教育项目，扩大师带徒范围和数量。推动医疗机构通过开展高年资中医医师带徒、传承工作室建设等师承教育项目，提高学术水平和服务能力。鼓励支持国医大师、全国名中医等名老中医药专家开展学术传承活动和培养学术传承人。

（六）深化人才发展体制机制改革

一是落实用人自主权。充分发挥用人单位主体作用，在人才培养、引进和使用等方面用好用足国家人才政策。积极推进公立中医医院职称评审改革，稳慎下放职称评审权限。二是完善人才评价体系。坚持破"四唯"与立"新标"相结合，以创新价值、能力、贡献为导向，分类建立中医临床、基础、科研人才评价标准。三是健全表彰奖励机制。建立健全符合中医药行业特点、国家表彰和社会褒奖相结合的激励机制，加大向基层一线和艰苦地区倾斜力度。

（七）加大投入保障力度

健全以政府为主导的中医药人才发展保障机制，优先保障对人才发展的投入。国家层面组织实施中医药特色人才培养工程（岐黄工程）。各地应结合区域中医药特色和事业发展需要，组织实施具有区域特色的中医药人才项目。

第五章 中医药科技创新篇

中医药科研统计数据解析

中国中医药出版社有限公司

中经网数据有限公司

【摘要】本报告搜集整理了中医药科研统计数据，包括中医药科研机构数、中医药科研机构人员数、中医药科研机构科技产出、中医药科研机构重点发展学科数和中医财政拨款。然而，中医药科技成果转化存在以下障碍和难点：中医药高校科研成果转化存在短板；中医药企业对科技成果的转化承接能力不强；产学研深度融合存在障碍，三大创新主体联系不紧密。最后，推动中医药科技成果有效转化提出了一些思路和建议：提高中医药科研主体的创新能力；强化中试在中医药科技成果产业化中的桥梁作用；完善相关政策及对科研人员的评价考核激励机制；切实发挥中医药企业的创新主体作用；以良好的场机制推动产学研深度融合。

【关键词】中医药科研机构数；中医药科研机构人员数；中医药科研机构科技产出；中医药科研机构重点发展学科数；中医财政拨款；中医药科技成果转化

Analysis on the Statistics of Scientific Research on TCM

China Press of Traditional Chinese Medicine Co., Ltd

CEInet Data Co., Ltd.

【Abstract】The statistics of scientific research on TCM were collected and sorted out herein, including the number of TCM research institutions, number of staff, sci-tech output, and number of key disciplines of TCM research institutions, and financial allocations for the TCM industry. However, the transformation of scientific and technological achievements in TCM is troubled by the following difficulties: weaknesses in the transformation; TCM enterprises' poor capability of transformation; obstacles to the deep integration of industry, education and research, which result in the unfavorable correlation among the three major innovative subjects. Finally, some ideas and suggestions were proposed to promote the effective transformation of scientific and technological achievements in TCM: efforts should be made to improve the innovative capability of TCM research objects, strengthen the function of pilot test as a bridge in the industrialization of scientific and technological achievements in TCM, optimize relevant policies and evaluation and incentive mechanisms for scientific researchers, give full play to the leadership of TCM enterprises in innovation, and promote the deep integration of industry, education and research with excellent market mechanisms.

【Keywords】number of TCM research institutions; number of staff of TCM research institutions; sci-tech output of TCM research institutions; number of key disciplines of TCM research institutions; financial allocations for the TCM industry; transformation of scientific and technological achievements in TCM

一、中医药科研统计

（一）中医药科研机构数

2021 年全国中医药科研机构共 109 个，比 2020 年增加 13 个。其中：科学研究与技术开发机构 70 个；科学技术信息和文献机构 2 个；县属研究与开发机构 7 个；其他事业单位 14 个；其他单位 16 个。见表 5-1-1。

表 5-1-1　2021 年全国中医药科研机构数（单位：个）

机构分类	年份		
	2019 年	2020 年	2021 年
总计	95	96	109
科学研究与技术开发机构	72	72	70
科学技术信息和文献机构	2	2	2
县属研究与开发机构	10	7	7
其他事业单位	–	11	14
其他单位	–	4	16
R&D 活动单位	11	–	–

数据来源：国家卫生健康委，中经网整理。

（二）中医药科研机构人员数

2021 年全国中医药科研机构从业人员共计 22 475 人，与 2020 年相比减少了

657 人。

按机构类别统计，2021 年科学研究与技术开发机构从业人员 19 647 人；科学技术信息和文献机构从业人员 154 人；县属研究与开发机构从业人员 262 人；其他事业单位从业人员 2 182 人；其他单位从业人员 230 人。见表 5-1-2。

表 5-1-2　2021 年全国中医药科研人员数（单位：人）

机构分类	年份		
	2019 年	2020 年	2021 年
总计	23 890	23 132	22 475
科学研究与技术开发机构	21 274	20 431	19 647
科学技术信息和文献机构	148	161	154
县属研究与开发机构	471	456	262
其他事业单位	–	2 053	2 182
其他单位	–	31	230

数据来源：国家卫生健康委，中经网整理。

（三）中医药科研机构科技产出

2021 年全国中医药科研机构在研课题共 3 838 个，比 2020 年的 4 056 个减少了 218 个，降幅 5.4%。发表科技论文 7 616 篇，其中国外发表 1 793 篇，出版科技著作 319 种，比 2020 年全国中医药科研机构发表的 7 222 篇科技论文增加了 394 篇，增幅为 5.5%。

2021 年全国中医药科研机构专利申请受理数 743 件，专利授权数 731 件，专利所有权转让及许可数 47 件，专利所有权转让与许可收入 3 378 万元。与 2020 年相比，全国中医药科研机构专利申请受理数增加 221 件，专利授权数增加 100 件，专利所有权转让及许可数增加了 26 件，专利所有权转让与许可收入增加了 2 039 万元。

2021 年全国中医药科研机构参加对外科技服务活动工作量共 1 793 人年，与 2020 年 1 698 人年相比，全国中医药科研机构参加对外科技服务活动工作量增加了 95 人年。见表 5-1-3。

表 5-1-3　全国中医药科研机构科技产出情况

项目	年份		
	2019 年	2020 年	2021 年
在研课题（个）	3 978	4 056	3 838
发表科技论文（篇）	6 612	7 222	7 616
国外发表（篇）	1 142	1 448	1 793
出版科技著作（种）	341	417	319
专利申请受理数（件）	459	522	743
专利授权数（件）	340	631	731
专利所有权转让及许可数（件）	47	21	47
专利所有权转让与许可收入（万元）	1 075	1 339	3 378
对外科技服务活动工作量（人年）	1 832	1 698	1 793

数据来源：国家卫生健康委，中经网整理。

（四）中医财政拨款

2021 年中医机构[①]财政拨款 794.77 亿元，与 2020 年 981.85 亿元相比，减少了 187.08 亿元，降幅为 19.1%，占卫生健康部门财政拨款 11 607.57 亿元的 6.9%，比 2020 年的 7.4% 有所下降。

中医机构 794.77 亿元的财政拨款中，619.15 亿元用于卫生健康，比 2020 年的 694.15 亿元，减少了 75 亿元，降幅为 10.8%。见表 5-1-4。

表 5-1-4　2021 年国家财政支出及卫生健康部门卫生健康财政拨款情况

项目	绝对数（亿元）	占国家财政支出比重（%）
国家财政支出	246 321.50	100.00
其中：卫生健康	19 204.80	7.80
卫生健康部门财政拨款	11 607.57	4.71
其中：卫生健康	9 513.66	3.86
中医机构财政拨款	794.77	0.32
其中：卫生健康	619.15	0.25

数据来源：国家卫生健康委，中经网整理。

---

① 中医机构：同中医类医疗卫生机构，包括各级中医、中西医结合、民族医医院，中医、中西医结合、民族医门诊部（所），中医、中西医结合、民族医科研机构。

二、小结

（一）近10年我国中医药科研创新成果丰硕，但仍存在一些短板

10年来，中医药科技人才队伍建设不断加强，为中医药事业发展提供了有力支撑。国家中医药管理局打造了15个国家中医药多学科交叉创新团队和20个国家中医药传承创新团队，遴选了149名战略型领军人才岐黄学者、100名青年岐黄学者。

创新为中医药事业发展注入了新的活力。10年来，通过临床和机理研究，中医药在治疗缺血性中风、非小细胞肺癌、糖尿病、慢阻肺等一系列重大疾病、常见多发病方面均取得重要进展，形成了一批中医药特色治疗方案。在抗击新冠肺炎疫情中，通过科研筛选出"三药三方"，快速建立起第一道防线，为取得抗疫成果发挥了重要作用。中医基础理论研究取得重要成果，回答了经穴特异性等一批重大中医理论问题，推动建立了中医络病学、中医体质学等新学科，丰富完善了中医学理论体系。

目前，中医药在创新研发上依旧存在一些掣肘。比如，中医药高标准质量标准体系尚未建立。业内人士表示，天然药物物质基础复杂，如何确认药物有效成分，并建立与之匹配的质量标准，是目前亟待突破的。药理机制复杂，药理机制、安全性和有效性的研究，需要新方法、新技术。对于有大量人用药经验的中药新药申请，对其"真实世界研究"的数据应该制定相应的质控要求和标准，按照标准减免临床试验，并予以附条件批准，再利用大数据加强上市后监测。此外，中医药发展遇到的一个重要问题是未能更好地利用现代科技手段进行正确的方向研究。因此，要用现代科技推动中医药创新发展，建立符合中医药特点的科研体系、服务模式，让中医药在新时代焕发新的生机活力。

（二）"十四五"中医药科研创新的发展意见和建议

1. 建立符合中医药特点的科技评价体系

摒弃目前套用或者照搬西医的评价方法和指标体系来评价中医药的评价方法，认识到遵循中医药自身发展的客观规律方为正途。因此，中医药科技评价体系必须体现中医药的专业差异与中医人文思想，紧扣中医药发展需求，突出中医药特点，建立自己的评价标准和方法学体系。

专家表示，以第三方作为主体的科技评价机制更具专业性和权威性，应扶持具有从事中医药专业科技评价能力的专业机构，健全第三方科技评价机构的法人负责制，建立优胜劣汰的市场约束机制，引导、培育需方市场。中医药政策和管理体系中要有符合中医药特色的评估办法和评估工具，尤其是在科研成果的评估上，有必要构建相适应的评估指标和方法体系。建立符合中医药特色的科技评价体系，还需要加强政策制度建设，增强政策之间的协调性，使评价体系能够真正发挥效应。

2. 激发人才创新创造活力

创新人才是中医药科研创新发展的关键。《"十四五"中医药人才发展规划》提出，要集聚多学科交叉创新人才。实施多学科交叉创新团队建设专项，优化项目遴选机制，探索"揭榜挂帅"等立项机制，吸引中医药行业内外相关学科优秀人才和团队，聚焦中医药重点领域关键问题联合攻关，打造一批多学科交叉创新团队，培养一批多学科交叉创新人才。瞄准中医药重大战略发展需求，依托全国重点实验室等平台，强化有计划、有组织的科研攻关，推动更多中医药多学科交叉创新人才从国家科技创新主战场上涌现出来。

3. 推动中医药科技成果产业化

政府层面应以组织实施中医药重大科技专项为引领，积极支持企业、高校、医疗机构和科研机构研究开发中药产业先进技术、工艺、装备和中医临床诊疗技术等，加强原始创新、集成创新和技术消化吸收再创新。优化产、学、研深度融合的机制，推动中医药产业先进技术成果的推广应用和集成示范。相关科研院所及企业应借助国家支撑中医药传承创新的契机，随着国内知识产权制度的不断完善和发展，加强合作，将安全有效的临床经验方剂、疗法等转化为可供全球使用的具有中医特色的高质量产品，真正做到让中医药走向世界，造福人类，提高成果转化率[1]。

参考文献

[1] 谢洋, 李素云. 关于加快推动中医药科技创新发展的对策研究[J]. 河南科技. 2022, 41（21）: 138-141.

中医药科技创新基础条件建设

高曼，张雨琪，李海燕

中国中医科学院中医药信息研究所

【摘要】本报告从中医临床研究体系建设、中医药科技平台建设、中医药传承创新体系建设、中医药创新团队建设 4 个方面梳理中医药科技创新基础条件建设情况，阐述基础条件建设意义、分布特点及产生的影响力，为科研人员提供有益参考。

【关键词】中医药；基础条件；科技创新；临床研究体系；科技平台；传承创新体系；创新团队

Report on the Construction of Basic Conditions for Scientific and Technological Innovation of Traditional Chinese Medicine

GAO Man, ZHANG Yuqi, LI Haiyan

Institute of Information on Traditional Chinese Medicine, China Academy of Chinese Medical Sciences

【Abstract】This report summarizes the foundation conditions for scientific and technological innovation of Traditional Chinese Medicine(TCM) from four aspects: TCM clinical research systems construction, TCM science and technology platforms construction, TCM inheritance and innovation system construction, and TCM innovation team construction, and describes the significance, distribution characteristics and influence of infrastructure construction, providing useful reference for scientific researchers.

【Keywords】Traditional Chinese Medicine; foundation conditions; scientific and technological innovation; clinical research system; science and technology platform; inheritance and innovation system; Innovation team

一、概述

中医药学是中华民族的伟大创造，是中国古代科学的瑰宝，也是打开中华文明宝库的钥匙。党和政府高度重视中医药工作，特别是党的十八大以来，以习近平同志为核心的党中央把中医药工作摆在更加突出的位置，提出中医药"传承精华，守正创新"的前进方向。基础条件建设是实现中医药传承和创新的重要支撑，是促进中医药科技创新能力提升，加快形成自主知识产权，促进创新成果的知识产权化、商品化和产业化的关键条件。

2016年，《中医药发展战略规划纲要（2016—2030年）》[1]和《中医药发展"十三五"规划》[2]均提出健全以国家和省级中医药科研机构为核心，以高等院校、医疗机构和企业为主体，以中医科学研究基地（平台）为支撑，多学科、跨部门共同参与的中医药协同创新体制机制，完善中医药领域科技布局。2019年，《中共中央　国务院关于促进中医药传承创新发展的意见》[3]提出要加快推进中医药科研和创新，围绕国家战略需求及中医药重大科学问题，建立多学科融合的科研平台，在中医药重点领域建设国家重点实验室，建立一批国家临床医学研究中心、国家工程研究中心和技术创新中心。2022年，《"十四五"中医药发展规划》[4]进一步指出依托现有资源，建设一批国家级中医药研究平台，研究布局全国重点实验室、国家临床医学研究中心、国家工程研究中心和国家技术创新中心；推进国家中医药传承创新中心、国家中医临床研究基地和中国中医药循证医学中心建设，发挥中国中医科学院"国家队"作用，实施中医药科技创新工程。

随着中医药科研及医疗的发展，国家对中医药科技创新基础条件建设的规划和投入也在不断变化。为促进中医药学术发展、科学研究进步、高素质人才培养及提高中医临床特色水平，国家中医药管理局自"十五"开始建设国家中医药重点学科[5]、重点专科（专病）[6]，2012年建设首批国家中医临床研究基地[7]，2018年开始建设区域中医（专科）诊疗中心[8]，2019年建设首个中国中医药循证医学中心[9]。2020—2021年是"十三五"和"十四五"的交汇点，作为承上启下的时期意义重大。本报告聚焦这一时期中国中医药科技创新基础条件建设情况，从基础条件建设类型、分布特点及基础条件建设意义等方面进行全景论述和总结，回顾近几年基础条件建设发展历程，以期能更好地把握未来的发展方向。

二、中医药科技创新基础条件建设现状

基础条件主要包括国家、省部及各级地方组织投入购置的科学装备和科学仪器，投入建设的研究平台或实验基地等。本报告以国家卫生健康委员会、国家中医药管理局、国家药品监督管理局、各地政府规划和投入建设的科研平台，以及人才评审选拔计划等为主，从中医临床研究体系建设、中医药科技平台建设、中医药传承创新体系建设、中医药创新团队建设 4 个方面梳理中医药科技创新基础条件建设情况。

（一）中医临床研究体系建设

临床是发挥中医药价值的主战场，疗效是中医药健康服务能力的体现。为提升中医药疾病预防能力、增强中医药疾病治疗能力、强化中医药特色康复能力，国家和省部各级政府组织规划和建设多种中医临床研究平台。

1. 国家中医临床研究基地

国家中医临床研究基地由国家中医药管理局组织遴选建设，旨在推动临床科研一体化，提高中医药防病治病能力和自主创新能力，对所在地区中医药事业发展起到引领、示范和带动作用，为中医药传承创新提供有力支撑。截至 2022 年，国家中医临床研究基地共有 37 个，分别于 2008 年、2018 年分两批遴选建设。基地依托单位共覆盖了 25 个省（自治区、直辖市），涉及病种包括糖尿病、慢性肾脏病、艾滋病、慢性阻塞性肺疾病、中风病和脾胃病等 30 余个，如表 5-2-1 所示。

国家中医临床研究基地致力于走出"中医药自主创新科研路"，基地对心脑血管病、糖尿病等重大慢病和艾滋病等重点疾病开展临床疗效评价研究，还以高级别证据确证中医或中西医结合治疗具有相对优势，相关研究成果发表至国际顶刊，制定多项专家共识、临床指南、标准规范、临床路径和诊疗方案，并获得行业认可[10]。

表 5-2-1　2022 年国家中医临床研究基地[11-13]

序号	基地重点研究内容	依托 / 建设单位	省（自治区、直辖市）	批次
1	糖尿病	安徽省中医院	安徽省	第一批
2	糖尿病	成都中医药大学附属医院	四川省	第一批
3	慢性肾脏病	广东省中医院	广东省	第一批
4	艾滋病	河南中医学院第一附属医院	河南省	第一批

续表

序号	基地重点研究内容	依托/建设单位	省（自治区、直辖市）	批次
5	慢性阻塞性肺疾病	河南中医学院第一附属医院	河南省	第一批
6	妇儿病	黑龙江中医药大学第一附属医院	黑龙江省	第一批
7	肝病	湖北省中医院	湖北省	第一批
8	肝病	湖南中医药大学附属第一医院	湖南省	第一批
9	中风病	吉林省中医院	吉林省	第一批
10	脾胃病	江苏省中医院	江苏省	第一批
11	妇儿病	辽宁中医药大学附属医院	辽宁省	第一批
12	心血管病	山东省中医院	山东省	第一批
13	恶性肿瘤	上海中医药大学附属龙华医院	上海市	第一批
14	骨退行性病变	上海中医药大学附属龙华医院	上海市	第一批
15	心血管病	天津中医药大学第一附属医院	天津市	第一批
16	中风病	天津中医药大学第一附属医院	天津市	第一批
17	民族医（藏医血瘫病、藏医肝硬化）	西藏自治区藏医院	西藏自治区	第一批
18	艾滋病	新疆维吾尔自治区中医医院	新疆维吾尔自治区	第一批
19	慢性阻塞性肺疾病	新疆维吾尔自治区中医医院	新疆维吾尔自治区	第一批
20	血液病	浙江省中医院	浙江省	第一批
21	乳腺癌	首都医科大学附属北京中医医院	北京市	第二批
22	慢性萎缩性胃炎	河北省中医院	河北省	第二批
23	内科癌病（大肠恶性肿瘤）	山西省中医院	山西省	第二批
24	眩晕病（眩晕综合征）	吉林省中医药科学院第一临床医院	吉林省	第二批
25	腰椎病	上海中医药大学附属岳阳中西医结合医院	上海市	第二批
26	肠癌（内科癌病、结肠恶性肿瘤）	江苏省中西医结合医院	江苏省	第二批
27	风湿痹病（风湿病）	浙江中医药大学附属第二医院	浙江省	第二批
28	中风病	福建中医药大学附属人民医院	福建省	第二批

序号	基地重点研究内容	依托/建设单位	省（自治区、直辖市）	批次
29	过敏性疾病	江西中医药大学附属医院	江西省	第二批
30	扩张性心肌病	河南省中医院	河南省	第二批
31	出血或梗死中风后遗症	湖南省中医药研究院附属医院	湖南省	第二批
32	心衰病（慢性心力衰竭）	广州中医药大学第一附属医院	广东省	第二批
33	肝衰竭（急黄）	广西中医药大学第一附属医院	广西壮族自治区	第二批
34	出血性中风病	西南医科大学附属中医医院	四川省	第二批
35	类风湿关节炎	云南省中医医院	云南省	第二批
36	颤病	陕西中医药大学附属医院	陕西省	第二批
37	膝骨关节病	甘肃省中医院	甘肃省	第二批

2. 国家临床重点专科

国家临床重点专科（中医专业）项目最初以提升三级医院医疗技术能力和服务水平为目标，截至2022年共有重点专科424项，均于"十二五"期间获批。该项目规划了各省、医院、专科的申报名额，以兼顾医院和专科的覆盖[14]。如图5-2-1所示，国家临床重点专科多数专科在各地区至少获批1项，其中华东、华北明显高于其他地区，仅北京、上海的获批项目即占两地区总量近36%，体现出政治、经济发达地区对高质量中医医疗资源的虹吸作用。此外，专科建设高地一定程度上代表了地区特色优势，例如华南地区的中医肝病国家临床重点专科最多，两广、海南均有分布，2018年华南地区也顺利入选国家级区域中医肝病诊疗中心建设项目，印证了华南在中医肝病上的专科优势。

"十三五"期间，各省继续建设省级中医药重点专科[15-17]，进一步提升自身医疗服务能力。进入"十四五"后，国家卫生健康委提出临床重点专科群的建设规划，将"由中央财政带动地方投入，从国家、省、市（县）不同层面分级分类开展临床重点专科建设"。建设目标的转变，反映了我国对医疗资源分级合理配置，保障分级诊疗制度可行性的政策导向。

3. 区域中医（专科）诊疗中心、区域医疗中心

为充分发挥中医药重点专科的辐射和带动作用，提升整体和区域医疗服务能力，减少患者跨区域就医，2017年起在全国范围内遴选了一批依托中医类科室或

民族医医院的区域中医（专科）诊疗中心、区域民族医诊疗中心；同年，国家区域医疗中心启动建设，目前处于有序扩大中[18-20]。至 2022 年，共有区域中医（专科）诊疗中心 196 个、区域民族医诊疗中心 21 个[8]，中医类区域医疗中心建设或辅导项目 13 个[21]，国家区域医疗中心输出医院的中医医院占比超过 20%[20]。区域诊疗、医疗中心的建设，不仅为患者提供了便利，也有助于区域内医疗机构加强自身建设，提升从临床中发现问题、解决问题的能力，促进科技创新。

4. 国家临床医学研究中心

国家临床医学研究中心是由科技部、国家卫生健康委员会、中央军委后勤保障部卫生局管理，于 2012 年启动中心建设工作，旨在加强我国医学科技创新体系建设，打造临床医学和转化研究的"高地"[22]。截至 2022 年国家临床医学研究中心已经建设 4 批，涵盖心血管病、神经系统疾病（包括脑血管病）、慢性肾病、恶性肿瘤、呼吸系统疾病和中医等 29 个疾病领域，共包含 50 家依托单位[23-26]。2018 年第四批国家临床医学研究中心确定 9 个疾病领域中包含了中医领域，其中中国中医科学院西苑医院为心血管疾病临床研究中心，天津中医药大学第一附属医院为针灸临床研究中心[27]。

5. 国家中医药管理局重点专科（专病）

国家中医重点专科（专病）建设项目由国家中医药管理局管理，项目以提高中医药临床疗效为核心，以继承发扬中医药特色优势为重点，优化临床诊疗方案，提高科学管理水平，推动学术技术创新。项目自"十五"开始组织申报，截至 2022 年，已经申报建设两批，共 615 个建设项目，其中包含 171 个通过第一批评审验收进入第二批强化建设的重点专科（专病）建设项目[28]，项目类别涵盖中医药、中西医结合、藏医药和蒙医药等 11 个类型，如图 5-2-2 所示，项目依托单位共 350 家医院，覆盖全国 31 个省（自治区、直辖市）。国家中医重点专科（专病）项目建设为重点病种临床诊疗方案作出了重要贡献[29]。

（二）中医药科技平台建设

我国中医药科技平台建设有重点研究室、重点实验室和重点学科等形式。重点研究室注重加强中医药内涵建设，研究内在规律及中医药理论体系和继承创新发展问题，以提高临床及产业解决问题的能力和水平；重点实验室建设在于改善实验条件，规范实验数据及实验行为，提高多学科研究中医的能力和水平，以及利用多学科技术方法为中医药继承创新发展服务，是做"多学科研究中医"的载体[30]；重点学科建设以推动中医药学术进步和知识创新为中心，促进中医药事业的可持续发展。

国家中医药管理局自 2009 年起陆续确立了一批重点研究室和中医药防治传染病重点研究室[30-32]。截至 2021 年，建设期满 3 年的重点研究室共有 141 个，均接受了阶段评估，其中优秀 50 个，合格 68 个，限期整改 13 个[33]。

实验室方面则主要包括国家中医药管理局确定的 387 个中医药科研三级实验室[30]，国家药品监督管理局确定的 27 个中医药重点实验室[34-35]和科技部确定的7 个中医药类国家重点实验室 3 个部分，另有 2 个研究领域涉及中药内容的天然药物类国家重点实验室[36-39]。

中医药科研三级实验室属于《中医药科研实验室分级标准》规定的最高级别实验室[40]，其中 28 个依托中央单位建设，其余分布在全国 31 个省级行政区。如图5-2-3 所示，其整体呈现东部多于于西部的分布特征，部分地区仅获批 1 个。

中医药类国家重点实验室有 3 种建设类型，如表 5-2-2 所示。近年来，中医药类研究机构实力得到提升，中医药高校或研究机构开始成为主要承建单位。2021年，首个中医类别的省部共建国家重点实验室获批，新获批的中药类重点实验室建设方向也由共性研究转变为中药特色资源开发，中医药实验室研究迈向新篇章。

表 5-2-2　中医药类国家重点实验室[36-39]

获批时间	名称	依托单位	建设类型
2021 年	道地药材国家重点实验室	中国中医科学院	国家中医药管理局与科技部共建
2021 年	中医湿证国家重点实验室	广州中医药大学	省部共建
2021 年	西南特色中药资源国家重点实验室	成都中医药大学	省部共建
2020 年	组分中药国家重点实验室	天津中医药大学	省部共建
2011 年	中药质量研究国家重点实验室	澳门大学、澳门科技大学	省部共建
2010 年	创新中药关键技术国家重点实验室	天士力制药集团股份有限公司	中央企业建设
2010 年	中药制药新技术国家重点实验室	鲁南制药集团股份有限公司	中央企业建设

中医药类国家药品监督管理局重点实验室中有 3 个依托中央单位建设，其余分布在全国 21 个省级行政区，如图 5-2-4 所示，同样呈现华东、华北较多，其余地区差异较小的特点，体现了我国对中药重点实验室资源均衡分布的总体规划。首批实验室均以质量研究为主题，第二批公布后相关实验室数量上升至 24 个，包括

4 个民族药和 1 个海洋中药类别，如图 5-2-5 所示，鲜明地反映出我国在解决中药质量监管问题，开发利用好地方、民族特色中药资源上的决心。

中医药重点学科由国家中医药管理局组织建设，旨在推动中医药学术进步和知识创新，保持和发挥中医药特色优势，提高中医药服务能力和水平，促进中医药事业可持续发展。截至 2022 年，国家中医药管理局共遴选建设 887 个中医药重点学科，分别于"十五""十一五""十二五"期间建设 93 个、323 个和 471 个[41]，依托单位覆盖全国 31 个省（自治区、直辖市），如图 5-2-6 所示。中医药重点学科包含了针灸学、方剂学、中药药理学、中医骨伤科学、中医妇科学和中医肾病学等百余学科。中医药重点学科建设以学科带头人和学科团队为主要力量，主要任务为完善所在学科体系，根据不同层次的中医药人才培养目标，提出本学科在不同层次教学中的教学内容重点和原则要求，提出教学方法和手段的改革建议与方案，修改补充完善学科现有教材等[42]。中医药重点学科的建设已经为各学科培养出一批批优秀的学科带头人和学科人才队伍，推进中医药学术与事业的发展。

当前，世界医学知识与实践的主流模式是以科学证据为核心的循证医学模式，临床证据成为评价医学治疗措施有效性、安全性的主要依据，也成为国家卫生药物政策的重要参考内容之一。因此，2019 年国家中医药管理局依托中国中医科学院成立中国中医药循证医学中心，通过整合各方优势资源，力求建设国际一流的中医药循证医学学术机构[9]。2020 年，天津市中医药循证医学中心成立。该中心依托教育部循证医学网上合作研究中心天津中医药大学分中心建设，在天津市卫生健康委员会的支持下，联合天津市医疗机构、中药企业等作为协作单位，搭建产学研用一体化的科技平台[43]。

（三）中医药传承创新体系建设

截至 2022 年，30 个建设单位和 16 个培育单位入选重大工程项目"国家中医药传承创新中心"名单。该项目旨在依托中医医疗机构、科研院所，建设高水平中医药传承保护与科技创新体系，全面提升中医药特色优势和服务能力[44]。国家中医药传承创新中心入选单位以省中医医院或省级中医药高校、研究院为主，凸显其引领作用和科技创新定位。如图 5-2-7、5-2-8 所示。设置培育单位这一类别一定程度上平衡了建设单位的地域分布情况。

（四）中医药创新团队建设

传承是中医药创新发展的基础[45]，有研究以心血管病领域为例分析了 2015—2021 年国家自然科学基金中医资助项目，指出需加强传承中医经典思维和理论发展[46]。在此背景下，我国一方面注重以高层次中医药人才发挥引领作用，另一方面扩大院校教育规模，健全师承教育体系，切实做好传承工作，完善中医药创新团队建设。

截至 2022 年，我国共有 202 位全国名中医[47-48]、120 位国医大师[49]、149 位岐黄学者[50-51]、19 位中医药类两院院士[52-53]，组成了中医药高层次人才的第一梯队。在人才培育方面，中医药院校教育和师承教育规模均不断扩大。2020 年全国高、中等中医药院（学）校同比 2019 年增加 1 所，设置中医药专业的高、中等西医药和非医药院（学）校同比 2019 年增加 66 所，高等中医药院校招生增幅 5.3%，中等中医药学校招生增幅 4.8%[54]。截至 2022 年 5 月，全国老中医药专家学术经验继承工作已开展 7 批，共遴选导师 5 000 余人次，培养继承人 9 000 余名[55]，累计建设全国名老中医药专家传承工作室 2 026 个[56]、全国基层名老中医药专家传承工作室 1 441 个[57-58]。

三、小结

临床科研平台和中医药创新团队的建设在提高中医药临床水平、促进中医药科技创新、推动中医药科研成果转化中发挥了重要作用。目前我国中医药科技创新基础条件建设的投入方向绝大部分是以国家制定的中医药发展战略及规划为主，多数中医药基础条件的建设考虑了地域分布平衡的问题，《"十四五"中医药发展规划》指出中医药传承创新能力有待持续增强，中药材质量良莠不齐，中医药特色人才培养质量仍需提升，因此将继续培育和建设国家中医药传承创新平台，包括全国重点实验室、中医类国家临床医学研究中心、国家工程研究中心、国家工程实验室和国家技术创新中心等，建设 30 个左右国家中医药传承创新中心，建设一批国家中医药局重点实验室；在中医药人才培养及创新团队建设方面，指出要建设中医药特色的高素质人才队伍，表彰"国医大师"和"全国名中医"，遴选 50 名岐黄学者和 200 名青年岐黄学者，建设高水平中医药重点学科，培养一批学科团队和学科带头人。

参考文献

［1］国务院关于印发中医药发展战略规划纲要（2016—2030年）的通知［EB/OL］.（2016-02-22）［2022-05-23］.http://www.gov.cn/zhengce/content/2016-02/26/content_5046678.htm.

［2］中医药发展"十三五"规划［EB/OL］.（2016-8-11）［2022-5-23］.http://www.gov.cn/xinwen/ 2016-08/11/content_5098925.htm.

［3］中共中央　国务院关于促进中医药传承创新发展的意见［EB/OL］.（2019-10-20）［2022-05-23］.http://www.gov.cn/zhengce/2019-10/26/content_5445336.htm.

［4］国务院办公厅关于印发"十四五"中医药发展规划的通知［EB/OL］.（2022-03-03）［2022-05-23］.http://www.gov.cn/zhengce/content/2022-03/29/content_5682255.htm.

［5］国家中医药重点学科建设点中期检查工作启动［EB/OL］.（2005-05-30）［2022-05-23］.http://rjs.satcm.gov.cn/gongzuodongtai/2018-03-24/1816.html.

［6］国家中医药管理局办公室关于印发《国家中医药管理局"十五"重点专科（专病）项目建设评审验收细则》的通知［EB/OL］.（2006-11-01）［2022-05-23］.http://yzs.satcm.gov.cn/zhengcewenjian/2018-03-24/3245.html.

［7］国家中医药管理局关于公布第一批国家中医临床研究基地科研协作单位名单的通知［EB/OL］.（2012-06-01）［2022-05-23］.http://kjs.satcm.gov.cn/gongzuodongtai/2018-03-24/3316.html.

［8］国家中医药管理局办公室关于区域中医（专科）诊疗中心建设入选项目名单的公示［EB/OL］.（2018-07-12）［2022-05-23］.http://yzs.satcm.gov.cn/gongzuodongtai/2018-07-12/7360.html.

［9］中国中医药循证医学中心成立［EB/OL］.（2019-03-15）［2022-05-23］.http://bgs.satcm.gov.cn/gongzuodongtai/2019-03-15/9319.html.

［10］国家中医临床研究基地：中医药的自主创新科研路［EB/OL］.（2017-09-26）［2022-05-23］.http://www.satcm.gov.cn/hudongjiaoliu/guanfangweixin/2018-03-24/4570.html.

［11］国家中医临床研究基地建设单位名单公示［EB/OL］.（2008-11-26）［2022-05-23］.http://gcs.satcm.gov.cn/gongzuodongtai/2018-03-24/2187.html.

［12］国家中医药管理局科技司关于组织第二批国家中医临床研究基地建设项目答辩工作的通知［EB/OL］.（2008-11-26）［2022-05-23］.http://kjs.satcm.gov.cn/zhengcewenjian/2018-05-18/7153.html.

［13］国家中医药管理局办公室关于第二批国家中医临床研究基地建设单位名单的公示［EB/OL］.（2008-11-26）［2022-05-23］.http://kjs.satcm.gov.cn/gongzuodongtai/ 2018-06-20/7254.html.

［14］国家中医药管理局办公室财政部办公厅关于开展2013—2014年国家临床重点专科（中医专业）申报工作的通知［EB/OL］.（2013-04-08）［2022-05-30］.http://yzs.satcm.gov.cn/gongzuodongtai/2018-03-24/2810.html.

［15］关于申报广东省"十三五"中医药重点专科和特色专科的通知［EB/OL］.（2019-06-17）
　　　［2022-05-30］.http://szyyj.gd.gov.cn/zwgk/gsgg/content/post_2515106.html.

［16］浙江省中医药管理局关于申报浙江省"十三五"中医药重点专科的通知［EB/
　　　OL］.（2018-11-02）［2022-05-30］.https://wsjkw.zj.gov.cn/art/2018/11/2/art_
　　　1229123421_465595.html.

［17］甘肃省政府发文：构建省市县中医重点专科体系［EB/OL］.（2018-11-30）［2022-
　　　05-30］.http://www.satcm.gov.cn/xinxifabu/gedidongtai/2018-11-06/8246.html.

［18］国家中医药管理局办公室关于开展区域中医（专科）诊疗中心申报工作的通知［EB/
　　　OL］.（2017-03-13）［2022-05-30］.http://yzs.satcm.gov.cn/gongzuodongtai/2018-03-24/
　　　2652.html.

［19］"十三五"国家医学中心及国家区域医疗中心设置规划［EB/OL］.（2017-01-12）
　　　［2022-05-30］.http://www.nhc.gov.cn/yzygj/s3594q/201702/b32824adcb3a4d35a4f3f0ee5
　　　c6dc3c4.shtml.

［20］关于印发有序扩大国家区域医疗中心建设工作方案的通知［EB/OL］.（2022-03-31）
　　　［2022-05-30］.http://www.gov.cn/zhengce/zhengceku/2022/04/28/content_5687677.htm.

［21］《第三批国家区域医疗中心建设项目名单》公布［EB/OL］.（2022-05-19）［2022-05-
　　　30］.https://mp.weixin.qq.com/s/rWn3Wu2-BISjW50ObtZVSA.

［22］国家临床医学研究中心正式启动［EB/OL］.（2013-09-04）［2022-05-23］.http://
　　　www.most.gov.cn/kjbgz/201309/t20130903_109083.html.

［23］国家临床医学研究中心正式启动［EB/OL］.（2013-09-04）［2022-05-23］.http://
　　　www.most.gov.cn/kjbgz/201309/t20130903_109083.html.

［24］关于首批国家临床医学研究中心公示的公告［EB/OL］.（2013-06-8）［2022-05-23］.
　　　http://www.most.gov.cn/tztg/201306/t20130608_106459.html.

［25］关于第二批国家临床医学研究中心公示的公告［EB/OL］.（2014-09-10）［2022-05-
　　　23］.http://www.most.gov.cn/zzjg/jgsz/shfzs/sfdtxx/201409/t20140910_115476.html.

［26］关于第三批申报国家临床医学研究中心评审结果公示的公告［EB/OL］.（2016-02-20）
　　　［2022-05-23］.http://www.most.gov.cn/tztg/201602/t20160219_124165.html.

［27］关于第四批国家临床医学研究中心评审结果公示的公告［EB/OL］.（2018-11-15）
　　　［2022-05-23］.http://www.most.gov.cn/tztg/201811/t20181116_142782.html.

［28］国家中医药管理局关于公布"十一五"重点专科（专病）建设项目名单的通知［EB/
　　　OL］.（2008-01-03）［2022-05-23］.http://yzs.satcm.gov.cn/zhengcewenjian/ 2018-03-
　　　24/3228.html.

［29］关于报送国家中医药管理局"十一五"重点专科（专病）项目重点病种临床诊疗方案
　　　的通知［EB/OL］.（2008-11-21）［2022-05-23］.http://yzs.satcm.gov.cn/gongzuodongtai/
　　　2018-03-25/6612.html.

［30］高新军.国家中医药局确定 103 个重点研究室 387 个科研实验室构建中医药创新体系的
　　　重大举措［EB/OL］.（2009-07-10）［2022-05-30］.http://bgs.satcm.gov.cn/gongzuodongtai/
　　　2018-03-25/5942.html.

［31］国家中医药管理局关于公布中医药防治传染病重点研究室（临床基地）建设单位名单及建设要求的通知［EB/OL］.（2010-02-04）［2022-05-30］.http://bgs.satcm.gov.cn/zhengcewenjian/2018-03-24/1018.html.

［32］国家中医药管理局关于下达中医康复等6个重点研究室建设项目计划的通知［EB/OL］.（2012-07-11）［2022-05-30］.http://kjs.satcm.gov.cn/gongzuodongtai/ 2018-03-24/3312.html.

［33］罗占收.我校4个国家中医药管理局重点研究室全部被评为优秀等级［EB/OL］.（2021-12-16）［2022-05-30］.http://xyw.njucm.edu.cn/2021/1215/c2351a94726/page.htm.

［34］国家药品监督管理局关于认定首批重点实验室的通知［EB/OL］.（2019-07-11）［2022-05-30］.https://www.nmpa.gov.cn/xxgk/ggtg/qtggtg/20190715175401605.html.

［35］国家药品监督管理局关于认定第二批重点实验室的通知［EB/OL］.（2021-02-07）［2022-05-30］.https://www.nmpa.gov.cn/directory/web/nmpa/xxgk/fgwj/gzwj/gzwjzh/20210209161219147.html.

［36］国家重点实验室名单［EB/OL］.（2021-09-09）［2022-05-30］.http://xkb.zzuli.edu.cn/2021/0909/c8049a248016/page.htm.

［37］广州落地省部共建中医湿证国家重点实验室［EB/OL］.（2021-03-24）［2022-05-30］.https://mp.weixin.qq.com/s/dcZawDTHfRDh4L88yka2Kw.

［38］科技部与国家中医药局联合共建道地药材国家重点实验室暨中药资源中心学术委员会会议在京召开［EB/OL］.（2021-03-25）［2022-05-30］.https://mp.weixin.qq.com/s/lDZ9kdhq9WgRkHR5kXLikg.

［39］霍文巍.西南特色中药资源国家重点实验室获批［N］.中国中医药报,2021-01-12（02）.

［40］国家中医药管理局关于印发《中医药科研实验室管理办法（修订）》及《中医药科研实验室分级标准》的通知［EB/OL］.（2005-12-28）［2022-05-30］.http://bgs.satcm.gov.cn/zhengcewenjian/2018-03-24/1147.html.

［41］关于公布中医药重点学科建设单位的通知［EB/OL］.（2009-12-24）［2022-05-23］.http://rjs.satcm.gov.cn/zhengcewenjian/2018-03-24/2021.html.

［42］国家中医药管理局关于印发加强中医药重点学科建设指导意见的通知［EB/OL］.（2009-12-24）［2022-05-23］.http://rjs.satcm.gov.cn/zhengcewenjian/2018-03-24/2020.html.

［43］天津市中医药循证医学中心成立［EB/OL］.（2020-12-23）［2022-05-23］.https://mp.weixin.qq.com/s/ihm0optJo2sAxH2S5NltvA.

［44］国家中医药传承创新中心遴选工作办公室.关于国家中医药传承创新中心拟入库单位名单公示的公告［EB/OL］.（2022-03-29）［2022-05-30］.http://www.satcm.gov.cn/kejisi/gongzuodongtai/2022-03-29/25697.html.

［45］王永炎,王忠,廖星.重始源,守正创新奋力中医中药学科建设［J］.中国中药杂志,2022,47（9）:2273-2276.DOI:10.19540/j.cnki.cjcmm.20220324.601.

［46］高铸烨,陆征宇,崔树娜,等.2015—2021年国家自然科学基金中医心血管病领

域资助项目分析［J］.中医杂志，2022，63（7）:618–623.DOI:10.13288/j.11–2166/r.2022.07.004.

［47］关于第二届全国名中医拟表彰人选公示的公告［EB/OL］.（2022–02–08）［2022–05–30］.http://www.satcm.gov.cn/xinxifabu/ztxx/2022–02–07/24581.html.

［48］国家中医药管理局.《国医大师、全国名中医学术传承管理暂行办法》解读［EB/OL］.（2018–04–11）［2022–05–30］.http://rjs.satcm.gov.cn/zhengcewenjian/ 2018–04–11/7102.html.

［49］关于第四届国医大师拟表彰人选公示的公告［EB/OL］.（2022–02–08）［2022–05–30］.http://www.satcm.gov.cn/xinxifabu/ztxx/2022–02–07/24582.html.

［50］国家中医药管理局关于公布中医药传承与创新"百千万"人才工程（岐黄工程）岐黄学者名单的通知［EB/OL］.（2018–12–24）［2022–05–30］.http://rjs.satcm.gov.cn/zhengcewenjian/ 2018–12–25/8634.html.

［51］国家中医药管理局关于公布2021年岐黄学者支持项目人选名单的通知［EB/OL］.（2022–01–19）［2022–12–02］http://www.satcm.gov.cn/renjiaosi/gongzuodongtai/ 2022–01–19/24275.html.

［52］徐婧.2019中医药领域一年新增三院士！中医人评院士难今后有望改观！（附中医药历届院士全名单）［EB/OL］.（2019–11–22）［2022–05–30］.https://mp.weixin.qq.com/s/GE1bbJnbbybjWjwqF1DkKQ.

［53］黄蓓，李芮.中医药行业新增3位院士！田金洲、朱兆云、肖伟当选中国工程院院士［N］.中国中医药报，2021–11–22（01）.

［54］国家中医药管理局办公室关于印发《2020年中医药事业发展统计提要报告》的通知［EB/OL］.（2022–01–13）［2022–05–30］.http://gcs.satcm.gov.cn/gongzuodongtai/2022–01–20/24293.html.

［55］国家中医药管理局公布第七批全国老中医药专家学术经验继承工作指导老师及继承人名单［EB/OL］.（2022–05–30）［2022–05–30］.https://new.qq.com/omn/20220514/20220514A013TK00.html.

［56］国家中医药管理局关于公布2022年全国名老中医药专家传承工作室建设项目专家名单的通知［EB/OL］.（2022–05–20）［2022–05–30］.https://mp.weixin.qq.com/s/wRUvOQH4ELSYiE7l0hdjDg.

［57］孙秀艳，杨彦帆.走进全国名老中医药专家传承工作室——让中医"绝技"代代相传（深度观察）［N］.人民日报，2022–03–25（19）.

［58］国家中医药管理局关于公布2022年全国基层名老中医药专家传承工作室建设项目专家名单的通知［EB/OL］.（2022–02–21）［2022–05–30］.https://xw.qq.com/cmsid/20220309A0B9K300.

中医药科技产出与影响力报告

刘扬，童元元，李海燕

中国中医科学院中医药信息研究所

【摘要】本报告以中国知网、SCIE、壹专利和中国标准在线服务网作为统计源，以中英文论文发文量、中医药国际合作 SCI 论文发文量、专利数量和标准数量作为中医药领域的科技产出，分别对近 5 年（2017—2021 年）发展趋势、2020—2021 年的科技成果数量和重点研究领域进行统计和分析，揭示近年来中医药领域科技产出能力、影响力及科技成果转化的发展现状。

【关键词】科技产出；论文；国际合作；专利；标准；成果转化

Science &Technology Output and Influence of Traditional Chinese Medicine

LIU Yang,TONG Yuanyuan,LI Haiyan

Institute of Information on Traditional Chinese Medicine,

China Academy of Chinese Medical Sciences

【Abstract】Taking CNKI, SCIE, patyee and China standard online service as statistical sources, and taking the number of literature published in Chinese and English, the number of literature published in SCI of international cooperation in traditional Chinese medicine, the number of patents and the number of standards as scientific and technological output in the field of traditional Chinese medicine, statistics and analysis are made on the development trend in the past five years (2017-2021), the number of scientific and technological achievements and key research fields in 2020-2021, Reveal the development status of scientific and technological output capacity, influence and transformation of scientific and technological achievements in the field of traditional Chinese medicine in recent years.

【Key words】scientific and technological output; literature; international cooperation; patents; standards; achievement transformation

一、论文

（一）中文论文

1. 概况

以中国知网（https://www.cnki.net/）作为数据来源，采用知网文献分类和关键词检索相结合的方式，对近5年（2017—2021年）中医药领域科技期刊发表论文的趋势和2020—2021年的发文量进行统计分析。近5年总发文量为380 829篇，每年的发文量都在6万～8万篇之间，发文量呈逐年缓慢下降趋势，2017年发文量最高，为82 560篇，发文趋势如图5-3-1所示。2020—2021年总发文量为140 770篇，其中2020年72 585篇，2021年68 185篇；核心期刊发文量31 472篇，占比22.36%〔核心期刊是指被《中文核心期刊要目总览》收录或被《中国科学引文数据库库（CSCD）》来源期刊收录〕。见附录图5-3-1。

2. 重点领域

（1）发文趋势及发文量 将中医、中药、中西医结合、针灸及新型冠状病毒肺炎（以下简称"新冠肺炎"）作为2020—2021年中医药中文论文产出的重点领域进行统计分析。

首先通过各重点领域近5年发文趋势及与总发文趋势的对比可以看出，近5年在各重点领域的科技期刊发文趋势与总趋势基本保持一致，均呈现逐年缓慢下降趋势，重点领域近5年发文趋势见附录图5-3-2，其中有关新冠肺炎论文的发文量仅有2020年和2021年的数据。

近5年中医药总领域与各重点领域发文量逐年减少的主要原因：①《中文核心期刊要目总览》（简称《总览》或"北大核心"）评价体系不断修订完善，在没有保证论文质量的前提条件下，期刊载文量的提高会弱化自身的影响因子，期刊被《总览》收录变得越来越难，所以很多期刊为了提高影响因子而纷纷降低载文量；②期刊整改加强了对学术期刊的监测评估，优化学术环境加强了对高校师生的规范指导；③破除"五唯"指导思想导致论文比例下降[1]。

2020—2021年中医药领域科技期刊总发文量为140 770篇，核心期刊发文量31 472篇，其中中医领域发文量81 276篇，占比57.74%，核心期刊发文量10 847篇，占该领域发文量的13.35%；中药领域发文量45 714篇，占比32.47%，核心期刊发文量19 337篇，占该领域发文量的32.47%；中西医结合领域发文量8 298篇，占比 5.89%，核心期刊发文量 746 篇，占该领域发文量的 8.99%；针灸领域发文量 25 659 篇，占比 18.23%，核心期刊发文量 3 129 篇，占该领域发文量的 12.19%；新冠肺炎领域发文量 3 339 篇，占比 2.37%，核心期刊发文量 890 篇，占该领域发文量的 26.65%。

从各领域核心期刊发文量及占比可以看出，中药领域的核心期刊发文量最高，并且远高于其他领域，新冠肺炎领域的核心期刊发文量次之，但总体上各领域的核心期刊发文量均不足 50%。应鼓励科研人员提高发表科技期刊论文的选刊标准，多在高影响力期刊上发表高质量的论文，从而促进中医药科技创新和发展。

（2）基金资助情况 通过对各个重点领域发表科技期刊论文的基金资助情况，可以了解目前国内各类基金重点资助和扶植的研究领域。表 5-3-1 至表 5-3-5 分别列出了中医、中药、中西医结合、针灸及新冠肺炎 5 个重点领域 2020—2021 年发文量前 10 位的基金资助项目名称及发文量情况。由表可以看出，国家自然科学基金和国家重点研发计划在各个领域的发文量都是最高的。在中医、中药、中西医结合和针灸 4 个领域发文量前 10 位的基金资助项目中，各省/市级的基金项目占了半数以上；在新冠肺炎领域发文量前 10 位的基金资助项目中，国家级资助项目则超过了半数。

表 5-3-1 中医领域发文量前 10 位的基金项目及发文量

序号	基金项目名称	发文量（篇）
1	国家自然科学基金	9 991
2	国家重点研发计划	1 992
3	浙江省中医药科技计划	703
4	山东省中医药科技项目	634
5	国家重点基础研究发展计划	415
6	国家科技重大专项	410
7	国家社会科学基金	385
8	河南省科技攻关计划	382
9	北京市自然科学基金	352
10	湖南省自然科学基金	344

注：数据来源于中国知网（www.cnki.net）。

表 5-3-2　中药领域发文量前 10 位的基金项目及发文量

序号	基金项目名称	发文量（篇）
1	国家自然科学基金	12 108
2	国家重点研发计划	477
3	国家科技重大专项	298
4	广西科学基金	266
5	湖南省自然科学基金	259
6	国家级大学生创新创业训练计划	257
7	河南省科技攻关计划	196
8	广东省自然科学基金	165
9	中国博士后科学基金	141
10	广东省科技计划	126

注：数据来源于中国知网（www.cnki.net）。

表 5-3-3　中西医结合领域发文量前 10 位的基金项目及发文量

序号	基金项目名称	发文量（篇）
1	国家自然科学基金	555
2	国家重点研发计划	105
3	国家科技重大专项	48
4	广西科学基金	41
5	湖南省自然科学基金	37
6	国家级大学生创新创业训练计划	30
7	河南省科技攻关计划	29
8	广东省自然科学基金	27
9	中国博士后科学基金	24
10	广东省科技计划	23

注：数据来源于中国知网（www.cnki.net）。

表 5-3-4　针灸领域发文量前 10 位的基金项目及发文量

序号	基金项目名称	发文量（篇）
1	国家自然科学基金	2 445
2	国家重点研发计划	355

序号	基金项目名称	发文量（篇）
3	浙江省中医药科技计划	257
4	国家重点基础发展规划（"973"计划）	163
5	山东省中医药科技项目	157
6	黑龙江省自然科学基金	136
7	河南省科技攻关计划	124
8	湖南省自然科学基金	92
9	安徽省高等学校省级自然科学研究计划	78
10	北京市中医药科技发展资金	74

注：数据来源于中国知网（www.cnki.net）。

表 5-3-5　新型冠状病毒肺炎领域发文量前 10 位的基金项目及发文量

序号	基金项目名称	发文量（篇）
1	国家自然科学基金	362
2	国家重点研发计划	160
3	国家科技重大专项	88
4	中央高校基本科研业务费	23
5	国家社会科学基金	23
6	北京市中医药科技发展资金	22
7	中国博士后科学基金	17
8	北京市自然科学基金	17
9	湖北省科技攻关计划	16
10	山东省中医药科技项目	14

注：数据来源于中国知网（www.cnki.net）

（二）英文论文（SCIE）

1. 概况

以 SCIE 作为数据来源，采用主题关键词和机构关键词检索相结合的方式，对近 5 年（2017—2021 年）中医药领域 SCI 期刊论文的趋势和 2020—2021 年发文量进行统计分析。近 5 年 SCI 总发文量为 82 888 篇，其中中国作者发文量 72 667 篇，占比 87.67%，发文量呈逐年上升趋势，2021 年发文量最高，为 22 339 篇，其中中国作者发文量 20 053 篇，发文趋势如图 5-3-3 所示。2020—2021 年 SCI 总发文量为 41 917 篇，其中中国作者发文量为 37 340 篇，占比 89.08%，2020 年发文 17 287篇，2021 年发文 20 053 篇。我国在中医药领域的 SCI 发文量占总发文量的近九成。中医药领域 SCI 期刊论文的发文量前 5 名的国家及发文量见表 5-3-6。

表 5-3-6 2017—2021 年中医药领域 SCI 期刊论文发文量前 5 名的国家及发文量

序号	国家	发文量（篇）	占比（%）
1	中国	37 340	89.08
2	美国	3 439	8.20
3	韩国	828	1.98
4	英国	635	1.52
5	日本	624	1.49

注：数据来源于 SCIE（https://www.webofscience.com/）。

2. 重点领域

将针灸和新冠肺炎作为 2020—2021 年中医药英文论文产出的重点领域进行统计分析。

首先通过针灸和新冠肺炎两个领域近 5 年发文趋势及与总发文趋势的对比可以看出，近 5 年在这两个领域的 SCI 发文趋势与总趋势基本保持一致，均呈现逐年上升的走向，重点领域近 5 年发文趋势见附录图 5-3-4，其中新冠肺炎发文量仅有2020 年和 2021 年的数据。

2020—2021 年针灸领域 SCI 科技期刊总发文量为 2 741 篇，其中中国作者发文 1 580 篇，占比 57.64%；2020—2021 年新冠肺炎领域 SCI 科技期刊总发文量为1 107 篇，其中中国作者发文 935 篇，占比 84.46%。

从各领域 SCI 发文量及占比可以看出，我国发表的针灸领域 SCI 论文量在该领域总文献量的占比不超过六成，而新冠肺炎领域的 SCI 发文量则超过该领域总发文量的八成。由此可见，针灸是中医药在国外被重点研究的领域。

3. 国际合作论文

对 2020—2021 年 SCI 国际合作论文进行统计和分析，可以了解近两年中医药在国际上的发展现状，以及与我国在中医药领域合作密切的国家有哪些。

2020—2021 年中医药领域的 SCI 国际合作论文发文量为 4 824 篇，仅占中医药领域总发文量的 12.92%，共涉及 152 个合作国家 / 地区，我国与国际间的中医药科技合作范围较为广泛，但合作力度仍有待提高。

2020—2021 年与我国合作发文最多的国家是美国，合作发文 2 340 篇，占比 48.51%；合作发文量第二位的是澳大利亚，合作发文 431 篇；合作发文量第三位的是英国，合作发文 391 篇。可以看出我国与美国的合作发文占总合作发文量的近 50%，说明我国与美国在中医药领域的可以合作是最密切的。见表 5-3-7。

表 5-3-7　2020—2021 年与中国合作发文量排名前 10 位的国家及发文量

序号	国家	合作发文量（篇）	占比（%）
1	美国	2 340	48.51
2	澳大利亚	431	8.93
3	英国	391	8.11
4	日本	351	7.28
5	加拿大	293	6.07
6	德国	243	5.04
7	韩国	190	3.94
8	新加坡	179	3.71
9	巴基斯坦	168	3.48
10	印度	152	3.15

注：数据来源于 SCIE（https://www.webofscience.com/）。

二、专利

（一）专利概况

1. 申请 / 授权趋势及申请 / 授权量

以壹专利（https://www.patyee.com/）作为数据来源，采用国际专利分类号和关键词检索相结合的方式，对近 5 年（2017—2021 年）中医药领域专利申请 / 授权趋势和 2020—2021 年专利申请 / 授权量进行统计分析。近 5 年中医药领域全球专利总申请量为 110 011 项，申请和授权量呈逐年下降趋势，2017 年专利申请量和授权量最高，分别为 33 991 项和 4 686 项，申请 / 授权趋势如图 5-3-5 所示。2020—2021 年专利总申请量为 30 073 项，其中 2020 年为 17 222 项，2021 年为 12 851 项。

专利申请和授权趋势逐年下降的原因有两个：一是近年来对中医药领域的专利审查越来越严格；二是随着国家对专利价值的重视程度越来越高及行业内对专利价值的研究越来越深入，中医药领域专利的价值也不断提升，每项专利所蕴含的技术密度也越来越高。

2. 地域分析

对2020—2021年全球中医药专利申请量进行统计和分析，可以了解近两年中医药专利在国际上的发展现状，以及中医药技术在全球的保护和应用范围。

2020—2021年中医药领域专利申请遍及全球55个国家/组织，专利数量最多的是中国，申请专利21 806项；排名第二位的是世界知识产权组织（WIPO），申请专利1 730项；第三位是美国，申请专利1 421项。专利数量排名前10位的国家/组织列表见表5-3-8。

表5-3-8　2020—2021年专利申请量排名前10位的国家/组织及专利数量

排名	国家/组织/地区	专利数量（个）
1	中国	21 806
2	世界知识产权组织（WIPO）	1 730
3	美国	1 421
4	韩国	1 364
5	印度	907
6	日本	712
7	澳大利亚	523
8	欧洲专利局（EPO）	267
9	加拿大	209
10	俄罗斯	199

注：数据来源于壹专利（https://www.patyee.com/）。

3. 重点领域

对2020—2021年全球中医药专利的国际专利分类号（IPC分类号）的大组进行专利数量的统计和分析，可以了解近两年中医药专利的重点技术领域分布情况。

2020—2021年中医药领域专利数量最多的技术领域是A61K36/00（含有来自藻类、苔藓、真菌或植物或其派生物，例如传统草药的未确定结构的药物制剂），有29 677项专利，专利数量第二位的是A61K9/00（以特殊物理形状为特征的医药配制品），即药物剂型，有专利 9 666 项。此外，中医药专利还涉及消化系统药物、抗感染药物、非中枢性止痛剂、营养制品、皮肤疾病治疗药物等领域的相关技术。见表 5-3-9。

表 5-3-9　2020—2021 年国际专利分类号大组专利数量排名前 10 位的技术领域分布

排名	技术领域	描述	专利数量（个）
1	A61K36/00	含有来自藻类、苔藓、真菌或植物或其派生物，例如传统草药的未确定结构的药物制剂	29 677
2	A61K9/00	以特殊物理形状为特征的医药配制品	9 666
3	A61K31/00	含有机有效成分的医药配制品	8 826
4	A61K35/00	含有其有不明结构的原材料或其反应产物的医用配制品	6 869
5	A61P1/00	治疗消化道或消化系统疾病的药物	5 354
6	A61P31/00	抗感染药物，即抗生素、抗菌剂、化疗剂	4 807
7	A61P29/00	非中枢性止痛剂，退热药或抗炎剂，例如抗风湿药；非甾体抗炎药（NSAIDS）	4 637
8	A23L33/00	改变食品的营养性质；营养制品及其制备或处理	4 571
9	A61P17/00	治疗皮肤疾病的药物	4 443
10	A61K47/00	以所用的非有效成分为特征的医用配制品，例如载体或惰性添加剂；化学键合到有效成分的靶向剂或改性剂	4 396

注：数据来源于壹专利（https://www.patyee.com/）。

（二）国内专利

1. 专利申请/授权量

2020—2021 年我国中医药专利申请量为 21 806 项，2020 年申请专利 11 898 项，其中发明授权 1 076 项，实用新型 275 项；2021 年申请专利 9 908 项，其中发明授权 422 项，实用新型 152 项。专利类型及数量详见表 5-3-10。

表 5-3-10　2020—2021 年国内专利类型及专利数量（个）

申请年	发明申请	发明授权	实用新型	其他	全部
2020	10 546	1 076	275	1	11 898
2021	9 333	422	152	1	9 908
合计	19 879	1 498	427	2	21 806

注：数据来源于壹专利（https://www.patyee.com/）。

2. 地区分布

2020—2021年我国中医药专利遍及全国34个省、直辖市、自治区，其中专利数量最多的是广东省，申请专利2 510项，第二位的是山东省，申请专利1 665项，第三位的是江苏省，申请专利154项。各省、直辖市、自治区的专利申请量见附录图5-3-6。

3. 词云分析

词云分析是将专利信息进行词的筛分，并根据词的出现频率进行绘制。通过词云分析，能够对2020—2021年中医药领域的专利技术进行更直观的展示。

图5-3-7展示了2020—2021年中医药领域专利技术的词云分析图。由图可知，近两年中医药领域的重点专利技术集中在中药组合物、提取物、中药制剂、中草药、糖尿病等方面，同时也涉及例如免疫力、皮肤病、关节炎、高血压等疾病。

4. 获奖专利

清肺排毒汤是由中国中医科学院特聘研究员葛又文根据新冠肺炎的核心病机，结合《伤寒杂病论》中的方剂创新化裁而成。该方药包括麻杏石甘汤、射干麻黄汤、小柴胡汤、五苓散等，性味平和，在我国抗击新冠肺炎疫情中作出了重大的贡献。由葛又文研究员作为申请人依据清肺排毒汤所申请的发明专利"一种治疗新型冠状病毒感染的肺炎的中药复方及其应用"（CN110870402B）获得了2022年第二十三届中国专利奖银奖。

三、标准

（一）发布标准概况

中医药标准化是推进中医药行业治理体系和治理能力现代化的基础性制度[2]。以中国标准在线服务网（https://www.spc.org.cn/）作为主要数据来源，互联网搜索为辅，采用标准号和标准名称关键词检索相结合的方式，对2020—2021年中医药领域在国际、国内、行业、地方和团体上发布的标准数量进行统计分析。2020—2021年中医药领域发布国际标准33项、国家标准34项、行业标准11项、地方标准6项、团体标准253项，合计发布标准337项，其中2020年发布141项，2021年发布196项。在发布的各类标准中，团体标准数量是最多的，国际标准和国家标准数量相近，行业和地方标准数量最少。各类标准数量分布情况见表5-3-11。

表 5-3-11　2020—2021 年各类标准发布数量分布（个）

发布年	ISO	国家	行业	地方	团体
2020 年	20	5	3	3	110
2021 年	13	29	8	3	143
合计	33	34	11	6	253

注：数据来源于中国标准在线服务网（https://www.spc.org.cn/）。

（二）各级标准分析

1. 国际标准

2020—2021 年国际标准化组织（ISO）发布中医药国际标准 33 项，主要由国际标准化组织中医药技术委员会（ISO/TC249）和健康信息学技术委员会（ISO/TC215）组织完成。中医药相关标准中内容涵盖计算机舌象分析系统、中药饮片处方临床文档规范、中药材检测、中药原料的储存和质量安全、中药炮制术语与语义信息模型、针灸设备等。

2. 国家标准

2020—2021 年发布中医药国家标准 34 项，其中强制性国家标准 1 项，内容与食品安全相关；推荐性国家标准 18 项，内容包括中医四诊和针灸技术的操作规范、中医病证分类代码、经穴名称与定位、中医临床诊疗术语、中医药学主题词表编制规则等；指导性国家标准 15 项，主要内容是中药材产业项目运营管理规范和中医技术操作规范。

3. 行业标准

2020—2021 年发布中医药行业标准 11 项，其中医药行业强制性标准 3 项，内容与医用电器设备相关；医药行业推荐性标准 3 项，内容与医疗器械相关；公共安全行业推荐性标准 2 项，内容与药品检验方法相关；机械行业推荐性标准 2 项，内容与中药设备相关；粮食行业推荐性标准 1 项，内容与粮油检验相关。

4. 团体标准

2020—2021 年发布中医药团体标准 253 项，涉及 61 个团体，其中中华中医药学会标准 41 项，内容包括药用植物园建设规范、上市中成药说明书安全信息项目修订技术规范、中药产品规范、疾病诊断标准、临床实践指南、中药质量标准等；中国中医药信息学会标准 36 项，内容包括中医医药各类信息管理系统建设规范、数据集和数据元等；中国中西医结合学会标准 27 项，内容包括 27 种疾病的中西医诊疗指南、临床实践指南和专家共识等。2020—2021 年发布标准数量排名前十位的团体名称及发布标准数量见表 5-3-12。

表 5-3-12　2020—2021 年发布团体标准数量前 10 位的团体及标准数量

序号	团体名称	标准数量（个）
1	中华中医药学会	41
2	中国中医药信息学会	36
3	中国中西医结合学会	27
4	广东省中药协会	16
5	中国针灸学会	12
6	中国社会福利与养老服务协会	9
7	海南省有机农业协会	7
8	中国医院协会	6
9	山东标准化协会	6
10	浙江省农产品质量安全学会	6

注：数据来源于中国标准在线服务网（https://www.spc.org.cn/）。

四、小结

通过对中医药领域中英文论文、专利和标准的近 5 年发展趋势以及 2020—2021 年成果数量的统计和分析，能够对近年来我国中医药科技产出与影响力发展现状有一个较为直观和全面的了解。从趋势上看，中文论文和专利的数量逐年下降，但随着国家对期刊整改、学术环境优化及专利价值提升的各项举措陆续出台，中医药领域的科技产出质量越来越高，影响力也越来越大。例如，SCI 发文量呈现了逐年上升的趋势，国际合作论文涉及 152 个国家 / 地区，新冠肺炎相关专利获得 2022 年度的中国专利奖银奖。同时，中医药领域的标准化工作也取得了长足进步，不仅体现在发布标准的数量上，在标准类型和分布行业上也体现了中医药的影响力在逐步提升。

参考文献

[1] 陈新华，胡宇晴，曾红艳，等 . 2008—2020 年高校中文学术期刊论文数量变化趋势及其原因分析 [J]. 科技与出版，2021（8）：119-128.

[2] 施展，史楠楠，王燕平，等 . 中医药标准化工作述评 [J]. 中国中医基础医学杂志，2022，28（2）：302-304.

中医药重点领域科学研究进展

李彦文，童元元，李海燕

中国中医科学院中医药信息研究所

【摘要】科技成果奖励及高影响力论文是科学技术研究的重要组成部分，是国家科技发展水平的重要体现，反映了科技创新领域最重要和最前沿的进展与方向。本报告以中医药领域国家级、省级和一级学会科技成果奖励，*Journal Citation Reports* 影响因子大于 30 的期刊论文和 / 或 ESI 高被引论文、热点论文为数据，分析中医学、中药学、针灸学领域的关注重点与技术突破，以及在抗击新型冠状病毒肺炎疫情中中医药所显现出的卓越成就，旨在全面了解我国在中医药重点领域科技发展现状和创新成果，有助于促进中医药的科技发展，加快推进中医药科研创新。

【关键词】中医药；科学技术奖励；高影响力论文；重点领域；研究进展

Research Progress of Focus Fields in Traditional Chinese Medicine

LI Yanwen, TONG Yuanyuan, LI Haiyan

Institute of Information on Traditional Chinese Medicine, China Academy of Chinese Medical Sciences

【Abstract】Awards of scientific and technological achievements, and high impact papers are important components of scientific and technological research, important embodiments of the national level of scientific and technological development. They reflect the most important and frontier progress and direction of the field of scientific and technological innovation. Based on the achievement awards of national, provincial and ministerial scientific and technological, and journal papers with impact factor of more than 30 in JCR, and / or ESI highly cited papers and hot papers in TCM, this report analyzes the focus and technological breakthroughs in the fields of traditional Chinese medicine science, traditional Chinese Pharmacy, acupuncture-moxibustion science, as well as the outstanding achievements of TCM in the fight against COVID-19. It aims to comprehensively understand the development status and innovative achievements of scientific and Technological in the key fields of TCM, which will help to promote the scientific and technological development of TCM and accelerate the scientific research innovation of TCM.

【Key words】science and technology awards; high impact papers; Focus Fields; research progress

在全面深化改革、全面建成小康社会、疫情防控取得决定性成就的大背景下，近两年中医药领域科研人员在扎实推进基础理论研究的同时，也密切关注临床实践和前沿问题，在多个层面形成突破，取得了标志性成就。

一、中医药重点领域科学研究整体情况

（一）省部级及以上科学技术奖励

国家科技奖励是国家引导和激励科研人员投身国家科技事业的一项重要举措，科技奖励是以比较直观的方式向社会表明国家需求和重点支持的学科领域。国家科技奖励的遴选坚持应用性及质量导向，获奖成果代表一定时期内我国各研究领域取得的重要研究或技术突破[1]。

2020年度国家科学技术进步奖共157项，其中有21项来自医疗领域，占该项奖励的13.4%。在21个获奖项目中，中医药领域两项研究成果斩获二等奖，分别是"中医药循证研究'四证'方法学体系创建及应用"以及"基于'物质－药代－功效'的中药创新研发理论与关键技术及其应用"两个项目。见表5-4-1。

表5-4-1　2020年度中医药领域获得国家科学技术进步奖项目

地区	项目名称	奖项	完成单位	完成人
北京	中医药循证研究"四证"方法学体系创建及应用	二等奖	北京中医药大学，广东省中医院，中国中医科学院中医临床基础医学研究所，兰州大学，香港浸会大学	商洪才，田贵华，吴大嵘，王燕平，陈耀龙，郑颂华，赵晨，张晓雨，邱瑞瑾，郑蕊
天津	基于"物质－药代－功效"的中药创新研发理论与关键技术及其应用	二等奖	天津药物研究院有限公司，中国中医科学院中药研究所，天津中医药大学第一附属医院，天津中新药业集团股份有限公司，江苏康缘药业股份有限公司，成都泰合健康科技集团股份有限公司	刘昌孝，张铁军，章臣桂，曹龙祥，王振中，林大胜，申秀萍，胡思源，许海玉，许浚

注：数据来源于国家科技部。

2020 年中医药领域获得省部级科技奖励 369 项，其中一级学会（中华医学会、中华中医药学会、中国中西医结合学会、中国针灸学会）奖项 138 项，包括一等奖 27 项、二等奖 45 项、三等奖 63 项、科普奖 3 项；省级奖项 233 项，包括特等奖 2 项、一等奖 32 项（含科普奖 2 项）、二等奖 96 项、三等奖 103 项。见表 5-4-2。

根据获奖项目第一完成单位所在地区进行统计，371 项获奖项目第一完成单位分布在 28 个省（自治区、直辖市），获得 10 项及以上奖项的地区有 15 个，分别为北京市、黑龙江省、吉林省、上海市、广东省、河北省、湖南省、江苏省、天津市、安徽省、四川省、江西省、山东省、浙江省、湖北省，共获奖 303 项，占获奖项目总数的 81.7%，获奖项目数最多的是北京市，达 39 项。

表 5-4-2　2020 年度中医药领域科技奖励项目类别数量情况（个）

级别	国家级	一级学会				省级				合计
	二等奖	一等奖	二等奖	三等奖	科普奖	特等奖	一等奖	二等奖	三等奖	
数量	2	27	45	63	3	2	32	96	103	373

注：数据来源于国家科技部、中华中医药学会、中国中西医结合学会、中国针灸学会、中华医学会、各省（自治区、直辖市）科技厅。

（二）高影响力论文

科技论文是科学研究的重要产出之一，不但记录了不同领域科学研究的历史、现状和趋势，也反映了科学研究内在的质量和水平。尤其是高影响力论文，从科学计量学数据指标的内涵上看，高影响力论文所报道的内容反映了最前沿、最重要和最有影响的科学发现与创新成果[2]。

本报告中，高影响力论文范围界定为收录于 *Journal Citation Reports* 影响因子大于 30 的期刊论文和 / 或属于 *Essential Science Indicators*[3] 的热点论文（2022 年 5 月）、高被引论文（2022 年 5 月）。

经检索与统计，自 2020 年以来，发表于影响因子大于 30 的国际期刊和 / 或收录于 ESI 热点、高被引的论文共 130 余篇。其中，2020 年约占 39%，2021 年占 51%，2022 年由于论文收录不全，约占 10%。

二、中医药重点领域科学研究进展

（一）中医学领域研究进展

1. 科学技术奖励情况

2020年，中医学领域取得的显著性成果，获得国家科学技术进步奖二等奖1项、省部级科技奖励144项，其中一等奖22项、二等奖45项、三等奖77项（部分获奖项目见表5-4-3）。

在中医基础理论方面，不同学术流派的学术思想和临床经验得到传承与发展。将传统的中医药传承方法与现代化人工智能联合运用，形成中医药传承的新模式，促进了中医药的有效传承，如"敦煌医学体系构建及转化应用""国医大师专病专方独特经验集成研究""名医传承信息化关键技术与中医医案知识服务"等项目。此外，通过探讨中医基础理论内涵或其内在的机制，促进了理论的创新及综合应用，如"中医药稳心合律的理论内涵创新及网络效应机制""中医目络瘀阻理论构建及治疗缺血性眼病的基础和应用研究""冠心病痰瘀互结证特征、分布和演变规律发现"等项目。

在中医临床研究方面，着力推进中医药临床方案的优化，科学评价中医药的特色疗法和干预效果，以中西医结合思维研究重大疑难疾病的发生发展规律，形成了中西医结合的临床诊疗方案，提升了临床救治能力。北京中医药大学商洪才团队"中医药循证研究'四证'方法学体系创建及应用"项目，创建了循证目标成就评量、中医药单病例随机对照试验设计、中医核心证候集、医患共建平行病历等适合评价中医临床疗效的系列方法与关键技术，有效促进了循证规范与中医特色之间的融合。该项目获得2020年度国家科学技术进步奖二等奖。"扳动类手法治疗常见腰椎退行性疾病的临床应用及机理研究"项目明确了扳动类手法治疗骨与关节退行性疾病的效应机理，开创了科学、可重复的手法传承及评价新模式。其相关成果纳入美国物理治疗学会发布的《颈痛治疗国际循证临床实践指南》，该项目获得2020年度中华中医药学会科学技术奖一等奖。

表5-4-3　2020年度中医学领域获得省部级科学技术一等奖项目

项目名称	颁奖地区（学会）	奖项
扳动类手法治疗常见腰椎退行性疾病的临床应用及机理研究	中华中医药学会	科学技术奖
常见功能性胃肠病"脑肠同调"治法创新研究与推广应用	中华中医药学会	科学技术奖

项目名称	颁奖地区（学会）	奖项
中医药稳心合律的理论内涵创新及网络效应机制	中华中医药学会	科学技术奖
益气逐瘀法（参元益气活血胶囊）对缺血性心脏病的心肌保护作用	中华中医药学会	科学技术奖
基于状态辨识的中医智能化四诊技术集成与应用研究	中华中医药学会	科学技术奖
DRG 付费影响因素的研究暨支付和评价在中医机构的探索实践	中华中医药学会	政策研究奖
国家中医药产业发展综合试验区发展模式研究与示范	中华中医药学会	政策研究奖
胰腺癌证候演进关键机制和临床应用	中国中西医结合学会	科学技术奖
罗氏妇科补肾法助孕安胎的应用与推广	中国中西医结合学会	科学技术奖
基于气血与应激理论探讨中医药系统器官功能保护与术后并发症防治	中国中西医结合学会	科学技术奖
中西医结合治疗前列腺疾病的机制及创新诊疗策略研究	中国中西医结合学会	科学技术奖
重大脑疾病认知障碍的早期精准影像诊断体系创建及应用	广东省	科技进步奖
罗氏妇科补肾安胎法的研究与推广应用	广东省	科技进步奖
中医目络瘀阻理论构建及治疗缺血性眼病的基础和应用研究	河北省	科学技术进步奖
慢性阻塞性肺疾病分期分级中医诊疗方案的建立及作用机制	河南省	科学技术进步奖
基于妇科重点病种的"国家中医临床研究基地"协同创新体系的建立	黑龙江省	科学技术奖
基于"三因制宜"思想中西医协同防治艾滋病应用研究	湖北省	科学技术进步奖
重大慢病相关肾损害的中医药防治转化应用研究	江苏省	科学技术奖
精准证候医学关键技术建立及应用	上海市	科技进步奖
糖尿病慢性并发症中医药防治创新技术体系与示范性实践	四川省	科技进步奖
骨盆髋臼骨折精准复位固定的关键技术与临床应用	新疆维吾尔自治区	科技进步奖
慢阻肺特殊表型生物学特征及中医药防治的一体化研究	新疆维吾尔自治区	科技进步奖

注：数据来源于中华中医药学会、中国中西医结合学会、各省（自治区、直辖市）科技厅。

2. 高影响力论文研究进展

在中医基础方面，其主要为在中医数字化辨证方面的思路探索，研究以系统科学为指导，引入病机网络定义，以有向图的形式表示中医病机，并提出一种以病机为核心的包含 3 个阶段的辨证方法——网络辨证，该方法通过了对 100 例临床病例诊断推理的模拟实验[4]。

在中医临床研究方面，2 项具有大量工作基础的研究分别证实了中药制剂联合西药治疗儿童急性早幼粒细胞白血病、慢性乙型肝炎肝纤维化的临床疗效。结果显示：砷剂联合全反式维 A 酸治疗儿童急性早幼粒细胞白血病安全有效，但仍需长期随访[5]；在现有标准核苷酸类似物恩替卡韦治疗基础上增加复方鳖甲软肝片，对于晚期肝纤维化或肝硬化慢性乙型肝炎患者，可显著提高肝纤维化、肝硬化的逆转率[6]。

（二）中药学领域研究进展

1. 科学技术奖励情况

2020 年，中药学领域取得的显著性成果，获得国家科学技术进步奖二等奖 1 项，省部级科技奖励 173 项，其中特等奖 2 项、一等奖 23 项、二等奖 75 项、三等奖 73 项（部分获奖项目见表 5-4-4）。

在中药学领域，最值得关注的是中药科技创新体系的建立。2017 年 6 月，科技部和国家中医药管理局共同印发《"十三五"中医药科技创新专项规划》，提出 2020 年将建立更加协同、高效、开放的中医药科技创新体系，解决一批制约中医药发展的关键科学问题，突破一批制约中医药发展的关键核心技术，加速推进中医药现代化和国际化发展。由天津药物研究院刘昌孝院士主持的"基于'物质 - 药代 - 功效'的中药创新研发理论与关键技术及其应用"项目，运用"物质 - 药代 - 药效"研究模式，将药代动力学、代谢组学等现代科技方法引入中药研发，以科技推进了中药创新研究和产业提升。该项目利用建立的评价体系和技术平台，为全国近百家单位完成了中药新药的临床前研究和评价、国际化注册，其自主研发和产业化的中药新药辐射全国 24 个省（自治区、直辖市），新药近 3 年累计销售额超 300 亿元。该项目获得国家科学技术进步奖二等奖。

中成药的二次开发也是中药创新体系的重要组成部分。中成药产业是我国独具原创性优势的特色产业，以高品质的中药产品更好地满足人民群众日益增长的健康需求，是中药产业发展的根本动力。"中药大品种科技竞争力评价"采用科技因子度量中成药的科技竞争力，由此来体现产品的"临床价值、科学价值"，并通过销售额体现产品的"市场价值"。通过中药产品的差异化评价，可以有效强化中药产品竞争，比较产品的内在价值。以临床价值、科学价值为核心的科技创新驱动，成为推动中药产业高质量发展的核心关键。该项目获得中华中医药学会科学技术政策研究奖一等奖。

此外，从省级获奖项目可看出，省级政府高度重视本省中药材产业发展。通过建立道地药材大品种标准化种植、产地加工、综合开发技术体系和全产业链质量保障体系，推动当地道地药材大品种、大产业的高质量发展。如"高原山区重要中药材高品质种质创新及应用"获得云南省科学技术进步奖特等奖，"川产道地药材品质保障关键技术与产业化应用""岭南常用中草药活性成分发现和质控体系构建的关键技术与应用"等项目获得省级科技奖励一等奖。

表 5-4-4　2020 年度中药学领域获得省部级科学技术进步特等奖和一等奖项目

项目名称	颁奖地区（学会）	奖项	等级
以制药认知智能为核心的中药智能制造关键技术及其应用	天津市	科学技术进步奖	特等奖
高原山区重要中药材高品质种质创新及应用	云南省	科学技术进步奖	特等奖
以临床价值为导向的中药上市后评价关键技术及开放创新平台	中华中医药学会	科学技术奖	一等奖
药用植物亲缘学理论创新与应用实践	中华中医药学会	科学技术奖	一等奖
基于类方功效表达及体内成分代谢的关黄柏药效物质基础研究	中华中医药学会	科学技术奖	一等奖
以功效成分群为关键质量目标的中成药智能制造技术体系创建及应用	中华中医药学会	科学技术奖	一等奖
基于中医药国际发展的中药欧盟注册政策研究与应用实践	中华中医药学会	政策研究奖	一等奖
中药大品种科技竞争力评价	中华中医药学会	政策研究奖	一等奖
基于脑心同治理念的谷红注射液对心/脑缺血性损伤保护机制与应用	中国中西医结合学会	科学技术奖	一等奖
中药核酸检测技术体系的构建和应用	中国中西医结合学会	科学技术奖	一等奖
以防控药源性肝损伤为代表的中药药物警戒体系创建与技术突破	中国中西医结合学会	科学技术奖	一等奖
口服固体制剂研发关键技术突破及产业化应用	安徽省	科学技术进步奖	一等奖
有毒中药活性成分研究与质量安全标准制定及应用	北京市	科学技术进步奖	一等奖
岭南常用中草药活性成分发现和质控体系构建的关键技术与应用	广东省	科技进步奖	一等奖

续表

项目名称	颁奖地区（学会）	奖项	等级
青蒿素哌喹复方灭源控疟方案的创新与推广	广东省	科技进步奖	一等奖
中药连花清瘟治疗新型冠状病毒肺炎研究及应用	河北省	科学技术进步奖	一等奖
淡豆豉发酵关键技术及酵豆系列产品开发	黑龙江省	技术发明奖	一等奖
中药药物动力学与谱动学的理论体系与方法学研究	湖南省	自然科学奖	一等奖
中医药治疗出血性中风（脑出血）的关键技术推广应用及其机制研究	吉林省	科学技术进步奖	一等奖
中药"效－毒整合"评价体系构建与应用	山东省	科技进步奖	一等奖
当归养血活血系列药对配伍效应与功效成分研究及应用	陕西省	科学技术进步奖	一等奖
川产道地药材品质保障关键技术与产业化应用	四川省	科技进步奖	一等奖
南药体系传承创新与应用	云南省	科学技术进步奖	一等奖
云南传统道地中药材大品种规范化生产关键技术及推广应用	云南省	科学技术进步奖	一等奖
清解宣透肺卫方药治疗外感热病邪郁肺卫证的作用与应用	浙江省	科学技术进步奖	一等奖

注：数据来源于中华中医药学会、中国中西医结合学会、各省（自治区、直辖市）科技厅。

2. 高影响力论文研究进展

在中药药理研究方面，研究进展主要体现在以下三方面：一是中药有效成分药理作用机制揭示，主要包括：①石斛提取物、银杏黄酮、双氢青蒿素、槲皮素、姜黄素等的抗肿瘤作用。其中，铁死亡是一种新的细胞程序性死亡形式，诱导肿瘤细胞铁死亡可能是一种潜在的癌症治疗策略。研究发现石斛提取物 Erianin——一种二苄基化合物，可通过诱导钙/钙调蛋白依赖性铁死亡和抑制细胞迁移发挥抗肿瘤作用[7]；银杏黄酮亦可通过诱导铁死亡，增强顺铂的治疗效果[8]。②红景天苷、芍药苷和白芍总苷、没食子酸、灵芝多糖等的抗炎和免疫调节作用。其中，红景天苷可通过 AMPK/NF-κB/NLRP3 信号通路改善 AGEs 诱导的内皮炎症和氧化应激[9]。③氧化小檗碱、人参皂苷 Rg1 改善肠炎的作用。其中，小檗碱的新型肠道菌群代谢产物——氧化小檗碱，可通过靶向 TLR4-MyD88-NF-κB 通路，以及调节肠道菌群等作用有效缓解 DSS 诱导的结肠炎[10]。④槲皮素、芹菜素、淫羊藿苷和硒蛋氨酸等对肾损害的保护作用。⑤高良姜素减轻脑缺血再灌注损伤的作用。

⑥天麻素促进神经修复的作用。⑦穿心莲内酯的抗病毒作用。二是单味中药的药理，以及相关毒理、植物化学、临床应用等综述性研究，主要涉及穿心莲、苍术、当归、人参、姜黄、地黄、黄芪、黄芩等。三是中药药理学方法研究。网络药理学的"网络靶点"突破了单一靶点的研究模式，应用于中药研究，取得了显著进展。研究[11-13]基于目前的实践，对网络药理学的研究方法、应用现状，以及发展前景和局限性进行总结与分析，并认为中医药网络药理学仍属于年轻的研究领域，有必要进一步规范研究过程和评价指标，以促进其健康发展。日前《网络药理学评价方法指南》（SCM0061—2021）已经发布[14]。

在有效成分分离研究方面，从黄芩中分离得到的均质多糖 SP2-1（由甘露糖、核糖、鼠李糖、葡萄糖醛酸、葡萄糖、木糖、阿拉伯糖、岩藻糖组成）能够通过抑制 IL-6、TNF-α、IL-β 等促炎细胞因子产生，增强肠道屏障功能，调节肠道菌群，改善结肠炎[15]。相关研究从银杏中分离出了两种化合物，公开了合成路线，并验证其具有抗炎活性[16]。

在生物合成研究方面，相关研究主要体现在对三七、丹参、薯蓣属植物有效成分的生物合成机制的更深一步揭示。其中，一个高质量三七参考基因组被报告，这也是人参属植物第一次染色体水平的基因组组装。通过基因组演化分析，鉴定了系统发育与全基因组复制事件对于皂苷合成的影响，此外，通过进一步研究还揭示了三七小块茎形成的基因调控机制；确定了编码三七萜类生物合成途径的关键酶基因；鉴定了 5 个糖基转移酶基因，其产物催化三七中不同人参皂苷的形成[17]。在丹参的有效成分合成方面，通过改进的基因组组装，3 种 CYP71Ds 在催化反应中导致特征性呋喃酮的呋喃 D 环形成的可能作用被揭示，而丹参酮是中药丹参的生物活性非二萜类成分，具有特征性的呋喃 D 环[18]；另一种有效成分丹参酚酸的研究发现，茉莉酸甲酯（MeJA）反应性 R2R3-MYB 转录因子编码基因 SmMYB1 可促进酚酸积累，并上调酚酸生物合成途径中编码关键酶基因的表达，是一种促进丹参酚酸和花青素积累的激活剂[19]。

在中药制剂研究方面，中药纳米递药系统得到进一步的发展。其中，四面体框架核酸是一种新型药物载体，具有可编辑性和生物相容性。通过合成负载姜黄素的四面体框架核酸来传递姜黄素，与游离姜黄素相比，具有更好的药物稳定性、良好的生物相容性，以及更高的组织利用率，在预防痛风等炎症性疾病方面具有广阔的前景[20]。此外，基于四面体框架核酸的白藜芦醇传递改善了白藜芦醇的性能，能够抑制组织炎症并改善肥胖小鼠的胰岛素敏感性，并且具有合成简单、性能稳定、水溶性好、生物相容性好等特点[21]。

（三）针灸学领域研究进展

1. 科学技术奖励情况

2020年，针灸学领域取得显著性成果，获得省部级科技奖励46项，其中一等奖10项、二等奖21项（含科普类1项）、三等奖15项（部分获奖项目见表5-4-5）。

针灸的有效性已得到了广泛的认可，开展针灸的临床评价是推动针灸学科在新时代传承与创新的根基。近些年来，针灸临床评价体系初步构建，由我国学者牵头开展的针灸治疗偏头痛、慢性心绞痛、难治性便秘等一批高质量临床疗效评价论文在国际顶级医学期刊发表。"针灸临床评价体系创建与实践"项目将真实世界个体化疗效评价与专病专方随机对照验证相结合，建立了符合针灸自身特点的疗效评价体系，形成了以人为核心的评价思路。该项目获得中国针灸学会科学技术奖（临床类）一等奖。

另外，针灸基础研究如针刺镇痛、穴位敏化等方面也取得了阶段性进展。在传承传统中医针灸经典理论的基础上，通过临床研究进一步明确了针刺镇痛的节段性和全身性调控规律和机制；揭示了穴位敏化的物质基础，部分阐明了穴位敏化的临床应用价值及其科学基础。如"针刺治疗偏头痛的临床评价及生物学基础研究""电针多维度干预慢性痛的神经生物学机制研究""胃肠病变所致穴位敏化及其功能调控的外周神经机制"等项目获得中国针灸学会科学技术奖（基础类）一等奖。

表5-4-5 2020年度针灸学领域获得省部级科学技术进步一等奖项目

项目名称	颁奖地区（学会）	奖项
电针联合神经肌肉电刺激治疗脑卒中重症的关键技术创新与临床应用	中国针灸学会	科学技术奖（临床类）
针灸临床评价体系创建与实践	中国针灸学会	科学技术奖（临床类）
女性生殖疾病针刺效应的可视化研究	中国针灸学会	科学技术奖（基础类）
表观遗传学介导的针灸调控基因转录机制研究	中国针灸学会	科学技术奖（基础类）
针刺治疗偏头痛的临床评价及生物学基础研究	中国针灸学会	科学技术奖（基础类）
电针多维度干预慢性痛的神经生物学机制研究	中国针灸学会	科学技术奖（基础类）

续表

项目名称	颁奖地区（学会）	奖项
胃肠病变所致穴位敏化及其功能调控的外周神经机制	中国针灸学会	科学技术奖（基础类）
针灸治疗贝尔面瘫临床疗效及其机制研究突破	安徽省	科学技术进步奖
针灸治疗褥疮的效应及血管新生机制研究	黑龙江省	科学技术奖
蒙医脑－白脉调控针刺对脑卒中后遗症脑源性生长因子实验与临床研究	内蒙古自治区	科学技术进步奖

注：数据来源于中国针灸学会、各省（自治区、直辖市）科技厅。

2. 高影响力论文研究进展

在针灸的临床疗效研究方面，1 项系统评价和荟萃分析结果显示，针灸和 / 或穴位按压与减轻癌症疼痛和减少止痛药使用显著相关，这一发现提示，针灸和 / 或穴位按压相结合应用于临床，有助于减少癌症患者阿片类药物的使用，由于异质性，该证据等级为中[22]。1 项多中心、随机、对照临床试验研究结果显示，对于无先兆发作性偏头痛，针刺治疗优于假针刺和常规护理，建议在不愿意使用预防性药物或预防性药物无效的患者中推荐使用针刺疗法[23]。3 项多中心、随机、对照临床试验，分别为针灸干预膝骨关节炎[24]、慢性前列腺炎 / 慢性骨盆疼痛综合征[25]，以及严重慢性便秘[26]的疗效提供了临床证据支持。此外，2022 年，《如何设计高质量针刺随机对照试验——基于证据的国际专家共识》[27]发表。

在针灸的基础研究方面，穴位驱动特定自主神经通路的选择性和特异性、现代神经解剖学基础被揭示，该研究 2021 年发表于 *Nature*[28]。

（四）新型冠状病毒肺炎中医药防控研究进展

面对突如其来的新型冠状病毒肺炎（以下简称"新冠肺炎"）疫情，中医药全面深度介入防控救治，积极探索中医药抗疫理论及实践，获取临床证据，在防控期、治疗期、康复期均发挥了重要作用，得到了积极评价和高度认可，成为我国抗击新冠肺炎诊疗方案的一大亮点。

1. 科学技术奖励情况

多项学术成果获得省级科学技术奖励，如"中药连花清瘟治疗新型冠状病毒肺炎研究及应用"获得河北省科学技术进步奖一等奖；"基于浊毒理论新冠肺炎中医药防治策略的构建及应用"获得河北省科学技术进步奖二等奖；"新冠肺炎中医药防控系列科普体系的创建与推广"获得上海市科学技术普及一等奖。上述奖励反映了行业内对中医药参与重大流行性传染性疾病防治的高度认可和褒奖。中医药全方位参与新冠肺炎防治工作，是中医药传承精华、守正创新的生动实践，有理由相信，随着更多临床证据的完善和相关成果的披露与产出，中医药参与新冠肺炎防治的高级别奖项也会随之诞生。

2.高影响力论文研究进展

在 2020 年以来的中医药领域高影响力论文中，关于防治新冠肺炎的论文占到 41%，取得了显著的研究进展。临床广泛应用的连花清瘟胶囊改善 COVID–19 的有效性和安全性得到了多中心、前瞻性、随机对照试验的高质量临床证据的支持[29]；清肺排毒汤[30-32]、连花清瘟制剂[33-34]的活性成分、药效，以及药理作用机制通过计算机模拟和基础实验得到进一步揭示。此外，大量的抗病毒中药筛选、生物学作用研究，以及理论探讨与及时的回顾性分析，有效推动了中医药防治 COVID–19 研究与临床应用，也为建立和完善中医药应对突发性公共卫生事件的机制与模式进行了有效的探索和示范。

三、小结

综上，中医药学是中国古代科学的瑰宝，也是打开中华文明的一把钥匙。当前，遵循新时代中医药"传承精华，守正创新"的发展指针，中医药重点领域正在接续取得诸多重大研究成果和临床应用成果，为中医药传承精华和原始创新奠定了坚实的基础。新冠肺炎的突然暴发及中医药全过程参与所显现出的卓越成就，也为新时代中医药发展留下了新的注脚。中医药作为我国卫生健康体系的重要组成部分，将为人民的健康事业作出更大贡献。

参考文献

[1] 倪萍，宫小翠，肖畅，等.2010—2019 年医学相关领域国家科技奖励获奖成果分析[J].中华医学图书情报杂志，2021，30（12）：40-46.

[2] 贺德方.中国高影响力论文产出状况的国际比较研究[J].中国软科学，2011（9）：94-99.

[3] Essential Science Indicators[EB/OL].[2021–05–20].https://clarivate.com/webofsciencegroup/solutions/essential–science–indicators/.

[4] XU Q, GUO Q, WANG C X, et al.Network differentiation: a computational method of pathogenesis diagnosis in traditional Chinese medicine based on systems science[J].*ArtifIntell Med*, 2021, 118: 102134.

［5］ZHENG H, JIANG H, HU S, et al. Arsenic combined with all–trans retinoic acid for pediatric acute promyelocytic leukemia: report From the CCLG–APL2016 protocol study［J］. *Clin Oncol*, 2021, 39（28）: 3161–3170.

［6］RONG G, CHEN Y, YU Z, et al.Synergistic effect of biejia–ruangan on fibrosis regression in patients with chronic hepatitis B treated with entecavir: a multicenter, randomized, double–blinded, placebo–controlled trial［J］.*Infect Dis*, 2022, 225（6）: 1091–1099.

［7］CHEN P, WU Q, FENG J, et al. Erianin, a novel dibenzyl compound in dendrobium extract, inhibits lung cancer cell growth and migration via calcium/calmodulin–dependent ferroptosis［J］.*Signal Transduct Target Ther*, 2020, 5（1）: 51.

［8］LOU J S, ZHAO L P, HAUNG Z H, et al. Ginkgetin derived from Ginkgo biloba leaves enhances the therapeutic effect of cisplatin via ferroptosis–mediated disruption of the Nrf2/HO–1 axis in EGFR wild–type non–small–cell lung cancer［J］.*Phytomedicine*, 2021, 80: 153370.

［9］HU R, WANG M Q, NI S H, et al. Salidroside ameliorates endothelial inflammation and oxidative stress by regulating the AMPK/NF–κB/NLRP3 signaling pathway in AGEs–induced HUVECs［J］.*Eur J Pharmacol*, 2020, 867: 172797.

［10］LI C, AI G, WANG Y, et al. Oxyberberine, a novel gut microbiota–mediated metabolite of berberine, possesses superior anti–colitis effect: impact on intestinal epithelial barrier, gut microbiota profile and TLR4–MyD88–NF–κB pathway［J］.*Pharmacol Res*, 2020, 152: 104603.

［11］WANG X, WANG Z Y, ZHENG J H, et al. TCM network pharmacology:a new trend towards combining computational, experimental and clinical approaches［J］.*Chin J Nat Med*, 2021, 19（1）: 1–11.

［12］LUO T T, LU Y, YAN S K, et al. Network pharmacology in research of Chinese medicine formula: methodology, application and prospective［J］.*Chin J Integr Med*, 2020, 26（1）: 72–80.

［13］ZHOU Z, CHEN B, CHEN S, et al. Applications of network pharmacology in traditional Chinese medicine research［J］.*Evid Based Complement Alternat Med*, 2020: 1646905–1646911.

［14］世界中医药学会联合会.网络药理学评价方法指南［J］.世界中医药, 2021, 16（4）.527–532.

［15］CUI L, GUAN X, DING W, et al. Scutellariabaicalensis Georgi polysaccharide ameliorates DSS–induced ulcerative colitis by improving intestinal barrier function and modulating gut microbiota［J］.*Int J Biol Macromol*, 2021, 166: 1035–1045.

［16］CHENG J T, GUO C, CUI W J, et al. Isolation of two rare N–glycosides from Ginkgo biloba and their anti–inflammatory activities［J］.*Sci Rep*, 2020, 10（1）: 5994.

［17］JIANG Z Q, TU L C, YANG W W, et al. The chromosome–level reference genome assembly for Panax notoginseng and insights into ginsenoside biosynthesis［J］.*Plant*

Commun，2020，2（1）：100113.

［18］MA Y，CUI G，CHEN T，et al. Expansion within the CYP71D subfamily drives the heterocyclization of tanshinones synthesis in Salvia miltiorrhiza［J］.*Nat Commun*，2021，12（1）：685.

［19］ZHOU W，SHI M，DENG C，et al. The methyl jasmonate–responsive transcription factor SmMYB1 promotes phenolic acid biosynthesis in Salvia miltiorrhiza［J］.*Hortic Res*，2021，8（1）：10.

［20］ZHANG M，ZHAGN X，TIAN T，et al. Anti–inflammatory activity of curcumin–loaded tetrahedral framework nucleic acids on acute gouty arthritis［J］.*Bioact Mater*，2021，8（6）：368–380.

［21］LI Y J，GAO S J，SHI S R，et al. Tetrahedral framework nucleic acid–based delivery of resveratrol alleviates insulin resistance: from innate to adaptive immunity［J］.*Nanomicro Lett*，2021（6）：1–16.

［22］HE Y，GUO X，MAY B H，et al. Clinical evidence for association of acupuncture and acupressure with improved cancer pain: a systematic review and meta–analysis［J］.*JAMA Oncol*，2020，6（2）：271–278.

［23］XU S B，YU L L，LUO X，et al. Manual acupuncture versus sham acupuncture and usual care for prophylaxis of episodic migraine without aura: multicentre, randomised clinical trial［J］.*BMJ*，2020，368：m697.

［24］TU J F，YANG J W，SHI G X，et al. Efficacy of intensive acupuncture versus sham acupuncture in knee osteoarthritis: a randomized controlled trial.［J］.*Arthritis Rheumatol*，2021，73（3）：448–458.

［25］SUN Y，LIU Y，LIU B，et al.Efficacy of acupuncture for chronic prostatitis/chronic pelvic pain syndrome: a randomized trial［J］.*Ann Intern Med*，2021，174（10）：1357–1366.

［26］LIU B，WU J，YAN S，et al.Electroacupuncture vs prucalopride for severe chronic constipation: a multicenter, randomized, controlled, noninferiority trial［J］.*Am J Gastroenterol*，2021，116（5）：1024–1035.

［27］ZHANG Y Q，JIAO R M，WITT C M，et al.How to design high quality acupuncture trials–a consensus informed by evidence［J］.*BMJ*，2022，376：e067476.

［28］LIU S，WANG Z，SU Y，et al. A neuroanatomical basis for electroacupuncture to drive the vagal–adrenal axis［J］.*Nature*，2021，598（7882）：641–645.

［29］HU K，GUAG W J，BI Y，et al. Efficacy and safety of Lianhua Qingwen capsules, a repurposed Chinese herb, in patients with coronavirus disease 2019: a multicenter, prospective, randomized controlled trial［J］.*Phytomedicine*，2021，85：153242.

［30］YANG R，LIU H，BAI C，et al. Chemical composition and pharmacological mechanism of Qingfei Paidu decoction and Maxing Shigan decoction against coronavirus disease 2019（COVID–19）: in silico and experimental study［J］.*Pharmacol Res*，2020，157：104820.

［31］ZHAO J，TIAN S，LU D，et al. Systems pharmacological study illustrates the immune regulation，anti-infection，anti-inflammation，and multi-organ protection mechanism of Qing-Fei-Pai-Du decoction in the treatment of COVID-19 ［J］.*Phytomedicine*，2021，85：153315.

［32］ZHANG F，HUANG J，LIU W，et al. Inhibition of drug-metabolizing enzymes by Qingfei Paidu decoction：implication of herb-drug interactions in COVID-19 pharmacotherapy ［J］. *Food ChemToxicol*，2021，149：111998.

［33］RUN F L，YUN L H，JI C H，et al. Lianhuaqingwen exerts anti-viral and anti-inflammatory activity against novel coronavirus（SARS-CoV-2）［J］.*Pharmacol Res*，2020，156：104761.

［34］CHEN X，WU Y，CHEN C，et al.Identifying potential anti-COVID-19 pharmacological components of traditional Chinese medicine Lianhuaqingwen capsule based on human exposure and ACE2 biochromatography screening ［J］.*Acta Pharm Sin B*，2021，11（1）：222-236.

中医药重要科技创新项目现状与展望

杨燕，钱熠，胡镜清
中国中医药科技发展中心

【摘要】本报告通过检索国家自然科学基金委员会科学基金网络信息系统等多个科研项目平台中的国家重点基础研究发展计划（"973"计划）、国家重点研发计划、国家科技支撑计划、国家自然科学基金、国家社会科学基金等中医药重要科技创新项目，总结分析中医药重要科技创新项目的年度分布情况、依托单位情况与研究领域分布情况等，并展望中医药科技创新的未来发展方向。

【关键词】中医药；重要科技创新项目；现状；展望

Present situation and Prospect of major Scientific research projects of TCM

YANG Yan, QIAN Yi, HU Jingqing

China Science and Technology Development Center of Traditional Chinese Medicine

【Abstract】This report searches the National Program on Key Basic Research Project(973 Program),National Key Research and Development Program of China, National Sci-Tech Support Program, Natural Science Foundation of China and National Social Science Funds of China and other important scientific and technological innovation projects of TCM in many scientific research project platforms, such as the Science Fund Network Information System of the National Natural Science Foundation of China, summarizes and analyzes the annual distribution, supporting units and research fields of important scientific and technological innovation projects of TCM, and looks forward to the future development direction of scientific and technological innovation of TCM.

【Keyword】Traditional Chinese Medicine; Major Scientific research projects; Present situation; Prospect

科技创新是引领发展的第一动力。中医药蕴含着深厚的科学内涵，是我国极具原创优势的科技资源，也是我国实现自主创新颇具潜力的领域。近年来，党中央高度重视中医药发展，从国家战略高度对中医药传承创新发展作出系统谋划和周密部署，发布了《中医药发展战略规划纲要（2016—2030年）》[1]《关于加强中医药健康服务科技创新的指导意见》[2]《关于加快中医药科技创新体系建设的若干意见》[3]《关于促进中医药传承创新发展的意见》[4]等一系列促进中医药科技创新发展的政策文件，均将中医药科技创新列为发展重点，为中医药科技创新带来了新活力、指明了新的发展方向。

从1989年国家自然科学基金成立中医中药学部、1990年中医药科研课题列入国家攀登计划、2005年国家重点基础研究发展计划（"973"计划）首次设立中医药研究专项以来，国家对中医药创新研究的重视程度不断提升，中医药领域获得支持的科研项目也逐渐增多。现对"973"计划、国家科技支撑计划、国家自然科学基金、国家社会科学基金等的中医药相关项目进行统计分析，系统回顾中医药重点科技创新项目的立项情况及变化趋势，并展望中医药科技创新的未来发展方向。

一、中医药重要科技创新项目一般情况

检索包括国家自然科学基金委员会科学基金网络信息系统在内的多个科研项目平台，时间不限，同时结合科技部、中国生物技术发展中心等单位的公开文件，以及相关单位提供的资料进行补充。本报告具体项目来源见表5-5-1。

表 5-5-1　中医药重要科技创新项目来源情况

序号	基金来源	组织单位	项目类型/专项名称
1	国家重点基础研究发展计划（"973"计划）	中华人民共和国科学技术部	中医理论基础研究专项
2	国家科技支撑计划	中华人民共和国科学技术部	中医药领域项目
3	国家重点研发计划	中华人民共和国科学技术部	"中医药现代化研究"重点专项；"主动健康和老龄化科技应对"重点专项
4	国家自然科学基金	国家自然科学基金委员会	重点项目、重大项目、重大研究计划（中医药学几个关键科学问题的现代研究）、专项项目
5	国家社会科学基金	全国哲学社会科学工作办公室	重点项目、重大项目

检索到的包括"973"计划、国家重点研发计划、国家科技支撑计划、国家自然科学基金、国家社会科学基金的中医药重要科技创新项目共706项，其中"973"

计划、国家科技支撑计划、国家自然科学基金纳入的项目最多，分别为 205 项、177 项、175 项，而平均项目金额最高的为国家重点研发计划 1 233.96 万元。具体见表 5-5-2。

表 5-5-2　1992—2021 年中医药重要科技创新项目基本情况

序号	项目名称	年份	项目数（个）	总金额（万元）	平均项目金额（万元）
1	"973"计划	1999；2005—2007；2009—2015	205	6 6000	321.95
2	国家科技支撑计划	2006—2008；2012—2015	177	53 473	302.12
3	国家自然科学基金	1992—1994；1997—2020	177	45 526	257.20
4	国家重点研发计划	2017—2021	130	102 419	1 233.96
5	国家社会科学基金	2005；2012；2015—2021	17	—	—

注：国家重点研发计划 – 中医药现代化研究中因 2019—2021 年的项目经费尚未公示，未纳入经费计算中，同时 2020—2021 年的项目大部分未公开，存在缺项。

按 1992—2021 年分年度分析中医药重要科技创新项目分布情况，发现在 2006 年立项项目数最多，超过百项，为 112 项，其他超过 50 项的有 2007 年 57 项，2013 年 51 项，2017 年 50 项，2018 年 62 项，2019 年 55 项。具体见表 5-5-3。各年度项目数变化趋势见附录图 5-5-1。

表 5-5-3　1992—2021 年中医药重要科技创新项目年度分布情况

年份	项目数（个）	年份	项目数（个）
1992	2	2008	14
1993	1	2009	32
1994	1	2010	23
1997	1	2011	28
1998	2	2012	42
1999	4	2013	51
2000	2	2014	29
2001	1	2015	44
2002	9	2016	18
2003	2	2017	50
2004	3	2018	62

续表

年份	项目数（个）	年份	项目数（个）
2005	27	2019	55
2006	112	2020	16
2007	59	2021	16

从以上数据可见，中医药重点科技创新项目的支持力度在不断加强，自 2005 年起，中医药重要科技创新项目的立项数量总体呈现上升趋势，并存在 2006 年、2013 年、2018 年 3 个增长高峰。2005 年，国家自然科学基金委员会组织资助了"中医药学几个关键科学问题的现代研究"重大研究计划，其中重点项目经费 1 170 万元，而且在该年，"973"计划首次设立中医药研究专项[5]，自此中医药重要科技创新项目得到明显增多。2006 年出现的第一次项目数高峰，主要与"973"计划项目（31 个）、国家科技支撑计划项目（80 个）的立项项目有关；2013 年的项目数高峰主要由"973"计划项目（25 项）、国家科技支撑计划项目（32 项）构成；2018 年的项目数高峰主要由国家自然科学基金重点项目（12 项）和国家重点研发计划项目（43 项）构成。这种变化趋势与国家各阶段的中医药发展计划相吻合。从纳入项目的支出经费上来看，经费支持力度总体是呈提升趋势，在 2017—2018 年的重点研发计划中，达到平均每个项目经费 1 233.96 万元，较以往的基金项目有较大提升。可见，国家对于中医药科技创新项目的专项支持及经费支持力度均在提升，为中医药创新发展提供了有力支撑。

二、中医药重要科技创新项目依托单位情况

本次纳入统计项目的依托单位共有 194 家，其中承担项目数排名前五位的分别为北京中医药大学（58 项）、上海中医药大学（40 项）、中国中医科学院（38 项）、成都中医药大学（25 项）、广州中医药大学（22 项）。项目数排名前 10 位的单位共获资助项目 273 项，占总项目数的 39.74%。具体见表 5-5-4。

表 5-5-4　1992—2021 年中医药重要科技创新项目依托单位分布（前 10 位）

序号	单位名称	项目数（个）	累计占比（%）
1	北京中医药大学	58	8.44
2	上海中医药大学	40	14.26

序号	单位名称	项目数（个）	累计占比（%）
3	中国中医科学院	38	19.80
4	成都中医药大学	25	23.44
5	广州中医药大学	22	26.64
6	天津中医药大学	22	29.84
7	南京中医药大学	18	32.46
8	中国中医科学院广安门医院	17	34.93
9	中国中医科学院中药研究所	17	37.41
10	中国中医科学院西苑医院	16	39.74

注：国家自然科学基金 2020—2021 部分项目信息不全，未纳入项目依托单位统计。共 687 项纳入统计。

从项目依托单位所属类型分析，医药类大学、研究机构、医疗机构三类单位承担的项目数最多，分别为 330 项（48.03%）、133 项（19.35%）、103 项（14.99%），其中中医药类大学 280 项（48.03%）、中医药研究机构 37 项（5.39%）、中医医疗机构 75 项（10.91%）。见附录图 5-5-2。

从项目依托单位所在地域分析，中医药重要科技创新项目分布于 30 个省（市），排名前 5 位的地区为北京、上海、广东、江苏、天津，共 466 个，占总数的 67.83%。具体见表 5-5-5。

表 5-5-5　中医药重要科技创新项目依托单位地域分布情况

序号	地域	项目数（个）	累计占比（%）	序号	地域	项目数（个）	累计占比（%）
1	北京	256	37.26	16	陕西	9	93.60
2	上海	84	49.49	17	湖南	9	94.91
3	广东	48	56.48	18	河北	6	95.78
4	江苏	41	62.45	19	新疆	5	96.51
5	天津	37	67.83	20	内蒙古	4	97.09
6	四川	34	72.78	21	广西	4	97.67
7	浙江	22	75.98	22	贵州	3	98.11
8	山东	21	79.04	23	山西	3	98.54

续表

序号	地域	项目数（个）	累计占比（％）	序号	地域	项目数（个）	累计占比（％）
9	河南	18	81.66	24	云南	2	98.84
10	辽宁	15	83.84	25	甘肃	2	99.13
11	江西	13	85.73	26	安徽	2	99.42
12	吉林	13	87.63	27	香港	1	99.56
13	湖北	12	89.37	28	澳门	1	99.71
14	黑龙江	11	90.98	29	重庆	1	99.85
15	福建	9	92.28	30	青海	1	100.00

中医药重点科技创新项目地区集中趋势明显，并且中医药类大学是研究的主力军。项目分布具有较高的地区集聚性，主要集中在北京、上海、广东、江苏、天津等经济较发达地区，展现了东部地区突出的创新优势。虽然北京、上海、广东等这些地区在科技创新投入、科技创新产出、科技创新环境和科技创新潜力等方面均居于全国领先地位，但是，从另一方面也反映出地域中医药科技创新发展不均衡的问题，研究资源的共享不够。本次纳入的中医药重要科技创新项目依托单位多以中医药类大学为主，说明中医药高校是中医药科技创新的主力军，在促进中医药传承创新发展过程中发挥了重要作用。另一方面，也发现中医药科技创新的研究机构呈多元化发展，其中西医院校及综合性大学的研究力量不容忽视，如南方医科大学、北京大学、复旦大学等。同时近年来，也有更多的医药企业加入中医药科技创新研究，参与的项目多与中药方剂研究和中医设备研究有关，这对促进中医药的产业化、现代化具有重要推动作用。高校、科研机构、医疗机构、企业与政府机构相互配合，围绕共同的目标，通过共享技术、资源，形成创新合力，形成良好的政产学研协同创新模式，共同攻克中医药发展过程中的瓶颈问题。

三、中医药重要科技创新项目研究领域分布情况

按照中医基础理论研究、中药方剂研究、针灸穴位及其他外治法研究、科研方法学、中医相关软硬件、中医文化及典籍六大研究领域进行分析，发现中医基础理论研究、中药方剂研究、针灸穴位及其他外治法研究这3个研究领域的项目数最多，分别为282项（41.05%）、227项（33.04%）、121项（17.61%）。具体见表5-5-6。

表 5-5-6　中医药重要科技创新项目研究领域分布情况

序号	研究领域	项目数及占比 [个（%）]
1	中医基础理论研究	282（41.05）
2	中药方剂研究	227（33.04）
3	针灸穴位及其他外治法研究	121（17.61）
4	科研方法学	26（3.78）
5	中医相关软硬件研究	20（2.91）
6	中医文化及典籍	11（1.60）

注：国家自然科学基金 2020—2021 部分项目信息不全，未纳入项目研究领域统计中。共 687 项纳入统计。

在本报告纳入项目中，中医基础理论研究、中药方剂研究、针灸穴位及其他外治法研究 3 个研究领域占多数。中医基础理论研究是中医药发展的基础，在各专项的立项项目中占主要部分。国医大师陆广莘[6]指出："中医学的基础研究，也就是中医学的基础理论研究。中医基础理论是中医学目标对象的理论模型，是中医理论体系的核心，是中医学特色的根本所在……"中药方剂研究，包括药效物质基础研究、中药方剂配伍等，是阐释中药整体功效及其作用本质的核心环节，是中医药现代化的关键步骤。在针灸穴位及其他外治法的研究中，主要集中于针刺机制、穴位配伍、经穴特异性等，同时也包括艾灸、挂线法等其他治疗方法的研究。同时，在中医药现代化的进程中，一定存在着对中医药研究方法和技术的革新。随着循证医学、统计学、临床流行病学等学科新思想、新方法不断应用于中医药研究，中医科研方法学研究逐渐得到重视。在这几个重要专项中，都在多学科交叉的基础上进行了中医药研究适宜性方法和技术的探索。

不同中医药重点科技创新项目主攻方向各有侧重。2002—2004 年期间的国家自然科学基金重大研究计划——"中医药学几个关键科学问题的现代研究"，主要针对证候、方剂、针灸原理研究、中医药学研究的新方法和新技术展开[7]。国家自然科学基金重点项目重视中药方剂、中医理论的基础研究，项目数分别为 65 项（47.45%）、54 项（39.72%）。"973"计划主要围绕中医基础理论研究展开，包括中医、针灸、中药、疗效评价理论基础研究[8]，坚持中医理论自身道路，注重多种创新思路的探索，强调多学科新技术的交叉应用。国家科技支撑计划更注重于中医临床应用的研究和中药资源应用，包括中医各疾病诊疗方案、名老中医经验传承、中药产业化和标准化等，注重中医药理论的临床应用和成果转化。国家重点研发计划的"中医药现代化研究"专项，以中医药防治重大疾病、中医治未病、中药开发及质量控制三大领域为重点，将专项研究任务分解为中医药理论传承与创新、中医药防治重大疾病、中药资源保障、中医药大健康产业科技示范、中医药国际化、少数民族医药传承与创新六大任务，在传承创新中医药理论的同时，兼顾中医药的应用和推广，在既往研究的基础上进行多学科交叉，注重产学研协同创新模式，将中医药逐步实现现代化。国家社会科学基金主要开展中医药文化相关项目。这些专项从不同角度出发，以实现中医药的传承创新发展为主要目标，针对性攻克不同阶段中医药发展面临的问题，逐步将中医药的产学研融合，共同促进中医药事业的发展。

四、展望

随着社会和经济的快速发展，中医药迎来了难得的历史机遇，同时也对中医药创新发展提出了更高的要求。中医药发展，必须紧扣时代脉搏，充分吸收和利用人类文明成果，赶上时代发展的浪潮。如何在坚持中医药自身特点和规律的同时，大力促进中医药科的技创新发展，是中医药事业发展的重点、难点。这条发展之路必将进展与困惑同在，已知与未知并存。为此，中医人要充分地认识并为之付出长期而艰苦的努力，充分结合现代科学技术，发挥多学科优势力量，不断深入研究和科学总结中医药学，为人类健康作出更大贡献，提供更多中国智慧。

参考文献

［1］中医药发展战略规划纲要（2016—2030年）［EB/OL］.（2017-05-12）［2022-10-18］https://www.ndrc.gov.cn/fggz/fzzlgh/gjjzxgh/201705/t20170512_1196760.html?code=&state=123.

［2］国家中医药管理局　科技部关于印发《关于加强中医药健康服务科技创新的指导意见》［EB/OL］.（2018-05-13）［2022-10-18］http://kjs.satcm.gov.cn/zhengcewenjian/2018-08-13/7633.html.

［3］国家中医药管理局关于印发《关于加快中医药科技创新体系建设的若干意见》的通知［EB/OL］.（2016-12-23）［2022-10-18］http://www.satcm.gov.cn/kejisi/zhengcewenjian/2018-03-24/3523.html.

［4］中共中央　国务院关于促进中医药传承创新发展的意见［EB/OL］.（2019-10-20）［2022-10-18］http://www.gov.cn/zhengce/2019-10/26/content_5445336.htm.

［5］中医药研究列入国家"973"计划［EB/OL］.（2005-07-27）［2022-10-18］https://www.cas.cn/xw/kjsm/gndt/200507/t20050721_1001418.shtml.

［6］陆广莘 . 中医学的基础研究问题［J］. 中国中医基础医学杂志，2000（1）：6-9.

［7］闫兴丽，王昌恩，林娜，等 . 国家自然科学基金重大研究计划中《中医药学几个关键问题的现代化研究》受理与资助情况分析［J］. 中国中西医结合杂志，2005（7）：655-657.

［8］王思成，徐春波 . 国家重大中医理论基础研究资源状况分析［J］. 中国基础科学，2010，12（2）：36-40.

06

第六章　中药产业篇

中药材资源数据解析

中国中医药出版社有限公司

中经网数据有限公司

【摘要】由于历史文化、地理环境和社会发展水平不同等多种原因，各地区的中药资源开发利用程度和应用范围存在着很大的差异，形成了具有不同内涵、相对独立又相互联系的部分。本报告现就中药材和民族药的应用种类进行论述。

【关键词】中药材；民族药；中华人民共和国药典

Analysis on Chinese Medicinal Material Resource Data

China Press of Traditional Chinese Medicine Co., Ltd
CEInet Data Co., Ltd.

【Abstract】Due to the differences in the historical, cultural and geographical environment, and in social development level and other reasons, there are great differences in the degree of development and utilization and application scope of TCM resources in different regions, developing relative independence and interrelation with different connotations. The types of Chinese medicinal material and ethnic medicine applied are discussed herein.

【Keywords】Chinese medicinal material; ethnic medicine; pharmacopoeia of the People's Republic of China

一、中药材的种类

中药包括中药材、饮片和中成药，而中药材又是饮片和中成药的原料。据调查，全国用于饮片和中成药的药材有 1 000～1 200 余种，其中野生中药材种类占 80% 左右；栽培药材种类占 20% 左右。在全国应用的中药材中，植物类药材有800～900 种，占 90%；动物类药材 100 多种；矿物类药材 70～80 种。植物类药材中，根及根茎类药材在 200～250 种，果实种子类药材 180～230 种，全草类药材 160～180 种，花类药材 60～70 种，叶类药材 50～60 种，皮类药材 30～40

种，藤木类药材 40～50 种，菌藻类药材 20 种左右，植物类药材加工品如胆南星、青黛、竹茹等 20～25 种。动物类药材中，无脊椎动物药材如紫梢花、海浮石等有30～40 种，昆虫类药材 30～40 种，鱼类两栖类、爬行类药材 40～60 种，兽类药材 60 种左右。

（一）各地生产经营的中药材种类

中药资源显著的地域性决定了我国各地生产、收购的药材种类不同，各地用药习惯不同，所经营的中药材种类和数量亦不同。全国各地生产、收购的中药材种类各具特色，构成了中药材区域化的模式。我国黄河以北的广大地区，以耐寒、耐旱、耐盐碱的根及根茎类药材居多，果实类药材次之；长江流域及我国南部广大地区以喜暖、喜湿润种类为多，叶类、全草类、花类、藤木类、皮类和动物类药材所占比重较大。我国北方各省、区收购的家、野生药材一般在 200～300 种，南方各省、区收购的家、野生药材约在 300～400 种。东北地区栽培（饲养）种类以人参、鹿茸、细辛为代表；野生种类则以黄柏、防风、龙胆、蛤蟆油等为代表；华北地区的栽培种类以党参、黄芪、地黄、山药、金银花为代表；野生种类则以黄芩、柴胡、远志、知母、酸枣仁、连翘等为代表；华东地区栽培种类以贝母、金银花、延胡索、白芍、厚朴、白术、牡丹皮为代表；野生种类则以蝎子、蛇类、夏枯草、蟾酥、柏子仁等为代表；华中地区栽培种类以茯苓、山茱萸、辛夷、独活、续断、枳壳等为代表；野生种类则以蜈蚣、龟甲、鳖甲、半夏、射干为代表；华南地区栽培种类以砂仁、槟榔、益智、佛手、广藿香为代表；野生种类则以何首乌、防己、草果、石斛、蛤蚧等为代表；西南地栽培种类以黄连、杜仲、川芎、附子、三七、郁金、麦冬等为代表；野生种类则以麝香、川贝母、冬虫夏草、羌活为代表；西北地区栽培种类以天麻、杜仲、当归、党参、枸杞子等为代表；野生种类则以甘草、麻黄、大黄、秦艽、肉苁蓉、锁阳等为代表。海洋药物以昆布、海藻、石决明、牡蛎、海马等为代表种。

中药材的大多数品种在全国范围内经营调拨，全国药材系统每年都要举办药材商品交流会。在全国交流会中交流的中药材一般在 800～1 000 种，最多达几千种。在全国经营的药材品种中，常用药材有 500～600 种，少常用药材 200 种左右，不常用药材约 100 种，还有少数冷门药。从各地经营规模来看，北京、天津、上海、广州等大城一般为 700～800 种，中小城一般在 500～600 种，县及县以下为300～400 种。上海是我国经营药材品种较多的地区，据记载，最多时可达几千种。

（二）《中华人民共和国药典》收载的中药材种类

《中华人民共和国药典》（以下简称《中国药典》）是我国的国家药品标准。《中华人民共和国药品管理法》规定：药品必须符合国家药品标准或直辖药品标准（简称地方标准）。1953 年颁布第一版《中国药典》，自 1963 年第二版《中国药典》到 2020 年版，收载药材种类明显地增加。

2020 年版《中国药典》共收载品种 5 911 种，其中，新增 319 种，修订 3 177 种，不再收载 10 种，品种调整合并 4 种。一部中药收载 2 711 种，其中新增 117 种，删除 5 种，修订 452 种。其中，中药材饮片新增 1 种，删除 3 种，修订 218 种。

2020 版《中国药典》删除了马兜铃、天仙藤、穿山甲 3 个品种中药材饮片。近年来，《中国药典》已经建立并执行了药品质量标准的退出制度。根据 2020 年版《中国药典》编审大纲的要求，对于野生资源枯竭、商品匮乏、存在明显安全性、伦理等问题（如化石类、人类胎盘类、动物粪便类等），以及基础研究薄弱的品种从《中国药典》中退出或不再增加。就 2020 版《中国药典》的 3 个淘汰中药材饮片品种而言，马兜铃、天仙藤的基源均为马兜铃属植物的不同药用部位，由于其存在肾毒性安全风险；穿山甲因其升级成国家一级保护野生动物，存在野生资源问题。随着马兜铃、天仙藤、穿山甲退出《中国药典》，意味着处方中含有 3 种药材的中成药在未来可能存在较大的不确定性。

2020 版《中国药典》新增的中药材饮片仅有裸花紫珠一个品种。为了保证《中国药典》收载中药材品种的相对稳定，原则上不轻易增加新的药材品种和药材新来源。但由于以裸花紫珠为原料的裸花紫珠片、裸花紫珠胶囊等制剂为《中国药典》品种，出现明显"倒挂"，因此《中国药典》将其增补进入。2015 版《中国药典》一部也仅新增木芙蓉叶、红花龙胆、岩白菜 3 种药材。因此，可以看出，药典未来新增中药材品种依然非常困难。

（三）地方标准收载的药材种类

地方标准属地方性用药法规，是对《中国药典》的实施或补充，通常收载地区习用的药材。例如，《中国药典》收载的天仙子为茄科植物莨菪的种子，而广东、江西等地则习用爵床科植物岩水蓑衣的种子，称"南天仙子"。据统计，全国有 200 多种药材的用药习惯存在地区性差异，比较普遍的有地丁、白头翁、贯众、透骨草、大青叶等。

目前，我国各省（区）的地方标准尚无统一要求，从已出版的一些地方标准来看，其名称、出版时间不尽一致。现将部分省、区的药品标准收载的中药材品种作一统计。

地方标准中，地区性习用药材占有相当大的比重。例如，《四川省中药材标准》收载的《中国药典》品种只占11%，89%属《中国药典》以外品种；《云南省中药材标准》收载的地方习用品种占72%。地方标准收载的药材具有很浓的地区特色，如四川的阿坝当归、川中南星、川党参、四川牡丹、康定玉竹和川南马兜铃等，云南的云白芍、金铁锁、珠子参、薯莨和理枣仁等。

（四）中成药及临床处方中的药材种类

中成药是固定的成方制剂，其方剂组成涉及的药材比较广泛。《中国基本中成药》收载各类中成药700种，涉及药材574种（不包括不同炮制方法的药材品种）。

中成药的原料绝大部分属普遍经营的中药材，但许多配方也吸收了一些目前尚无经销的、属于民间药范畴的草药，如矮地茶、臭梧桐叶、南蛇藤、菱角、秋梨、青萝卜、洋葱头、荠菜、杜鹃叶、白背叶、岗稔子、柳蘑、蜣螂、鳝鱼、猪下颌骨、羊胫骨、鸡脚、麻雀脑、海螺、铁屑、铜绿和香墨等。

同中成药配方相比，临床处方有着很大的灵活性。据了解，中医处方中所用药材种类多在250～300种，多者400～500种，基本上是市售中药材。

（五）出口的药材种类

我国药材出口历史久远，据记载，自唐宋时期就向外输出药材。输出的药材品种主要有朱砂、人参、牛黄、茯苓、茯神、附子、川椒、常山、远志、甘草、川芎、白术、防风、杏仁、黄芩、大黄、白芷、豆蔻、麝香、鹿茸、五加皮、薄荷、陈皮、桂皮、当归、麻黄、莨菪、樟脑、五倍子及硫黄等。

至今，我国仍是药材出口的主要国家。我国的中药材出口地包括东南亚、日本、美国等80多个国家和地区。

目前，我国出口的各类药材约有500种，其中植物药材主要有人参、甘草、黄芪、桔梗、龙胆、巴戟天、草乌、柴胡、防风、紫草、白芍、当归、党参、丹参、玄参、地黄、黄芩、牛膝、独活、麦冬、三七、苦参、茜草、何首乌、大黄、贝母、黄连、川芎、知母、升麻、玉竹、黄精、天麻、姜黄、白术、苍术、天南星、延胡索、贯众、杜仲、厚朴、黄柏、秦皮、石斛、钩藤、桑枝、竹茹、桑叶、艾叶、十大功劳叶、枇杷叶、淡竹叶、红花、款冬花、金银花、菊花、玫瑰花、密蒙花、蒲黄、松花粉、女贞子、五味子、枳实、枳壳、瓜蒌、益智、木瓜、春砂仁、小茴香、乌梅、山茱萸、枸杞子、山楂、酸枣仁、郁李仁、芥子、木鳖子、麻黄、茵陈、益母草、细辛、瞿麦、锁阳、藿香、香薷、冬虫夏草、茯苓、猪苓、马勃和雷丸等；动物药材主要有鹿茸、麝香、阿胶、蜈蚣、全蝎、蛤蟆油、桑螵蛸、蜂房、龟甲与鳖甲等；矿物药材主要有赭石、朱砂、鹅管石、自然铜、龙骨和琥珀等。

（六）贵重药材的种类

在中药材商品史上，贵细中药的说法和分类自古有之，且专业化程度很高。中华人民共和国成立后，中药商品规格划分继续沿用了传统说法，将多个贵重中药材统称为"贵细料"或"细贵料"。

到 1981 年，国家医药管理总局、卫生部、工商行政管理总局联合发文，明确"贵重药材"品种包括：犀角、羚羊角、牛黄、麝香、鹿茸、冬虫夏草、虎骨、豹骨等 15 个品种。随后，在国务院《关于加强市场管理打击投机倒把和走私活动的指示》中，将非法倒卖贵重药材列为投机倒把活动，明确"贵重药材"的品种如下：麝香、牛黄、人参、三七、黄连、贝母、鹿茸、冬虫夏草、天麻、珍珠、虎骨、豹骨、熊胆、杜仲、厚朴、全蝎、肉桂、沉香、芋肉、蟾酥、金银花、巴戟天、阿胶、犀角、广角、羚羊角、乳香、没药、血竭、砂仁、檀香、公丁香、西红花。这些品种一般资源较少，生长期长，发展缓慢，有的需从国外进口，供应比较紧缺。总类达到 33 个，后来加上穿山甲，这也是行业内常说的"34 个贵细料"的来源。

时过境迁，贵细料含义和品种已发生极大变化。首先，是多个国家保护动植物资源，早已退出中药流通。主要是国家重点保护的品种，如一级保护品种：虎骨、豹骨、羚羊角、梅花鹿茸（野生）、穿山甲；二级保护品种：马鹿茸（野生）、麝香（天然）、熊胆、甘草（野生）、黄连（野生）、血竭（天然）等。二是供给量加大，价格下降不适宜列入贵细料的品种。这类品种随着供给量的加大，价格下降明显，再列入贵细料意义不大。如杜仲、厚朴、肉桂、山萸肉、金银花、巴戟天、砂仁、丁香，甚至包括乳香和没药。三是近些年开发的新资源，已经被商家当作贵细料对待。近年来，随着民众健康意识增加，开发了众多效果独特、价值昂贵的药食两用品种或新资源。这些品种早已在流通中被当作贵细料管控，应纳入贵细料品类。如黑枸杞子、金线莲、铁皮石斛等。四是资源加速枯竭，价格大幅上涨的品种。众多历史上供给平衡的药材，随着过度开发，目前已出现资源加速枯竭，价格上涨，就列入贵细料品种，如降香、檀香、水蛭和多种蛇类药材等。

二、民族药品种与使用现状

我国是个多民族国家，各民族在与疾病抗争、维系民族生存繁衍的过程中，以各自的生活环境、自然资源、民族文化、宗教信仰等为根基，创立了具有本民族特色的医药体系。我们少数民族使用的、以本民族传统医药理论和实践为指导的药物，称为民族药。

（一）民族药的种类概况

民族药发源于少数民族地区，具有鲜明的地域性和民族传统。据初步统计，全国 55 个少数民族，近 80% 的民族有自己的药物，其中有独立的民族医药体系的约占 1/3。中华人民共和国成立以来，由于党和政府的关怀、重视，民族药的发掘、整理、研究工作取得了显著的成果，出版了一批全国和地区性民族药专著。据有关资料报道，目前我国民族药已达 3 700 多种。

《中国民族药辞典》共收载各民族使用传统药物的总数为 7 736 种，其中植物类占 7 022 种，是各少数民族使用的主体，许多人口不多的少数民族只用植物药；动物类占 551 种，使用最多的民族依次为藏族 321 种、彝族 141 种、朝鲜族 138 种、蒙古族 103 种、维吾尔族 86 种等；矿物类占 163 种，使用最多的民族依次为藏族 139 种、蒙古族 50 种、维吾尔族 40 种、朝鲜族 25 种、彝族 19 种等。

各民族使用药物数使用最多的民族依次为藏族 3 105 种、土家族 1 453 种、傣族 1 236 种、蒙古族 1 234 种、瑶族 1 230 种。各民族使用进口药材共 94 种（除犀角、象牙、宝石类矿物药和天然药物原料外）。其中使用民族最多的依次为维吾尔族 76 种、蒙古族 27 种、藏族 26 种、傣族 10 种、回族 8 种。深受传统中医药的影响，汉族使用较多的动植物药在少数民族中使用也较多，如车前子在 39 个民族中使用，荠菜在 30 个民族中使用，黑熊在 23 个民族中使用。《中国民族药辞典》有 657 种药物基源与《中国药典》2010 年版的品种基源相同，即《中国药典》收载的药物品种在中国多个少数民族地区均有使用。使用的矿物药（除藏族外）均较少。目前，中国共有 20 个少数民族使用矿物药。《中国民族药辞典》收载矿物药 163 种，其中 80 种仅藏族使用，1 548 种是藏族和其他民族共同使用。一味矿物药最多有 12 个少数民族共同使用。其中 101 种汉族未收载（限《中国民族药辞典》引用的对比文献）。这说明矿物药集中在藏族里使用，其数量也大大超过汉族。

《中药大辞典》包含的民族药有藏药 404 种、傣药 400 种、蒙药 323 种、彝药

324 种和畲药 200 种。

我国民族药的起源、发展、理论体系的形成及用药种类等各有其特色。在中药资源普查中，部分民族地区收集和整理了民族用药情况及种类：四川阿坝藏族羌族自治州整理出羌族常用药 100 种；湖南初步查出本省苗族、土家族、瑶族、侗族等习用民族药 361 种；云南德宏傣族景颇族自治州收录傣药 330 种、景颇族药 123 种；广西《环江县毛南族药名录》收载药物 556 种。另据有关单位调查统计，广西有瑶族药 555 种、侗族药 298 种、仫佬族药 259 种、苗族药 213 种、京族药 27 种及彝族药 21 种。

（二）我国民族药的渊源

包括汉族和少数民族在内的我国民族传统医药，是中华民族的共同财富。各民族医药在独立发展、保持本民族特色的基础上，彼此也相互借鉴，有着许多共同点，民族药之间联系最广泛的是在药物的使用方面。从历史上看，历代本草都程度不同地选择、吸收了少数民族地区的药物，如唐代《本草拾遗》中收载的"玳瑁"，就是来自民间用药。据不完全统计，历代本草中收载的民族地区药物有 100 多种。目前中医药常用的许多药材，如冬虫夏草、麝香、人参、天麻、三七、枸杞子、大芸、甘草、麻黄、红花、儿茶、砂仁、血竭、紫胶虫、贝母等，大多产在少数民族地区。另一方面，少数民族也移植、应用了大量的汉族药物。

民族药融通的最好例证，是药物的交叉使用。据报道，目前藏汉共用的药物有 300 多种，蒙汉共用的 400 多种，维汉共用的 155 种，佤汉共用的 80 种。民族间通用同一种药物的情况非常普遍，如诃子有 7 个民族使用，天冬有 18 个民族使用，用马鞭草的有 20 个民族，用鱼腥草的有 23 个民族，用车前的则多达 29 个民族。局部地区亦如此，如新疆巴音郭楞蒙古州 500 种蒙药中，有 70% 与汉族药物相同；四川阿坝藏族羌族自治州常用藏药中，相同于汉族的种数占 1/2；青海地区汉藏交叉的药物有 121 种。少数民族间的药物也相互沟通，如蒙药中约 10% 出自藏药。民族用药的交叉问题比较复杂，有的是药名相同而基原各异，有的则是基原相同而药用部位或功效却不同。如中医用刺猬皮，朝鲜族用刺猬胆；中医用蝙蝠的粪便，傣族则用其血。红花有活血通经、散瘀止痛的功效，而维吾尔族则用以止咳。白鲜皮能清热燥湿、祛风止痒，而宁夏回族地区民间则用于治疗刀伤出血，并流传有"家有八股牛（白鲜皮之别名），刀伤不发愁"的说法。我国各民族医药并存发展、相得益彰，充分显示了民族间的团结和睦、共同繁荣的大家庭关系。

中药材种植与加工现状与展望

中国中医药出版社有限公司

中经网数据有限公司

【摘要】受益于政策支持，近几年我国中药材产业得到重视，因此中药材种植行业随之快速发展，国内中药材种植种植面积提升，产量稳定增长。本报告主要内容包括以下 3 个方面：全国中药材种植面积，中药材种植现状及提高种植水平的策略，以及中药材产地加工与炮制一体化技术的研究近况。

【关键词】中药材种植；药食同源；中药材产地加工与炮制一体化技术

Status and Prospect of Chinese Medicinal Material Planting and Processing

China Press of Traditional Chinese Medicine Co., Ltd

CEInet Data Co., Ltd.

【Abstract】In recent years, as the Chinese medicinal material industry has received attention thanks to policy support, the Chinese medicinal material planting industry has developed rapidly, manifested by the improved planting area at home and the steady increase of output. This paper mainly covers the following three aspects: Chinese medicinal material planting area all over the country, Chinese medicinal material planting status and planting level improvement strategy, and the recent development of research on the Chinese medicinal material processing and preparation integration technology.

【Keywords】Chinese medicinal material planting; homology of medicine and food; Chinese medicinal material processing and preparation integration technology

一、中药材种植面积保持较快增长

中药是中华民族对自然资源创造性开发与利用的结果，我国自古就有常用中药材由一地或多地生产供应全国使用形成中药材主产区的情况，我国的中药材种植面积和产量均居世界首位。

目前 50 余种濒危野生中药材实现了种植养殖或替代，常用 600 种中药材中的 200 余种常用大宗中药材实现了规模化种养，第四次全国中药资源普查已汇总 730 余种种植中药材的信息。中药材种植面积呈现大幅度增加的趋势，2019 年全国中药材种植面积达到 7 475 万亩（1 亩 ≈667 平方米），各地面积差异较大，其中云南、广西分别达到 794 万亩、685 万亩，贵州、湖北、河南 3 个省在 500 万亩～600 万亩，湖南、陕西、广东、四川、山西 5 个省在 300 万亩～500 万亩，河北、重庆、山东、内蒙古、甘肃、吉林、安徽、辽宁、黑龙江、海南、宁夏 11 个省在 100 万亩～300 万亩。根据国家中药材产业技术体系的初步汇总数据显示，2020 年全国中药材种植面积约为 8 822 万亩。

不同中药材的种植面积差异较大，仅以 2019 年有统计数据的 59 种常用大宗中药材为例，其种植总面积为 2 046 万亩，其中 12 种中药材突破 50 万亩，连翘居首位，达到 322 万亩，枸杞子、黄芪、金银花（含山银花）、丹参等超过 100 万亩，黄芩、山楂、党参、当归、柴胡、山茱萸、苦参等超过 50 万亩。见附录图 6-2-1。

全国已有 21 个省、市、自治区 60 余种中药材开展了生态种植的探索和实践。如东北地区人参生态种植（林下参）模式，华北地区连翘"二保护、三不管、二混栽"野生抚育与生态种植技术模式，浙江省重楼、三叶青、金线莲、前胡、黄精等林下生态种植与仿野生栽培模式，宁夏、内蒙古黄芪农田栽培中形成的"春发草库、伏耕培肥、秋季播种、双膜覆盖、水肥一体、农机农艺结合"的农田生态种植综合配套技术体系等，均采用模仿野生生境的生态种植方式，从源头上有效提升了中药材质量和安全性。

二、中药材主要产地发展特点

通过整合国家中药材产业技术体系各岗位和试验站的调研数据，并综合各区域中药材产业文献和新闻报道资料，本报告选择黑龙江、河北、山西、山东、湖北、贵州、云南、四川、甘肃 9 个代表省，对各省中药材产业发展特点进行梳理。

（一）黑龙江

黑龙江省地处祖国北端，幅员辽阔，气候冷凉，药用植物资源丰富，蕴藏量大，是北方地道药材主产区之一，在黑龙江省发展中药材种植和加工产业具备资源、自然生态、种植、产业、科研、政策扶持和改革机遇七大优势。

　　黑龙江省的道地药材主要有人参、党参、甘草、黄芪、黄芩、桔梗、柴胡、紫菀、紫草、防风、旱半夏、北龙胆草、苍术、知母、升麻、薤白、穿山龙、关白附、天南星、锦灯笼、菟丝子、韭菜子、苏子、红花、金莲花、黄柏、白鲜皮等。防风、黄柏、刺五加、满山红等品种的产量居全国首位，人参、苍术、龙胆等位居第二，五味子、玉竹等位居第三；其他还有黄芪、龙胆草、苍术、柴胡、知母、车前子、牛蒡子等大宗药材可供应全国。

　　黑龙江中药材产业呈现出前所未有的良好态势。黑龙江省农业农村厅的数据显示，2020 年黑龙江种植面积达到 260 万亩，产量 52 万吨，产值 104 亿元，效益 35 亿元，均比 2018 年翻一番。①"龙九味"种植面积 134.7 万亩，创建万亩以上示范区 18 个、10 万亩以上大县 5 个；②板蓝根、刺五加面积均达到 30 万亩以上，紫苏、人参、关防风种植面积均达到 20 万亩以上；③优质中药材在全国的市场份额不断提高，刺五加占 80% 以上，板蓝根占 50% 以上，关防风占 40% 以上，平贝母占 30% 以上；④ 2020 年新建国家级产业园 1 个、省级产业园 6 个、中药材特色小镇 5 个、种子种苗繁育基地 208 个，认定"定制药园"11 个。

（二）河北

　　河北省是中药材生产经营大省，历史悠久，中药材资源丰富，有中药材资源 1 716 种，其中药用植物 1 442 种，栽培 200 多种，列入国家各种保护目录的药材有 60 多种，列入河北省植物保护名录的有 130 多种，闻名全国的道地药材有 20 多种。

　　河北省中药材形成了太行山产业带、燕山产业带和坝上产区、冀中南平原产区、冀南产区"两带三区"产业布局，建成了很多中药材生产大县，巨鹿县、隆化县、滦平县、安国市、青龙县、邢台县、围场县和内丘县中药材种植面积均在 10 万亩以上，总面积达 106 万亩，占全省的 40.7%，万亩以上生产县有 44 个，总面积 241.04 万亩，占全省的 92.0%。

　　河北 2020 年中药材种植总面积稳步发展，据承德综合试验站提供的数据为 273 万亩。河北省人民政府新闻办公室报道：①着力打造燕山、太行山中药材产业带和冀中平原、冀南平原、坝上高原中药材产区"两带三区"，优势产区种植规模发展到 116 万亩，常年种植品种 120 多个；②已创建千亩以上中药材示范园 396 个，万亩以上现代园区 15 个，10 万亩以上产业大县 5 个；③创建国家级特优区 3 个，省级特优区 11 个，涉县柴胡等 14 个产品登记了地理标志；④在全国率先成立省级中药材产业技术体系创新团队，省级中药材地方标准数量居全国首位。基本形成了覆盖全省大宗中药材野生抚育、仿野生栽培、绿色防控、配方施肥和林药间作等全链条的标准体系。

（三）山西

山西省有着丰富的中药材资源。据第四次全国中药材资源普查试点初步统计，全省共有中药材 1 788 种，其中植物药 1 625 种、动物药 133 种、矿物药 30 种。黄芪、连翘、党参、远志、柴胡、山药、地黄 7 个品种质量和产量居全国前列；连翘、黄芩、远志、党参等优势品种市场占有率高，分别占到全国的 50%、40%、70%、10%。特别是连翘资源量占全国 60% 以上，而且许多品种因药用成分含量高，深受市场欢迎。

山西省重点建设了以黄芪、黄芩、党参、柴胡、地黄、远志、苦参、山药等为主要品种的中药材种植基地；全省逐步形成了以潞党参、黄芩、连翘、柴胡、苦参、山药、山茱萸等为主的太行山中药材基地；以连翘、柴胡、板蓝根等为主的太岳山中药材基地；以黄芪等为主的恒山中药材基地；以远志、柴胡、地黄、丹参等为主的晋南边山丘陵中药材基地。

2020 年山西新发展中药材 64.7 万亩，总面积约 330 万亩，估算产量 45 万吨，产值 70 亿元。长治综合试验站、浑源综合试验站信息显示：① 2020 年新增柴胡 1.86 万亩，山药 4.54 万亩，金银花 5.97 万亩，连翘 5.54 万亩，建成黄芪、党参、苦参、柴胡等标准化基地 35 个；②发布山西药茶省级区域公用品牌，把药茶作为农产品精深加工十大产业集群发展的着力点、突破口，2020 年山西药茶产值达 5.1 亿元，同比上年增长 150%；全省药茶加工企业由原来的 110 多家增加到 250 多家，产品共计 50 多种 500 多款，带动约 1 万名农户实现增收；③ 58 个贫困县均种植中药材，面积约 220 多万亩。"十三五"期间，在贫困地区共建设中药材规范化生产基地约 71 万亩。

（四）山东

山东是中药材生产大省，大概有 1 470 种药材资源，包括 1 299 种植物类药材，相当于全国中药资源的 10%。全省种植中药材 70 多种，有近 20 种实现了大规模栽培，是金银花、山楂、丹参、桔梗、西洋参的重要栽培区。由于地理区位良好、气候四季分明、种植经验丰富，山东生产的中药材质量佳、药性足、色泽正，市场口碑较好、需求量较大。

2020 年种植面积 385 万亩。山东省人民政府相关信息显示：①山东省形成了鲁西南、鲁中、黄河三角洲、鲁东半岛四大药材生产种植区，以及东平湖、南四湖水生药材养殖区；②多年生中药材在地面积达到 180 万亩，种植品种超过 110 个，其中万亩以上种植规模中药材为 23 个，农业总产值约 200 亿元；③金银花、丹参、西洋参、丹皮、山楂等产量均在全国前列，其中金银花近 90 万亩，西洋参 5 万余亩，均是全国最大产区。金银花的种植面积占全国的 60% 以上，年产干花 1.8 万吨，是全国最大的金银花生产、加工和集散基地。

（五）湖北

湖北省是中药资源大省，中药资源的特点是种类多、分布广泛，南北兼具，中药资源种类居全国第五位。据第三次中药资源普查结果表明，全国中药资源达 12 807 种，湖北省拥有中药资源 3 974 种，其中药用植物 3 389 种（包括变种和亚种），药用动物 524 种，药用矿物 61 种，中药资源居全国第五位，中药材产量居全国第七位。

2020 年湖北种植面积 380 万亩，栽培品种 82 个，产量达到 70 万吨，总产值约 135 亿元。黄冈综合试验站信息显示：①全省形成鄂东南大别山区、鄂西南武陵山区、鄂西北秦巴山区、江汉平原、鄂南幕阜山区、鄂北高岗地区六大中药材产区，建成县区级中药材种养殖基地 41 个、种植企业（合作社）4 110 家；②形成神农架综合品种、蕲春蕲艾、英山苍术、罗田茯苓、麻城菊花、潜江半夏、利川黄连、巴东玄参、京山乌龟、南漳山茱萸、通城金刚藤 11 个"一县一品"建设试点；③成立湖北省中药材产业技术体系，设置"六岗四站六基地"，重点围绕蕲艾、菊花等 10 种中药材开展技术研发和示范。

（六）云南

云南省中药材种植规模居全国第一，特色品种众多，药材质量较优，有一定的品牌效应。全国药用生物资源有 12 807 种，云南有 6 559 种，占比 51.2%；全国常规种植中药材品种约 300 种，云南有 145 种，占比 48%，其中规模以上种植品种约 30 种，占 10%；全国大宗药材品种有 40 种，云南有 10 种，占 25%。

云南把中药材产业确立为打造世界一流"绿色食品牌"重点产业之一，2020 年种植面达 900 万亩，产量 114 万吨，连续 4 年均稳居全国第一。①三七、天麻、重楼、云木香、砂仁等 17 个中药材种植面积均突破 10 万亩，三七、重楼、砂仁、石斛、天麻等 10 个中药材的农业产值均超过 10 亿元，三七、灯盏花产量均占全国总量的 90% 以上，认证中药材有机产品累计达到 240 个，约占云南省有机产品获证产品总数的 8.81%；②三七、灯盏花、滇重楼、云木香、草果、云茯苓、砂仁、石斛、白及、美洲大蠊 10 个中药材占全国市场供给量的半壁江山。文山三七在"2019 农产品区域公用品牌榜"中影响力指数位列第一。

（七）贵州

贵州省得天独厚的自然条件孕育了丰富的中药材资源，是全国最重要的中药材产区之一，素有"黔地无闲草、夜郎多灵药"的美誉。全省已查明中药资源品种共 4 802 种，居全国第二位。

2020 年贵州中药材种植面积 711 万亩，产量 207 万吨，产值 224 亿元，同比上年增长 5.87%。综合《贵州日报》和贵阳综合试验站的信息显示：①贵州省种植规模跃居全国第二，产量产值进入全国前 10 位，与 2018 年相比，种植面积增长近三分之一，产值增长 105 亿元；②培育了黄平等 25 个 10 万亩以上种植大县，200 亩以上规模化标准化生产基地 1 296 个，47 个单品种种植规模超万亩，37 个单品种产值超亿元，近野生石斛种植面积、产量、产值均位居全国第一，施秉太子参、兴仁薏仁米等获得了全国市场定价权；③ 2020 年新增"定制药园"建设示范单位 37 家，覆盖 9 个市州，种植面积 20 余万亩，涵盖黄精、铁皮石斛、头花蓼、天麻、太子参、薏苡仁等 24 个中药材，所有品种实现订单种植。

（八）四川

四川省中药资源优势显著，拥有 4 个全国第一。中药资源蕴藏量全国第一，第四次全国中药资源普查数据显示，现有中药资源 7 290 种，是全国重要的中药材主产区之一；常用中药材品种数全国第一，全国常用中药材有 363 种，四川有 312 种，占全国的 86%；道地药材品种数量全国第一，四川有川芎、川贝母、附子等道地药材共 86 种，其中国家地理标志保护的中药材产品 31 个；国家 GAP 认证数量全国第一，已有 16 个品种、24 个中药材基地通过国家中药材生产质量管理规范（GAP）认证。四川省审定的中药材新品种数量居全国前列，主要包括灵芝、附子、天麻、川芎、红花等 45 个新品种。

2020 年四川中药材种植面积 700 余万亩。①形成了广元—凉山州、巴中—宜宾两条南北走向，甘孜—宜宾一条东西走向的中药材产业带，产量和产值占据全省80% 以上；②中药材总产值约 173 亿元，白及、黄连、麦冬、金银花、重楼、柴胡、附子、桔梗、栀子、川牛膝、当归、泽泻、丹参、白芷等 18 种中药材产值合计达到 106.05 亿元，为四川省大品种中药材，其中白及、黄连、川明参、天麻、川芎产值均超过 10 亿元；③建成 4 500 亩种子种苗繁育基地，设有 11 个生产基地、1 个双流保种基地和 1 个种子种苗检测中心，能对 100 多个品种进行繁育，覆盖 18 种大品种中药材；④已建立 4 个中药资源动态监测平台，形成川药信息网、川药数据库等中药材信息监测服务平台。

（九）甘肃

甘肃拥有丰富的中药材资源，是我国重要的中药材道地产区和中药材资源大省，已连续数年在中药材种植面积和产量上位居全国前列，中药材产业也是甘肃省重点发展的十大绿色生态产业之一。甘肃省已在主要中药材道地产区建立了中药材原材料生产基地，并以此为依托发展了一批企业，走上了中药材产业集聚化和规模化发展的道路。

复杂的地貌特征和多样的气候类型为甘肃省孕育出丰富的中药材资源提供了客观条件。据第四次中药普查数据显示，甘肃省中药材资源达 1 527 种（其中药用植物 1 270 种、大宗道地药材 300 余种），是我国重要的植物药源基地和中药材道地产区。目前已形成特色鲜明的四大中药材优势区域，分别陇南山地亚热带暖温带秦药区（主要药材有纹党参、黄芪、红芪、天麻、大黄、半夏、杜仲）、陇中陇东黄土高原温带半干旱西药区（主要药材有党参、枸杞子、黄芩、柴胡、黄芪、红芪、防风、独活、款冬花）、青藏高原东部高寒阴湿中药藏药区（主要药材有黄芪、红芪、党参、当归、羌活、秦艽）和河西走廊温带荒漠干旱西药区（主要药材有板蓝根、枸杞子、甘草、红花）。

2020 年甘肃中药材种植面积约 480 万亩，较 2016 年新增 44 万亩。据甘肃省人民政府相关数据显示：①甘肃省已形成陇南山地亚热带暖温带区、陇中陇东黄土高原温带半干旱区、青藏高原东部高寒阴湿区和河西走廊温带荒漠干旱区四大优势药区；②优势中药材当归、党参、黄芪、大黄、板蓝根、半夏等年产量占该品种全国总产量的 50% 以上，近 5 年当归、党参、黄芪的平均种植面积分别达到 57.6 万、75.7 万、67.4 万亩，产量分别占全国的 80%、90%、50% 以上，产值超过 200 亿元；③种植面积在 30 万亩以上的县有 4 个，20 万亩以上的县有 2 个，10 万亩以上的县有 8 个。岷县当归、渭源白条党参、陇西黄芪、武都红芪、瓜州枸杞子等18 种中药材获得国家原产地标志认证。

三、中药材产地加工与炮制一体化技术分析

中药材产地加工与炮制从最初的一体化工艺演变为两段独立的加工工艺，虽然适应了当时的市场需求，但因存在重复水处理及干燥过程，引起有效成分损失、整体加工时间长、能耗高等弊端及中药材来源难溯源等问题。近年来，业内专家提出了中药材产地加工与炮制一体化，旨在实现中药材产地加工及炮制工艺过程连贯性操作，简化工艺流程，避免中药材产地加工和炮制过程中重复的水处理与干燥工艺。传统的产地加工与炮制分段的生产工艺，需要经过多次水处理和干燥过程。以根茎类及全草类中药为例，此类中药材由于含水量高，在产地加工时常把原药材进行干燥，而在炮制时，由于根茎类药材质地坚硬，仍需用水对其闷润，润至透心后切薄片或厚片，然后再进行两次干燥；全草类药材在炮制时，需将干燥的全草重新打湿、润透、切段，再次干燥，易造成有效成分含量的损失，而中药材产地加工与炮制一体化可以避免这一环节的损耗。以制何首乌为例，何首乌的产地加工和炮制过程中均需进行切制，但是各地关于个药大小、块和片的规格均有差异，致使产地加工后的何首乌药材无法直接炮制，仍需进行再处理，在此过程中，往往采用水处理进行软化后切制，而本品质地坚硬，有效成分水溶性强，经过一系列水处理后，导致大量有效成分流失。另外，何首乌富含淀粉，极易造成霉变，且易被微生物污染，造成产品变质、微生物超标等，导致饮片质量的不可控。而采用产地加工与炮制一体化的加工方法可减少重复的水处理及干燥工艺，即将产地挖出的鲜品何首乌块根先削去两端、除去杂质，然后将其洗净后切成厚 2 ～ 3 cm 的何首乌片，于70℃下干燥 24 h，立刻用黑豆汁炮制，干燥后即得制何首乌饮片。制何首乌产地加工一体化方法不仅有利于降低成本，还能减少有效成分的流失。

四、小结

从做优做强的角度，中药材业界专家对当下的中药材种植提出一些建议。

一要重视"生态种植"。守住药材品质，才能更好实现中药材治病救人的效果。为更好地守住药材品质，可以通过科技手段研究中药材的发育规律及生物学特性，明确影响药材品质形成的生态主导因子及最适宜的生态特征，然后效仿药材的自然生长环境，充分利用山地、荒坡地等开展中药材"拟境栽培"。

二是不要照搬工业化的思维。中药材的种植不仅关乎经济效益，更关乎生态发展、社会稳定、文化传承等诸多方面。借用农业文化遗产保护的理念，要对中药材种植进行动态保护、适应性管理，不仅要保护好传统的种源、生产技术，更要结合现代生产技术，走精准农业发展之路。

三是人才培养也至关重要。在中药材种植业中，技术是关键的支持手段与基础，因此在进一步优化与改革过程中，需要拓展人才培养的发展力度。一方面要从种植户入手，通过必要的培训、教育及科学种植技术推广，改变农户的传统栽培习惯与认知水平，宣传科学种植与管理的优势与价值，并逐步打造专业化、素质化的技术团队。另一方面，要从职业教育入手，通过与职业学校合作，开设相应的专业与再教育途径，为学生、农民等提供全面的教育途径。此外，还需要进一步健全技术服务体系，由专业人员通过下乡入户等方式，指导农户使用先进的技术进行种植，并即时解决相应的问题，以提升种植户的抗风险能力。

中药材市场现状与展望[1]

中国中医药出版社有限公司

中经网数据有限公司

【摘要】"十三五"期间，中药材在中医药事业和健康服务业发展中的基础地位更加突出，利好政策不断加力，中药材产业取得了长足的发展。2017 年《中华人民共和国中医药法》正式颁布实施，2019 年《中共中央　国务院关于促进中医药传承创新发展的意见》发布，中药材产业迎来了振兴发展的大好机遇，充分体现了党和政府对广大人民群众安全有效用中药的高度重视。5 年来，中药材产业围绕"有序、安全、有效"的发展目标，涌现出一系列的成果，极大地推动了产业的发展进程。

【关键词】生态种植；道地药材；追溯体系建设

Status and Prospect of the Chinese Medicinal Material Market

China Press of Traditional Chinese Medicine Co., Ltd

CEInet Data Co., Ltd.

【Abstract】During the "13th Five-year Plan" period, as the basic position of Chinese medicinal materials became more prominent in the development of TCM and health service industry, and favorable policies have been strengthened, considerable progress has been made in the Chinese medicinal material industry. With the release and implementation of the Chinese Medicine Law in 2017, and the release of the Opinions of the Central Committee of CPC and the State Council on Promoting the Inheritance, Innovation and Development of TCM in 2019, the Chinese medicinal material industry has ushered in a great opportunity for revitalization and development, which fully reflects the great importance that the party and government attach to the people's safe and effective use of Chinese medicines. In the past five years, a series of achievements have been achieved in the Chinese medicinal material industry for realizing the goal of orderly, safe and effective development, which has greatly boosted the growth of the industry.

【Keywords】ecological planting；geo-authentic crude drug；traceability system construction

一、中药材市场规模分析

（一）中药材产量平稳增长

我国中药材品种达 1 000 多种，常用的 600 多种中药材中，有 300 多种已实现人工种养，栽培、养殖中药材品种的产量占中药材供应量的 70% 以上。随着中药材种植面积持续扩大，国内中药材产量保持平稳增长的趋势。根据中商产业研究院的数据显示，2019 年中国中药材产量为 450.5 万吨，同比上年增长 3.23%。2021 年产量约 487.50 万吨，预计 2022 年中国中药材产量将达到 507.12 万吨。见附录图 6-3-1。

（二）中药材市场成交额稳步增加

中药材因为药材质量好、疗效好，在长期使用中得到了医者与患者的普遍认可，我国中药材市场成交额稳步增加。中商产业研究院数据显示，国内中药材市场成交额由 2016 年 1 228.99 亿元增长至 2020 年的 1 664.83 亿元，年均复合增长率为 7.88%。2021 年我国中药材市场成交额增至 1 796.08 亿元，预计 2022 年我国中药材市场成交额将进一步增长至 1 937.67 亿元。见附录图 6-3-2。

（三）中药材 GAP 基地建设现状

为保证中药产品安全、有效、质量可控，促进中药标准化、国际化，亟须建立健全中药质量控制方法和标准。中药材生产管理规范是中药质量控制的第一步，国际上正在积极探索 "良好农业生产规范"（good agricultural practices，GAP）的实施。

道地药材具有历史悠久、产地适宜、品种优良、带有地域性等特点，其中常用的 "川药""云药""怀药"主要产于四川省、云南省、河南省等。根据 GAP 基地地理位置分布可知，全国 167 个 GAP 基地中，四川省的 GAP 基地共 24 个，位列全国第一，云南省、吉林省分别有 16 个和 13 个基地，河南省、山东省 GAP 基地数量均为 11 个，并列第四位。围绕这 5 个省份集中建设 GAP 基地，形成了以四川省、云南省、吉林省、河南省、山东省等为核心的中药材 GAP 基地规模化建设示范区。

GAP 实施期间全国共认证了 81 个中药种植（养殖）品种，其中动物药 1 个，其余 80 个品种为植物药，其中获得 GAP 认证的品种数量最多的为四川省，共 16 个品种，河南省、云南省各有 8 个品种，并列第二位。全国具有 3 个以上 GAP 基地的中药品种共 11 种，均为临床常用中药。其中，人参 GAP 基地最多，全国共有 12 个，总面积 1.8 万～3.6 万亩，主要分布在吉林省；丹参 GAP 基地数量次之，全国共有 10 个，总面积 1.5 万～3.0 万亩；金银花 GAP 基地共有 9 个，总面积 1.35 万～2.70 万亩。

全国建设 GAP 基地的企业共 129 家，其中获得 GAP 认证基地数较多（3 个及以上）的企业为北京同仁堂（集团）有限责任公司、四川新荷花中药饮片股份有限公司、雅安三九中药材科技产业化有限公司、宁夏隆德县六盘山中药资源开发有限公司、南阳张仲景中药材发展有限责任公司等 7 家，共有基地 33 个，涉及中药材品种 29 种，占全国认证基地总数（167 个）的 19.76%，占 GAP 种植品种总数（81 种）的 35.80%，7 家企业认证基地数与所种植的品种数之比约为 1:1。

（四）重点企业分析

为了应对中药材产量和价格波动对生产带来的不利影响，同时保证中药材的质量和等级，近年来，有实力的中药生产企业纷纷通过自行种植或同当地农户合作种植的方式来占有上游主要中药材资源。见表 6-3-1。

表 6-3-1 中药材代表性企业

产业链环节	主要企业
中药种植	白云山、康美药业、昆明制药、天士力、同仁堂、云南白药、奇正藏药、紫鑫药业、贵州百灵、金陵药业等
产品研发	恒瑞医药、复星医药、正大药业、齐鲁制药、石药集团、百济神州、扬子江集团、东阳光药业、科伦药业、信达生物制药等

资料来源：中商产业研究院。

二、中药材价格走势分析

据中药材种植指南网对药市 952 个中药材品种数据分析，2021 年价格与 2020 年同期相比：上涨的品种数量有 536 个，占 56.3%；持平 253 个，占 26.6%；下降的 163 个，占 17.1%；大宗品种价格上涨，市场火热；其中，涨幅最大的是山慈菇，从均价 165 元 / 千克涨到 1 650 元 / 千克，涨幅 900%；降幅最大的是红娘虫，从 4 750 元 / 千克降到 1 200 元 / 千克，降幅 75%。

（一）价格上涨较快的品种

2021 年价格上涨较快的品种有牛膝、射干、白术、桔梗、防风、黄芩、北沙参、白芷、党参、远志、黑柴胡、知母、红花、黄芪、黄柴胡、生地、苍术、旱半夏、紫苏、威灵仙、徐长卿、沙苑子、荆芥、瓜蒌、急性子、川芎等。其中，2021 年价格翻倍的有 103 个品种。瞿麦从 2.75 元 / 千克涨到 13.50 元 / 千克，涨幅 391%；半边莲从 7.5 元 / 千克涨到 34.0 元 / 千克，涨幅 353%；沙参从 31 元 / 千克涨到 120 元 / 千克，涨幅 287%；牛膝均价从 11.5 元 / 千克涨到均价 42.5 元 / 千克，涨幅 270%；生地从 13.5 元 / 千克涨到 49.0 元 / 千克，涨幅 263%；紫苏从 15.5 元 / 千克涨到 55.0 元 / 千克，涨幅 255%；沙苑子从 27.5 元 / 千克涨到 95.0 元 / 千克，涨幅 246%；车前子从 23.5 元 / 千克涨到 67.5 元 / 千克，涨幅 187%；急性子从 15 元 / 千克涨到 42 元 / 千克；马齿苋从 6.25 元 / 千克涨到 17.50 元 / 千克；连翘从 42 元 / 千克涨到 110 元 / 千克；菊花从 25 元 / 千克涨到 65 元 / 千克；酸枣仁从 190 元 / 千克涨到 480 元 / 千克；薄荷从 6 元 / 千克涨到 13 元 / 千克；全瓜蒌从 16 元 / 千克涨到 37 元 / 千克；白芷从 8 元 / 千克到 19 元 / 千克；土贝母从 21 元 / 千克涨到 50 元 / 千克；川芎从 21 元 / 千克涨到 47 元 / 千克；徐长卿根从 30 元 / 千克涨到 65 元 / 千克；全荆芥从 6 元 / 千克涨到 14 元 / 千克。

（二）价格涨幅比较稳定的品种

2021 年价格涨幅比较稳定的品种有山药、枸杞子、蒲公英、板蓝根、鸡冠花、大黄、皂角、藿香、白花菜子、苦参、赤芍、蛇床子、白鲜皮、当归、薏苡仁、太子参、丹参、附子、甘草、金银花、菊花等。其中，2021 年价格涨幅 50% 以上的有以下品种：荆芥穗从均价 21 元 / 千克涨到 39 元 / 千克，涨幅 86%；芜蔚子从 20 元 / 千克涨到 37 元 / 千克；芦巴子从 6 元 / 千克涨到 11 元 / 千克；知母从 16 元 / 千克涨到 30 元 / 千克；白头翁从 70 元 / 千克涨到 127 元 / 千克；山药从 11 元 / 千克涨到 20 元 / 千克；白术从 18 元 / 千克涨到 31 元 / 千克；红花从 106 元 / 千克涨到 185 元 / 千克；银杏叶从 10 元 / 千克涨到 18 元 / 千克；苍术从 120 元 / 千克涨到 200 元 / 千克；天花粉从 18 元 / 千克涨到 30 元 / 千克；射干从 29 元 / 千克涨到 47 元 / 千克；白芍从 19 元 / 千克涨到 30 元 / 千克；黄芪从 13 元 / 千克涨到 20 元 / 千克。此外，价格涨幅较大的品种还有杜仲、牛蒡子、菟丝子、桔梗、夏枯球、决明子、蛇床子、玫瑰花、苦参、赤芍、北沙参、黄连、紫草、茜草等。

（三）价格连年走平的品种

近年来价格连年走平的品种有西洋参、三七、天冬、天麻、前胡、紫菀、葛根、使君子、红莲子、木瓜、石斛、无花果、鹅不食草等。

（四）价格下滑的品种

2021 年，吴茱萸价格从 155.0 元／千克降到 42.5 元／千克；贝母从 195 元／千克降到 67 元／千克；夏天无从 72 元／千克降到 40 元／千克；白及从 150 元／千克降到 90 元／千克；土茯苓从 26 元／千克降到 16 元／千克；南五味子从 65 元／千克降到 42 元／千克；小平贝从 245 元／千克降到 165 元／千克；北五味子从 107 元／千克降到 75 元／千克；重楼从 925 元／千克降到 650 元／千克。此外，皂角刺、藁本、大海、白茅根、黑芝麻、蔓荆子、金银花、玉竹、玄参等价格也有所下滑。

三、中药材进出口分析

（一）2021 年中药材进出口贸易弱复苏

2020 年以来，受全球疫情、国际经济动荡下行的压力影响，国内中药材进出口贸易受阻。虽然 2021 年较 2020 年明显回温，但整体仍低于正常年份水平，且顺差加大。

从贸易额看，受 2021 年国际新冠肺炎疫情反复及国际形势严峻影响，各国通关贸易量均有明显下降趋势。2021 年，我国中药材进出口贸易总额达 60.62 亿美元，其中出口总额达 40.93 亿美元，同比上年下降了 2.10%；进口总额达 19.69 亿美元，同比上年增长了 42.07%，顺差 21.24 亿元，略低于近 5 年平均水平。

从贸易量看，中药材进出口总量达 20.52 万吨，其中出口数量 13.75 万吨，同比上年下滑了 4.81%；进口数量 6.77 万吨，同比上年下滑了 0.59%。

1. 进口品种分析

从贸易品类看，2021 年进口类中药材主要集中于滋补类、防疫类和香料类品种，其中以香料类品种为主导。

从品种排名看，根据天地云图中药产业大数据平台监测，2021 年中药类进口品种中，燕窝需求排名第一，薄荷需求位居第二，中药类进口贸易额排名前 10 位的品种主要集中于药食同源类品种。

从进口金额看，2021 年燕窝进口贸易金额为 35.32 亿元，同比上年下滑

18.18%；薄荷进口贸易金额 21.65 亿元，同比上年下降 5.43%。燕窝作为滋补营养品的社会需求一直向好，在国内新冠肺炎疫情得到有效控制后，各渠道消费量也明显提升。同时，作为防疫用药的薄荷，由于国际防疫形势严峻，以及产品用途的多样性，社会需求呈现稳步增长态势。

从进口增长看，2021 年肉桂进口贸易金额 2.52 亿元，同比上年增长 2 684.55%；肉豆蔻进口贸易金额 3.00 亿元，同比增长 136.54%。增长迅速的品种归属香料类药材，其增长得益于国内疫情得到有效控制及国内经济稳健增长，使国内餐饮行业迎来了小春天，从而促进了香料类药材需求的明显增长。

因此，滋补类（人参、西洋参、燕窝等）、防疫类（薄荷、菊花等）和香料类（豆蔻、胡椒、肉桂等）中药材成为 2021 年中药材进口贸易的主力军。

2. 进口品种分析

从贸易品种看，2021 年中药类出口品种中，肉桂需求排名第一位，薄荷、枸杞子位居第二位。中药类出口贸易额排名前 10 位的品种依旧集中于药食同源类品种，其中，香料类品种表现突出。

从出口金额看，2021 年肉桂出口贸易金额 18.39 亿元，同比上年下滑 12.11%；枸杞子进口贸易金额 7.65 亿元，同比上年增长 1.70%。

肉桂作为大宗香料类品种的社会需求巨大，同时挥发油的药用作用显著，社会需求明显。枸杞子具有滋肾、润肺、补肝、明目等作用，作为居家常用养生中药材近几年的社会需求较为显著，同时由于其润肺作用效果良好，产品用途的多样性得到很大限度开发，社会需求增长显著。

从品种的出口增长看，2021 年八角茴香出口贸易金额 6.91 亿元，同比上年增长 58.12%；红枣出口贸易金额 4.74 亿元，同比上年增长 45.05%。

3. 具体品种分析

八角茴香不仅在调料领域需求巨大，同时其挥发油对于流感类疾病的治疗效果突出，药用需求也增长显著。同时，由于 2021 年其价格从高位回落，刺激了前期被抑制的消费，因此出口量明显增长。

红枣的出口额快速增长，一方面得益于养生保健的旺盛需求；另一方面，也有红枣产新后价格快速上涨所致。

因此，具有防疫效果（八角茴香、肉桂、半夏、菊花、川芎等）、提高免疫力（红枣、枸杞子、冬虫夏草、鹿茸、山药等）的中药材成为出口中药材贸易的主力军。

但由于疫情防控餐饮行业低迷，全球对胡椒、孜然等大宗调料品种需求不足。其中，胡椒2021年整体消费量预计下滑30%以上，导致这类品种整体贸易量下滑。

（二）2022年以来中药材进出口双增

1. 中药材出口同比小幅增长

2022年前三季度，我国出口中药材及饮片18.65万吨，出口额10.36亿美元，同比增长7.87%。中药材前五大出口市场为日本、越南、中国香港、韩国、中国台湾，占中药材及饮片出口总额的64.08%。中药材出口前十大品种为肉桂、枸杞子、红枣、人参、茯苓、当归、罂粟籽、黄芪、半夏、冬虫夏草，占我国中药材出口总额的47.48%。其中罂粟籽出口金额同比增幅最大，达910.65%，主要出口方向为印度。见表6-3-2。

表6-3-2 2022年前三季度中药材出口十大品种

排序	出口品种	出口金额（万美元）	出口数量（吨）
1	肉桂	19 698	52 775
2	枸杞子	6 781	8 512
3	红枣	4 210	15 094
4	人参	4 700	1 052
5	茯苓	2 932	4 260
6	当归	2 431	2 917
7	罂粟籽	2 321	8 829
8	黄芪	2 206	3 474
9	半夏	2 092	1 179
10	冬虫夏草	1 834	1
11	其他中药材及饮片	54 429	88 437
合计	/	103 634	186 530

数据来源：中国医药保健品进出口商会。

2. 中药材进口同比大幅增长

2022年前三季度，我国进口中药材16.53万吨，进口额4.48亿元，同比大增52.09%。前五大进口货源国为印度尼西亚、缅甸、新西兰、加拿大、韩国，占中药材进口总额的 68.03%。进口前十大品种为：豆蔻，鹿茸，西洋参，槟榔，肉豆蔻，人参，药用动物腺体，乳香、没药及血竭（海关并入一个品种统计），姜黄，龟甲、鲸须、兽角（海关并入一个品种统计），占进口药材总额的 69.68%。槟榔进口额同比增幅最大，达 484.85%，几乎全部从印度尼西亚和缅甸进口。见表 6-3-3。

表 6-3-3　2022 年前三季度中药材进口十大品种

排序	进口品种	进口金额（万美元）	进口数量（吨）
1	豆蔻	5 90/	10 767
2	鹿茸	5 198	774
3	西洋参	4 667	2 141
4	槟榔	3 374	24 283
5	肉豆蔻	2 674	5 576
6	人参	2 876	61
7	药用动物腺体	1 900	631
8	乳香、没药及血竭	1 561	3 456
9	姜黄	1 543	20 139
10	龟甲、鲸须、兽角	1 511	2 833
11	其他药材	13 579	94 655
合计	/	44 790	165 316

数据来源：中国医药保健品进出口商会。

四、展望

（一）我国居民收入持续增长，将带动中药材行业发展

近年来，随着我国经济持续快速发展，居民收入持续提高。医疗保健是人们生活的基本需求之一，居民收入水平的提高使得居民卫生支付能力不断提升。随着今后国民经济的进一步发展，我国居民可支配收入和卫生费用支出也将进一步提高，叠加中产阶层人数增加、人口结构老龄化、慢性疾病发病率提高、公众医疗保障意识增强等因素，中药材将凭借其良好疗效及滋补调养功效受到越来越多消费者青睐，消费需求持续增加，带动行业的进一步发展。

（二）全民医保基本实现，中药材需求将扩容

随着医药卫生体制改革的不断推进，我国医疗保障服务覆盖率不断提高，部分省市居民医疗保险参保率达到了 100%，基本实现了全民医保。数据显示，截至 2021 年底，全国基本养老、失业、工伤保险参保人数分别为 10.3 亿人、2.3 亿人、2.8 亿人，同比上年分别增加 3 007 万人、1 268 万人、1 521 万人。医疗保险参保人数及医疗卫生机构数量的增长带来了中药材需求的扩容。

（三）利好政策持续加码，中药材行业迎来发展机遇

"十三五"期间，中药材在中医药事业和健康服务业发展中的基础地位更加突出，利好政策不断加力，中药材产业取得了长足的发展。2017 年《中华人民共和国中医药法》正式颁布实施，2019 年《中共中央　国务院关于促进中医药传承创新发展的意见》发布，中药材产业迎来了振兴发展的大好机遇，充分体现了党和政府对广大人民群众安全有效用中药的高度重视。随着各纲领的实施，配套政策的落实及生态文明建设，对中药农业发展有极大的促进作用。国家依法治理与加强监管，建立适合中药农业的"三化"（规范化、规模化和产业化）基地，促进中药工业反哺中药农业，中药农业支持中药工业的循环发展，为中药材产业发展及中药种植业结构调整提供机遇。展望"十四五"，随着《"十四五"中医药发展规划》的制定实施，中医药顶层设计日臻完善，有力促进了中药材行业的传承创新发展。《"十四五"中医药发展规划》是贯彻执行《中华人民共和国中医药法》《中医药发展战略规划纲要（2016—2030 年）》和《中共中央　国务院关于促进中医药创新发展的意见》等纲领性文件出台的具体措施，为未来 5 年中药材产业发展指明了方向。

参考文献

［1］万修福，王升，康传志，等 . "十四五"期间中药材产业趋势与发展建议［J］. 中国中药杂志，2022，47（5）：1144-1152.

中药材现代物流体系建设

刘张林，王春录，庄宏

中国中药协会

【摘要】我国中药材仓储物流处于较为落后的状态。近年来，商务部等政府部门和行业组织重视中药材的仓储物流体系建设，推动中药企业尤其是一批龙头企业积极参与中药材物流基地建设。2021 年第六届中国中药材物流大会成功召开，推动全国中药材物流基地建设工作进入新阶段，中药材物流基地建设取得了较大进展。

【关键词】中药材；仓储物流体系；物流基地；发展报告

TCM Industry Development Report: Development of Modern Logistics System of Chinese Materia Medica

LIU Zhanglin, WANG Chunlu, ZHUANG Hong

China Association of Traditional Chinese Medicine

【Abstract】The warehousing and logistics of Chinese *Materia Medica* (CMM) is in a relatively backward state. In recent years, the Ministry of Commerce and other government departments and industry organizations have attached importance to the construction of the CMM warehousing and logistics system, and promoted related enterprises, especially a number of leading enterprises, to actively participate in the construction of the CMM logistics base. The successful convening of the 6th China Conference of CMM Logistics in 2021 has pushed the construction of the national CMM logistics base into a new stage, and has made great progress.

【Keywords】Chinese materia medica; warehousing and logistics system; logistic base; development report

一、我国中药材物流体系的现状

物流（logistics）是外来语，是一个运用系统学的理念。我国国家标准《物流术语》（GB/T 18354—2006）明确了物流的定义：物品从供应地向接受地的实体流动过程；根据实际需要，将运输、储存、装卸、搬运、包装、流通加工、配送、信息处理等基本功能实施有机结合。

中药材是特殊的农副产品，是中药饮片、中成药的原材料，是中医药发展的基础。我国中药材仓储物流发展较为滞后，其中初加工、包装、仓储与养护等环节比较突出，严重影响中药材的品质保障、人民生命健康和我国中药产业的持续健康发展。因此，必须从组织体系、设施建设、养护技术、管理法规与相关标准等方面实行基本性变革，推动中药材仓储物流的现代化发展。

我国中药材仓储物流较为落后。仓储是中药材物流的核心环节。传统的中药材仓储比较分散，中药材多储存于药农与市场商户手中，而药材仓库绝大多数是常温的平房或民宅。因此，买卖交易达成后，中药材由若干个运输公司（对外也称物流公司，但基本没有仓储服务功能）送至买家手中。有专家指出，前些年我国中药材仓储与物流至少比我国工业消费品物流落后 20 年，比粮食、棉花、烟草、水果、蔬菜等其他农产品物流落后 10 年。我国中药材仓储与物流的问题主要体现在初加工、包装、仓储、养护 4 个环节，核心问题是中药材在流通与物流中的品质得不到保障，焦点问题是集约化、规模化程度较低，设施与技术较落后，缺乏统一标准与全程监管。推动中药材仓储物流的现代化发展，对于保障中药材供应，保证中药材流通质量，减少中药材流通过程中的损失，提升中药材物流效率，降低中药材物流成本，增加药农的收入，建立中药材质量追溯体系，促进中药材甚至整个中药产业发展，提升中药产业国际市场竞争力等均具有深远的意义。2021 年，中药材现代物流体系建设工作有了新进展，取得新成果，进入新阶段。

二、政府部门重视中药材的仓储物流体系建设

2014 年商务部开始着手推进中药材仓储物流体系建设工作。2014 年 12 月商务部发布《中药材现代物流体系建设的指导意见》，要求"到 2020 年，初步形成采收、产地加工、包装、仓储和运输一体化的中药材现代物流体系"，推动在全国建设一批中药材物流基地，通过基地建设，整体提升我国中药材的仓储物流水平。

2016 年 12 月，国家发布《中医药法》。第二十四条规定："国家鼓励发展中药材现代流通体系，提高中药材包装、仓储等技术水平，建立中药材流通追溯体系。""采集、贮存中药材及对中药材进行初加工，应当符合国家有关技术规范、标准和管理规定。"将中药材现代流通体系的建设提升到国家法律规定的层面。

2021年1月，国务院办公厅印发《关于加快中医药特色发展若干政策措施》，正式将建设现代中药材物流基地纳入"实施道地中药材提升工程"的重点内容，要求"推动建设一批标准化、集约化、规模化和产品信息可追溯的现代中药材物流基地，培育一批符合中药材现代化物流体系标准的初加工与仓储物流中心。引导医疗机构、制药企业、中药饮片厂采购有质量保证、可溯源的中药材"。

2021年10月，商务部发布《关于"十四五"时期促进药品流通行业高质量发展的指导意见》，也提出"推动建设一批标准化、集约化、规模化和产品信息可追溯的现代中药材物流基地，培育一批符合中药材现代化物流体系标准的初加工仓储物流中心"，体现了国家对建设中药材物流基地的高度认可。

在国家一系列文件的指引下，中药材物流基地建设工作有序展开，2021年更是取得了阶段性成果。以中药材专业仓储设施建设为主体，兼顾中药材初加工与包装设施建设，完善中药材专业市场的配套物流功能，实施集中统一的中药材仓储管理，鼓励市场投资人组建专业化的仓储企业为市场提供配套服务；鼓励第三方物流企业围绕交易市场提供社会化的仓库与运输服务；引导与鼓励大型中药材经营企业、大型饮片企业、电子商务企业，根据自身条件与经营规模、中药材产地与市场的布局，在全国规划建设若干仓储网点，提供从各个产地源头到全国销区市场及最终用户的网络化、一体化的综合物流服务。

三、中药企业尤其是一批龙头企业积极参与中药材物流基地建设

中药产业的高质量发展对中药材质量的要求提高，对中药材仓储物流水平的要求也在不断提升。政府部门的高度重视与推动，引导了作为产业发展主体的一批中药企业的积极参与。截至2021年底，已有中国物流集团有限公司、中青健康产业发展有限公司、福建省医药集团有限责任公司、浙江英特药业有限责任公司、陕西医药控股集团有限责任公司、山西振东制药股份有限公司、九州通医药集团股份有限公司、北京同仁堂（亳州）饮片有限责任公司、天津天士力控股集团、广东本草药业有限公司等行业龙头企业积极申请中药材物流基地建设。中药龙头企业的积极参与，确保了基地建设需要的资金，在为本企业提供仓储物流服务及第三方服务的同时，为全国其他仓储物流基地的建设提供了很好的示范，极大地促进了全国中药材物流基地的建设。

四、行业组织全力推动，保障并规范、引领、提升全国中药材物流基地的建设

商务部2014年印发的《中药材现代物流体系建设的指导意见》与2016年印发的《全国中药材物流基地规划建设指引》，将发挥行业组织的作用作为中药材现代物流体系建设的保障措施之一。《中药材现代物流体系建设的指导意见》要求："支持建立中药材仓储专业性行业组织，充分发挥相关行业协会在中药材标准制订与宣传贯彻、人才培训、专业咨询等方面的积极作用，推动行业协会深入研究中药材物流体系建设相关问题，加强行业自律和业务交流，积极倡导和推广新型物流模式，促进中药材现代物流健康发展。"《全国中药材物流基地规划建设指引》要求："相关行业组织应通过组建专家队伍等多种方式，在协助制订中药材物流基地区域布局规划、起草宣贯中药材流通行业标准、开展中药材物流基地建设方案咨询论证、中药材物流基地验收及中药材物流质量管理认证、建立中药材物流公共信息平台、促进中药材物流体系与中药材流通追溯体系信息共享等方面，充分发挥专业优势，做好相关服务工作。"

中国仓储与配送协会、中国中药协会积极主动开展工作。2014年5月中国仓储与配送协会中药材仓储分会成立，2015年7月中国仓储与配送协会及中国中药协会共同组建了全国中药材物流专家委员会，汇集了全国范围内中药材行业与物流行业的相关专家，参与中药材物流基地的规划布局、建设咨询、评审及指导等工作。2021年，全国中药材物流专家委员会在甘肃宏昌召开年度会议，会议论证同意了8家企业的物流基地建设方案。

截至2021年底，中国仓储与配送协会、中国中药协会已共同组织起草并由商务部发布了5项中药材物流相关行业标准，分别是《中药材仓储管理规范》《中药材仓库技术规范》《中药材气调养护技术规范》《中药材包装技术规范》《中药材产地加工技术规范》。此外，《中药材物流质量管理规范》《中药材追溯管理规范》及《中药材流通规格等级标准》（部分药材品种已发布）等一批标准也正在组织起草制定中。

中国仓储与配送协会、中国中药协会还组织合理规划与规范建设中药材物流基地，指导中药材专业仓储设施建设，完善中药材专业市场的配套物流功能，引导与鼓励大中型企业，根据自身条件与经营规模、中药材产地与市场的布局，提供从各个产地源头到全国销区市场和最终用户的网络化、一体化的综合物流服务。协会还

分别与陕西、安徽、四川、北京等省（市）的人民政府合作，成功召开了六届中国中药材物流大会，宣传贯彻相关政策与标准，交流基地建设的成功经验，提升基地影响力，促进基地建设的发展。

五、第六届中国中药材物流大会

2021 年 7 月 23 日，由中国仓储与配送协会、中国中药协会联合主办，甘肃省农业农村厅及甘肃省政府其他相关主管部门、陇南市人民政府、宕昌县人民政府、世界中医药学会联合会、中国医药保健品进出口商会等单位共同支持，第六届中国中药材物流大会在宕昌县召开。大会以"种植基地＋物流基地＋全程追溯＋定向采购"为主题，以国家《中医药法》、国务院《中药材保护和发展规划》、商务部《关于加快推进中药材现代物流体系建设指导意见的通知》和《全国中药材物流基地规划建设指引》为指导依据，旨在推动中药材现代物流体系建设，改善中药材流通质量，创新中药材数字化供应链。

国家中医药管理局政策法规与监督司、甘肃省人民政府办公厅、甘肃省农业农村厅、中共甘肃省委办公厅帮扶办、甘肃省陇南市委市政府、甘肃省陇南市宏昌县委县政府等单位领导发表致辞，高度肯定中药材现代物流体系的建设工作，肯定中药材现代物流体系建设是推动甘肃省中药材产业集群、中药材全产业链融合发展，推动甘肃道地中药材产业现代、化生态化、集聚化发展，探索甘肃农业现代化绿色发展模式及乡村振兴的有力引擎。

大会就"落实国办 3 号文件，全面实施道地药材提升工程""构建中药材数字化供应链，促进中医药特色发展""中药材物流示范基地建设路径""宕昌中药材物流基地建设与'宕昌模式'实践经验""整合第三方检测资源，助力中药材高质量发展""应先机、聚众心、搭通路、开新局"等主题展开讨论交流。大会期间，与会人员还先后深入拉路梁中药材绿色标准化生产基地、甘肃琦昆中药材仓储物流基地，现场观摩了药材种植、初加工、检验检测、分级包装、赋码追溯、仓储养护、电子交易、存货融资及物流运输等各环节对药材质量的控制。来自全国中医药领域的专家、学者，中药材物流基地所在地区相关主管部门领导，以及中医药相关协会、全国中药材物流基地企业、中药材加工经营、专业合作社、中药饮片及中医制药与物流行业等相关单位 300 余人参加了大会，通过网络线上参会的人次达 8 万。

第六届中国中药材物流大会推动全国的中药材物流基地建设工作进入一个新阶段。

六、中药材物流基地建设取得了较大进展

根据商务部的规划安排，要在全国道地药材主产区、专业市场及重点销区规划并建设 88 个标准化、集约化、规模化和产品信息可追溯的现代中药材物流基地，制定配套标准规范中药材产地初加工、包装、仓储、养护、物流信息管理及市场交易等环节，促进中药材实现产地质检、集中仓储、科学养护与全程追溯的一体化运营，力争流通环节中药材规范化集中仓储率达到 70%，并初步形成中药材现代物流体系与流通网络。在国家财政基本没有投入的情况下，依靠企业与社会投资及行业组织的全力推动，中药材物流基地建设取得了较大进展。截至 2021 年底，共有 60 多家企业 86 个中药材物流基地的建设方案通过评审并实施，其中 19 个中药材物流基地已完成建设并通过现场的专家考评，67 个基地已完成或正在建设中。这 86 个中药材物流基地规划中药材物流基地仓储面积 343 万平方米，可储存药材 382 万吨，配套建设 481 个中药材初加工基地，基本完成全国中药材物流基地布局。

中药材仓储物流基地建设不仅吸引了中药企业的积极参与，也吸引了一批社会资金的进入，促进了基地所在地的中药材种植、加工、包装、仓储、养护、三方检测、追溯、电子商务、物流等全产业链的发展，带动了地方经济的提升。如甘肃省宕昌县的甘肃琦昆中药材仓储物流基地促进了宕昌县高标准、高质量的中药材种植，在基地的引领下，全县药材种植超过了 40 万亩，为当地提供了 200 个稳定工作岗位就业及 10 000 余人次的季节性就业。甘肃琦昆中药材仓储物流基地成为当地的龙头企业，为保障农户稳定增收、精准扶贫、振兴乡村经济作出了贡献。其中，中药材全程追溯和使用低碳数字化气调养护技术保证中药材质量，得到专家与同行的高度认可，并受到甘肃省人民政府的重视与支持。

七、中药材仓储物流基地建设的前景展望

一是必须加快中药材仓储物流基地的建设工作。完成并优化 88 个物流基地的整体布局；加快推动已通过评审基地的建设、实验基地的验收；着力打造示范基地；培育一批符合中药材现代化物流体系标准的初加工与仓储物流中心，让更多中药企业参与到体系建设中来。二是加强标准宣贯执行，完善标准体系建设和中药材追溯体系建设。三是持续优化升级公共管理系统，加快基地上线"世界道地中药材电子交易服务平台"，实现管理系统与交易系统无缝对接，逐步改善中药材流通方式落后的面貌与格局。完善全国中药材物流信息公共管理平台"担保存货管理"功

能模块与电子仓单生成系统，规范各物流基地的担保存货管理服务，逐步生成中药材电子仓单，通过全国仓单产权登记平台，推送给相关仓单融资平台。四是引导组织全国各省具有中国计量认证（CMA）、中国合格评定国家认可委员会（CANS）等国家或国际检验检测的机构由中国中医科学院检验检测机构牵头组成全国中药材第三方检测服务网络，为基地把控中药材质量提供服务。五是积极落实国务院办公厅《关于加快中医药特色发展的若干政策措施》的相关政策，帮助物流基地在其所在地方政府争取土地供应、建设资金及税收减免或优惠政策等方面的扶持，使中药材物流基地为提升我国中药材质量，促进中药产业高质量发展，促进我国更多的中药产品进入国际市场，发挥更好的作用。

中药工业运营分析

刘张林，刘颖，庄宏

中国中药协会

【摘要】2021 年，在国家政策的支持下，中药工业发展环境良好。创新驱动、新药研发与上市后的临床研究都有较大进展。行业持续发力，着力解决制约中药工业发展的一些关键瓶颈。中药工业全年营收与利润双增长，实现高质量良性发展。

【关键词】中药工业；政策；创新；发展报告

TCM Industry Development Report: Analysis of Chinese Medicinal Industrial Operation

LIU Zhanglin,LIU Ying,ZHUANG Hong

China Association of Traditional Chinese Medicine

【Abstract】In 2021, supported by national policies, the environment of the Chinese medicinal industry development has been good. Driven by innovation, the research and development of new drugs and clinical research after listing have made great progress. The industry continues to make efforts to solve some key bottle paths that restrict the development of the Chinese medicinal industry. The annual revenue and profit of the industry have both increased, achieving high-quality and benign development.

【Keywords】Chinese medicinal industry; policy; innovation; development report

中药工业按国家统计分类，分为中成药工业和中药饮片工业。2021 年，中药工业总体运营平稳，稳步增长。

一、国家政策支持，外部发展环境良好

为落实 2019 年《中共中央　国务院关于促进中医药传承创新发展的意见》，2021 年 1 月 22 日，国务院办公厅印发《关于加快中医药特色发展的若干政策措施》，共提出 7 个方面共 28 条政策措施，将每一条政策措施落实到国务院各部门及

地方政府，极大地促进中医药事业和中药产业的发展。文件指出，党的十八大以来，以习近平同志为核心的党中央把中医药工作摆在突出位置，中医药改革发展取得显著成绩。新冠肺炎疫情发生后，中医药全面参与疫情防控救治，作出了重要贡献。文件指出了中医药发展中存在的诸如高质量供给不够等问题。文件指出，要坚持以习近平新时代中国特色社会主义思想为指导，全面贯彻落实党的十九大和十九届二中、三中、四中、五中全会精神，进一步落实《中共中央　国务院关于促进中医药传承创新发展的意见》和全国中医药大会部署，遵循中医药发展规律，认真总结中医药防治新冠肺炎经验做法，破解存在的问题，更好地发挥中医药特色和比较优势，推动中医药和西医药相互补充、协调发展。

文件提出的涉及促进中药产业高质量发展的具体政策措施有：夯实中医药人才基础，提高中医药教育整体水平，坚持发展中医药师承教育，加强中医药人才评价和激励；增强中医药发展动力，保障落实政府投入，多方增加社会投入，加强融资渠道支持；实施中医药发展重大工程，实施中医药特色人才培养工程，加强中医药科研平台建设，实施中医药产学研医政联合攻关工程，实施中医药开放发展工程；提高中医药发展效益，完善中医药服务价格政策，健全中医药医保管理措施；营造中医药发展良好环境，加强中医药知识产权保护，优化中医药科技管理，加强中医药文化传播，提高中医药法治化水平，加强对中医药工作的组织领导。

二、创新驱动，中药新药研发与上市后的临床研究都有较大进展

国家药品监管部门加快推进中药审评审批机制改革，建立科技、医疗、中医药等部门推荐符合条件的中药新药进入快速审评审批通道的有效机制。以中医临床需求为导向，加快推进国家重大科技项目成果转化，尊重中药研发规律，完善中药注册分类和申报要求。优化中药审评审批管理，尊重中药研发规律，完善中药分类注册管理。充分利用数据科学等现代技术手段，建立中医药理论、人用经验、临床试验"三结合"的中药注册审评证据体系，积极探索建立中药真实世界研究证据体系。实施道地中药材提升工程。加强道地药材良种繁育基地和生产基地建设等具体的政策措施。受政策红利影响，2021年我国中药新药获批数量达12个，为近年来少有，充分体现国家药监部门对中药创新的支持。2021年5月12日，习近平总书记视察河南南阳时指出：过去，中华民族几千年都是靠中医药治病救人。特别是经过抗击新冠肺炎疫情、重症急性呼吸综合征等重大传染病之后，我们对中医药的作用有了更深的认识。我们要发展中医药，注重用现代科学解读中医药学原理，走中

西医结合的道路。总书记为我国中药产业的发展指明了方向与路径。中药行业认真贯彻落实习总书记的指示与党中央国务院的决策，在各地各部门的大力支持下，加大科技创新投入，加快解决制约中药产业发展的一些关键环节，加强临床研究，转变营销方式，实现了整个中药工业产业的高质量稳定增长与良性发展。

据各上市公司年报统计，2021 年 65 家中药上市公司研发投入共计超过 100 亿元，同比增长 8.14%，一批企业认真扎实做研究，特别是开展药品上市后的研究。如上海和黄药业，10 余年投入过亿，对拥有千年历史、已上市、经过临床多年实践的麝香保心丸，按照国际规范设计随机、双盲、多中心、安慰剂平行对照的大型循证医学研究以评估其治疗慢性冠状动脉综合征的疗效。研究证明，麝香保心丸是药效基础清晰、作用机制明确、临床安全有效、质量稳定可控、具有自主知识产权的现代中成药。此类研究，对中药现代化的未来意义重大——只有证明安全、有效、质量稳定，中药产业才能持续性地科学化发展。企业就是要用科学研究和数据证明我国优质中药的价值，并将其告诉全世界。

三、持续发力，解决制约中药产业发展关键瓶颈

中药产业要实现高质量发展，必须着力解决从源头保证中药材质量和中成药优势病种临床应用。为贯彻落实《关于加快中医药特色发展的若干政策措施》，2021年国家农业农村部、国家林草局、国家中医药管理局等政府主管部门结合国家乡村振兴战略，着力发展林下经济、促进中药材生态种植与质量提升；国家商务部等部门着力于促进中药材物流基地建设；国家中医药管理局重视开展中医药治疗优势病种的临床研究。政府部门的强势推动，为中药工业与中医药产业发展提供了良好的营商环境。

为适应行业发展需求，作为行业组织的中国中药协会在中药工业的源头——中药材生产中，以规范性、优质性、道地性为原则，帮助会员企业优化原料来源结构、搭建直通源头的采购模式，以推动中药材产业源头基地提升产品质量和服务质量。一是 2021 年在山东平邑、黑龙江大兴安岭、云南文山、内蒙古喀喇沁等地举办线上线下中药源头在行动大型活动，活动在线访问量近六百万人次，使产地药材知名度进一步提高，客户关注度明显提升，品牌效应初具形成。二是带领企业走进黑龙江铁力、广西玉林、陕西榆林、重庆秀山、内蒙古呼伦贝尔、山西万荣、甘肃岷县、黑龙江鸡西等近 20 个中药材主产地，采取"基地考察＋药企参观＋采购沙龙"形式，让药企在基地面对面定向交朋友，实地了解基地状况。三是依托专家，

定向开展技术培训，解决产业发展的技术问题。依托专家智库和企业资源，通过线下会议、网络直播、在线咨询、示范基地带动等形式，坚持把技术培训和推广贯穿到全链条，切实解决一线种植企业和农户关注的"种啥（产业规划、项目咨询等）、咋种（在线咨询、产地培训等）、种完卖给谁（搭建产销对接平台）"痛点问题。四是构建基于"线上＋线下"的技术培训平台。依托山东平邑、黑龙江大兴安岭、内蒙古喀喇沁、黑龙江铁力、广西玉林、陕西榆林、重庆秀山等现场会议，累计邀请近 2000 多家企业和基地实地学习，并与一线专家面对面交流。五是聚焦林草中药材领域，突出"科技、生态、溯源、品牌"，为企业搭建产销平台，为政府做好产业支持，为专家构建技术交流渠道，以实际行动支持各地的乡村振兴。

国家中医药管理局委托中国中药协会，开展中成药治疗优势病种的临床研究，制定《中成药治疗优势病种临床应用指南》，实现中西医并重，指导临床医师更合理使用中成药，更充分发挥中医药临床价值。2015 年 10 月，国家中医药管理局立项启动《中成药治疗优势病种临床应用指南》标准化项目，共立题 45 个优势病种指南，组织全国 1 800 个单位、2 000 名中西医专家协同攻关。项目研究提出了"循证为主、共识为辅、经验为鉴"的中成药推荐原则，采用分型、分期、分症状或指标、分证的中成药推荐方式。《中成药治疗优势病种临床应用指南》是我国首部将使用对象主要定位于全科医师、西医师的中成药循证实践指南，对解决中成药临床应用的瓶颈、促进中药产业的发展具有重要意义。2020 年底和 2021 年，项目共发布两批共 27 部指南。这两批系列指南遵循国际循证指南研制规范，结合中医药特点，从 423 066 项原始研究中纳入符合标准的 2 651 项研究，完成 1 321 个系统评价 meta 分析，形成了 318 条主要推荐意见，最终从 2 225 个中成药中推荐了 206 个中成药。《中成药治疗优势病种临床应用指南》围绕中成药治疗有优势的病种，彰显中医药临床价值；开拓了精准化、个性化的中成药推荐方式；坚持循证医学原则和中医药特点相结合，创新推荐原则；研究方法科学严谨，证据分级推荐，具有重要临床意义。《中成药治疗优势病种临床应用指南》的研究与发布，是落实《中共中央　国务院关于促进中医药传承创新发展的意见》的具体举措，对推动中医药"高质量"发展具有重要意义和示范作用。《中成药治疗优势病种临床应用指南》获得业内高度评价，2021 年 2 月至今已累计发表 24 部，其中 23 部发表于《中国中西医结合杂志》，《成人流感指南》发表于 SCI 期刊，为目前我国发表的影响因子最高的中医药指南。各指南发表后，累计下载 27 000 余次，开展指南巡讲专场 100 余场，参与医师逾 2 万人次，完成指南适用性评价调查问卷 2 000 余份。前两批指南发布后，第三批、第四批 36 部指南均在紧张编写过程中，预计 2022 年 10 月可发布 15 部指南。

四、营收与利润双增长，中药工业实现高质量良性发展

2021 年，中药工业营业收入达到 6 919 亿元人民币，同比 2020 年的 6 156 亿元，增长 12.39%。其中，中成药营业收入 4 862 亿元，同比 2020 年的 4 347 亿元，增长 11.85%，中药饮片营业收入 2 057 亿元，同比 2020 年的 1 809 亿元，增长 13.71%。2021 年，中药工业利润总额 1 004.5 亿元，同比 2020 年的 733.1 亿元，增长 37.02%。其中，中成药 755.2 亿元，同比 2020 年的 612.6 亿元，增长 23.28%；中药饮片 249.3 亿元，同比 2020 年的 120.5 亿元，增长 106.89%。

国家统计局公布，2021 年我国 GDP 增长 8.2%。医药工业表现抢眼，全国医药工业营业收入 32 772 亿元，同比上年增长 19.02%，比全国 GDP 增速高出 10.8 个百分点。医药工业 8 大子行业中，增长最为突出的是生物药品和基因工程，全年营业收入分别达 5 918 亿元和 2 627 亿元，增速分别达 1.13 倍和 6.2 倍。中药的表现优于化学药品。化学药品 2021 年工业营业收入 12 824 亿元，同比 2020 年的 11 667 亿元，增长 9.92%，中药比化学药品高 2.5 个百分点。其中，化学药品制剂 8 409 亿元，同比上年增长 8.07%，相比于中成药和中药饮片增速的 12.39%，低 4.3 个百分点。受出口增长拉动的影响，化学药品原料增速快于制剂，全年营业收入 4 415 亿元，同比 2020 年的 3 886 亿元，增长 13.61%。

五、从运营情况分析，全年平稳增长，四季度创近年新高

中药工业营业收入分季度来看，一季度 1 576 亿元，同比 2020 年的 1 329 亿元，大幅增长 18.59%；二季度 1 585 亿元，同比 2020 年的 1 397 亿元，增长 13.46%；上半年合计 3 161 亿元，同比 2020 年的 2 726 亿元，大幅增长 15.96%；三季度 1 542 亿元，同比 2020 年的 1 441 亿元，增长 7.01%，增幅下降到个位数之内；四季度形势较好，营业收入达到了 2 216 亿元，同比 2020 年的 1 989 亿元，增长 11.41%，增速重新回到二位数，环比三季度提高了 4.4 个百分点。全年 4 个季度来看，中药工业营业收入均在 1 500 亿元之上，保持着平稳增长的态势，四季度更是超过了两千亿元，是 2018 年以来单季营业收入最高，展现了良好的增长态势。见附录图 6-5-1。

中药工业利润一季度 166.6 亿元，同比 2020 年一季度的 133.9 亿元，大幅增长

24.42%；二季度工业利润再破 200 亿元大关，达到 212.1 亿元，同比 2020 年二季度的 178.8 亿元，增长 18.62%；上半年利润总额累计达 378.7 亿元，同比 2020 年上半年的 312.7 亿元，增长 21.11%；三季度工业利润增长幅度有所放缓，利润为 173.2 亿元，同比 2020 年三季度的 157.8 亿元，增长 9.76%，增长重新回落到 10% 以内；四季度利润创纪录增长，利润突破 400 亿，达 452.6 亿元，同比 2020 年四季度的 265.3 亿元，增长 70.60%，无论是利润额还是增长幅度都创下历史最高值。见附录图 6-5-2。

六、中成药营业收入与利润实现双增长，四季度增长强劲

中成药全年营业收入累计 4 862 亿元，同比 2020 年的 4 367 亿元，增长 11.34%，增速重回两位数。营业收入分季度统计分析：一季度 1128 亿元，同比 2020 年一季度的 1 081 亿元，增长 4.35%；二季度 1 117 亿元，同比 2020 年二季度的 866 亿元，大幅增长 28.98%；上半年累计 2 245 亿元，同比 2020 年上半年的 1 947 亿元，增长 15.31%；三季度 1 060 亿元，同比 2020 年三季度的 1 006 亿元，增长 5.37%；四季度 1 557 亿元，同比 2020 年四季度的 1 394 亿元，增长 11.69%。见附录图 6-5-3。

中成药全年利润累计 755.2 亿元，同比 2020 年的 612.6 亿元，大幅增长 23.28%。工业利润分季度分析：一季度 133.8 亿元，同比 2020 年的 108.1 亿元，大幅增长 23.77%；二季度仍然保持良好增长态势，利润达 178.8 亿元，同比 2020 年的 150.5 亿元，增长 18.80%；上半年累计利润 312.6 亿元，同比 2020 年的 258.6 亿元，增长 20.88%；三季度增势放缓，增速回落到 10% 以内的个位数，实现利润 136.4 亿元，同比 2020 年的 130.3 亿元，增长 4.68%；四季度强势大幅增长，季度利润突破 300 亿，达 306.2 亿元，同比 2020 年的 223.7 亿元，大幅增长 36.88%。见附录图 6-5-4。

中成药全年实现营业收入与利润双增长，增速双双突破两位数，尤其是工业利润全年增速突破 20% 的大关，达到 23.28%，反映了整个中成药工业保持了良好的增长态势。

进入统计的中成药工业企业共计 1 551 家，亏损企业数量下降 10%，但亏损同比 2020 年大幅增长 43%，与整个行业利润增长 23.28% 正好形成鲜明比照，反映整个行业的强者越强、弱者越弱，行业的集中度在提升，整个行业竞争力在整合中进一步增强。

七、配方颗粒促进中药饮片市场发展，利润增速大大高于营业收入的增速

中药饮片全年营业收入第一次跨过 2 000 亿大关，达到 2 057 亿元，同比 2020 年的 1 809 亿元，增长 13.71%；利润跨过 200 亿大关，实现翻番增长，达到 249.3 亿元，同比 2020 年的 123.2 亿元，增长 102.35%。2021 年 2 月 10 日，国家药品监督管理局、国家中医药管理局、国家卫生健康委、国家医疗保障局共同发布《关于结束中药配方颗粒试点工作的公告》，更多的中药企业参与中药配方颗粒的研发与生产，对促进中药配方颗粒的发展起到了极大的促进作用，拉动中药饮片产业全年业绩大幅增长。

中药饮片工业营业收入分季度来看，一季度 448 亿元，同比 2020 年的 377 亿元，大幅增长 18.83%；二季度 468 亿元，同比 2020 年的 402 亿元，增长 16.42%；上半年累计 778 亿元，增速达到 17.64%；下半年增长的速度有所放缓，但继续保持在两位数，三季度 482 亿元，同比 2020 年的 436 亿元，增长 10.55%；四季度 659 亿元，同比 2020 年的 595 亿元，增长 10.76%。见附录图 6-5-5。

中药饮片工业利润一季度 32.8 亿元，同比 2020 年的 25.8 亿元，增长 27.13%；二季度依然 33.3 亿元，同比 2020 年的 28.3 亿元，增长 17.67%；上半年累计达 66.1 亿元，同比 2020 年的 54.1 亿元，增长 22.18%；下半年利润增速大幅暴长，三季度 36.8 亿元，同比 2020 年的 27.6 亿元，增长 33.33%，四季度半个季度利润过百亿，达到 146.4 亿元，同比 2020 年的 41.5 亿元，增速高达 252.77%，利润总额与增长速度双双创下新纪录。

八、中药工业产业发展面临的主要困难与存在问题

正如国务院办公厅印发的《关于加快中医药特色发展的若干政策措施》所指出的，中医药仍然在一定程度上存在高质量供给不够、人才总量不足、创新体系不完善、发展特色不突出等问题。除此之外，中药产业的运营与发展还存在着从田间源头到临床应用的一系列独特问题。一是中药材的质量保证体系建设仍然滞后，中药材的种子种苗环节十分薄弱，中药材的种养殖面临从野生到家种、从大田种植到大棚种植的研究与质量保证难题。二是面临更为严重的农村人口大规模城市化带来的劳动力严重缺失的社会问题。三是科技投入不够，中成药上市后的临床研究仍然严

重不足，高质量的设计不够，中医药的卫生经济学研究十分薄弱，远远没有形成政府指引、企业投入、大学与科研机构参与的良性科研体系。四是高质量临床循证研究与药物经济学、卫生经济学研究的不足，中成药在国家医保 DRG 与 DIP 支付体系中有可能将从综合医院的临床使用中逐步淡出，严重影响中成药及整个中药工业和中药产业的高质量发展。

中药材质量监督[1]

中国中医药出版社有限公司

中经网数据有限公司

【摘要】中药疗效的好坏很大程度上受到中药材质量的制约，所以保证中药材的质量也是促进中医药事业传承和发展的关键。一直以来，由于中药材法律属性不明，规范化种植程度低，"九龙治水"与监管漏洞并存等问题严重阻碍了中医药产业的发展。本报告对中药材监督管理现状进行分析。

【关键词】监督管理；质量；等级标准；中药材

Chinese Medicinal Material Quality Supervision

China Press of Traditional Chinese Medicine Co., Ltd
CEInet Data Co., Ltd.

【Abstract】It is commonly known that the efficacy of TCMs largely depends on the quality of Chinese medicinal materials, leaving the quality guarantee critical in promoting the inheritance and development of TCM. The development of the TCM industry has been always seriously hindered by the unclear legal attributes of Chinese medicinal materials, the low normalized degree of planting, and the coexistence of fragmented management and supervision loopholes.

【Keywords】quality; level standard; Chinese materia mediea

一、中药材监督管理现状

我国中药材品种繁多，据不完全统计，我国现有的中药材资源上万种，其中以药用植物为主，少量为药用动物，以及几十种药用矿物。2020 版《中华人民共和国药典》收载中药材（民族药材）共 616 种，部（局）颁标准中收载药材约 300 多种，另外各省（自治区、直辖市）发布的地方药材标准也收载数百种，以上标准涉及的药用植物品种上千种。

由于市场需求的增大和野生环境的破坏，临床和生产上使用的大宗品种已经较少来自天然野生态，出现在市场上的同种药材可能是野生、半野生、野生培育品种、栽培品种、道地产区品种、异地引种品种等多种情况，甚至还有从国外进口的。不同来源的中药材其外观性状可能差别甚微，但是其内在质量差别巨大，对加工后的饮片或者中药制剂的质量已经造成了严重影响。

（一）中药材的法律属性

根据《中华人民共和国药品管理法》释义和国家统计局颁布的《行业分类标准》《产品分类目录》，中药材既是药品，又是农副产品，部分中药材还是食品，由于具备三种属性，导致与其监管相关的法律法规散布于药品、农产品、食品三大部门，并未形成有机的体系。

国家药品监督管理局对"中药材"的定义：中药材是中药饮片的原料，必须符合国家药品标准。中药材一般指原植物、动物、矿物除去非药用部位的商品药材。药材未注明炮制要求的，均指生药材，应按照《中华人民共和国药典》（2020年版）附录中药材炮制通则的净制项进行处理。在严格意义上，药品范畴内的中药材仅指经过净制处理后的药材，对于未经依法净制处理的原药材不能列为药品概念下的中药材，更不能直接入药。由此看来，中药材由原药材（农副产品）成为药品的标志就是经净制处理，中药材在未成为药品之前被称为原药材，属于农副产品。

（二）行政监督管理主体

我国中药行政管理主体较多样化。从有关部门"三定"职责看，林业部门负责良种选育推广，管理林木种苗、草种生产经营行为和质量；农业部门负责种植业监督管理，指导农业标准化生产，组织农业资源区划，负责农作物重大病虫害防治等；药监部门负责中药材质量管理；商务部门负责组织实施重要消费品市场调控和重要生产资料流通管理；市场监管部门负责监督管理市场秩序；经信和科技部门负责中药材生产扶持项目管理；中医药局负责中药产业发展规划和产业政策制定。各部门职能和体制均不统一，而且有些环节是不能分割的，这就造成了"九龙治水"、多头监管的问题，最后的结果只能是监管缺位。

二、中药材及饮片质量分析

近年来，围绕中药材及饮片质量监管的重点和难点，国家药品监督管理局协同各级地方药品监督管理部门加大了对中药饮片的监督检查和抽查力度，依法查处和曝光违法、违规的企业和不合格产品。在2020年全国范围内的中药饮片质量集中整治的基础上，2021年中药材及饮片的质量依然向好的方向发展，并且其质量与监管已引起行业内的高度重视，各级中医药学会、协会近年也围绕中药材及饮片的质量、标准和监管等展开了系列研讨、协商，积极引导带动企业推出团体标准、行业标准，为规范行业有序发展、推动产业的可持续发展起到了较好的引领示范作用。

虽然中药材及饮片的质量有了较大的改善和提高，但仍然存在一些问题，如栽培种植药材品质下降，成分含量不合格等；饮片炮制不规范导致质量不合格；重金属及农药残留的污染依然存在；掺假掺伪及近缘种属药材混用等。本报告对2021年全国各省、自治区、直辖市中药材及饮片的质量概况进行了数据汇总，并就相关问题进行了分析与讨论，提出一些监管建议。虽然不同地区的抽检目的、抽样环节、品种数量、覆盖范围、检验项目等各有不同，但总体质量数据和信息仍然可以反映当前我国中药材及饮片的质量情况，可为相关部门加强中药源头监管、修订和完善中药材及饮片标准、进一步整治中药材市场、加强对饮片生产企业的监督和检查提供依据。

（一）总体情况

2021年，全国31个省、自治区、直辖市（除港澳台地区）共抽检中药材及饮片51 194批，合格49 807批，从抽检合格率看，各省、自治区、直辖市的合格率均在90%以上，全国平均合格率为97%。总体质量状况与2020年（抽检45 712批，合格44 098批，合格率96%）相比稍有提高，在一定程度上体现了中药材及饮片的质量依然保持稳中向好的大趋势。这说明加强药品质量监管所带来的积极影响，同时也说明生产企业质量责任主体意识有所提升。进一步分析近9年来全国范围的中药饮片质量抽检数据，结果表明，从2013—2021年，中药材及饮片质量合格率逐年提高，合格率从2013年的64%提升到2021年的97%，说明中药饮片质量呈现逐年提升、稳步向好的发展态势。见附录图6-6-1。

（二）主要质量问题及分析

1.伪品冒充正品使用

随着中药饮片的使用量激增，中药材及饮片资源不足的问题凸显，市场上出现了一些地方中药材（或地方习用品种）作为商品药材或饮片销售和使用的情况，严重扰乱了中药材市场的秩序，如华南谷精草冒充谷精草使用、水线草冒充白花蛇舌草使用、委陵菜冒充白头翁使用、毛鸡骨草冒充鸡骨草使用、苋菜子冒充青葙子使用、湖北贝母冒充浙贝母使用等。以伪品冒充正品药材或饮片使用、销售的，当作为假药进行处理。

2. 掺伪掺杂

掺伪现象主要发生在加工切制后的中药饮片中，中药饮片经过切制后，形成片、段、块或丝，外观形态受到部分破坏，较难发现掺入的伪品饮片，为检验工作带来一定的挑战。较突出的问题：小通草中掺伪西南绣球、北柴胡中掺伪藏柴胡、阿胶中掺伪牛皮源、酸枣仁中掺滇枣仁、菟丝子中掺千穗谷、苍术中掺关苍术等。另外，不同来源的药材由于部分名称相同或外观性状相似而常混用，如大叶茜草与茜草、骨碎补与大叶骨碎补、通草与小通草等。针对掺伪问题，除了走访调研外，还要将传统的生药学鉴定与现代分析技术，如特征图谱、DNA 分子鉴定结合起来，多手段加以甄辨，从技术层面和标准方面进行严格监管，使中药材及饮片回归正本清源。

掺杂问题依然存在，所谓掺杂主要指中药材或饮片中掺有非药用部位及外源性杂质，如砂石、泥土等。在中药材及饮片的采收、加工过程中，都规定要除去这部分杂质，以确保临床疗效。2021 年的抽检中仍然发现较多的掺杂品种，如淫羊藿残留较多的茎、叶柄等非药用部位；柴胡饮片有较多的残茎；款冬花饮片中残留较多的花梗；桑叶、艾叶中有较多的叶梗混入等；防风、南沙参中无机杂质泥沙较多，总灰分不合格；皮类药材有的不去除木芯，如白鲜皮、牡丹皮、远志等，有的不去除外层栓皮或粗皮，如杜仲、南沙参、防己等；掺砂石现象多发生在细小的种子或花粉粒药材，如蒲黄、海金沙、菟丝子、青葙子中砂石较多。

3. 储存养护不当易致虫蛀与霉变

合理控制储存条件是保证中药材及饮片质量的重要环节之一。中药材品种繁多，所含化学成分差异大，在储存过程中，随着储存环境温湿度的变化和储存时间的延长，易产生发霉变质、吸潮软化及虫蛀等现象。因此，严格控制储存条件、定期进行中药材及饮片的合理养护十分必要。2021 年全国抽检工作中发现，有的饮片在储存、流通过程中水分超标严重，有的甚至霉变，如蒲公英吸潮，法半夏、山楂、麻黄、五味子、党参等水分超标，延胡索、槟榔、三七霉变等。含挥发油的品种极易导致挥发油挥散而损失，如砂仁、艾叶、苍术中挥发油含量偏低，荆芥穗、薄荷放置过久，挥发油含量不合格；含糖类、蛋白类成分较高的饮片储存时间长易霉变、虫蛀，如胖大海、款冬花、知母易霉变，苍术、黄精、玉竹、百部、薏苡仁、豆蔻等易虫蛀。因此，在饮片储存、使用和流通期内，定期养护，检查、检测样品，合理规范储存条件，进行科学有效地监管已成为饮片行业的当务之急。

4. 种植养殖药材、饮片质量下降

随着中药产业蓬勃发展，野生药材资源已远远满足不了市场的需求，种植栽培/养殖药材应运而生，且有的品种已形成一定的栽培规模，如黄芪、党参、甘草、石斛、三七、丹参等，其市场占有率达 70% 以上。栽培中药材在保护自然生态、促进中药产业可持续发展方面起到了积极的推动作用，一定程度上缓解了中药资源紧缺的难题。

近年来发现栽培药材或饮片在质量方面出现了诸多问题。例如，性状方面，由于栽培地土质肥沃、人工施肥干预，药材通体较粗壮，质地变化较大，如甘草、防风、苦参饮片切面裂隙少，断面颜色较野生品浅，当归、西洋参、黄芪、人参质地较为柔韧等；浸出物和成分含量方面，由于生长年限短或提前采收，化学成分的积累不够，出现了栽培品检测成分含量不合格情况，如前胡中白花前胡甲素和白花前胡乙素含量不达标，五味子中五味子醇甲、防风中升麻素苷含量低。另外，种植产地不适宜、采收加工方法不规范等均会导致中药材质量下降。例如，秦艽药材以前多来源于野生品，产地以甘肃、内蒙古、河北、山西、陕西等地质量为优。近年来，由于野生资源不足，大量栽培秦艽替代野生品使用，地域发生改变，生存条件好，生长较快，与野生品相比，栽培秦艽药材较粗壮、质地较坚实、韧性强、表面颜色较浅、断面裂隙少、油性强；当归栽培药材质地较野生品柔韧、切面颜色浅、少有裂隙、形成层环淡黄色、油点多为黄色或黄棕色，栽培当归的辛味不及野生品浓郁，药效也不及野生当归。

中药材在种植养殖过程中，提前抢青采收、过度使用禁用的农药、施肥较多、未考虑药材的道地性和道地产区盲从栽培，这些都能够导致其内在质量下降和农药残留超标等问题，如菊花、金银花等花类药材有机氯、有机磷农药残留超标严重，南五味子提前采收等。积极推动道地产区的中药材合理规范种植是保证其临床药效和内在质量的基础，也是保障中药产业持续稳定发展的重要基石。

5. 炮制不规范

中药材均需要炮制成中药饮片后才能用于临方配制和中成药制剂投料。在 2021 年的中药饮片监督抽检工作中，仍然发现中药饮片炮制不规范、加工不到位的现象，如黄精饮片未烫或蒸制透心，断面不呈角质化；蜜麻黄未加蜜水拌制，仅清炒炒黄，口尝无甜味；杜仲加盐水拌匀炒制过轻，表面未变色；醋芫花炒制过轻，表面颜色无变化；清半夏炮制白矾用量超标；姜半夏炮制时，有的未加干姜煮制等。不规范的炮制不仅影响中药饮片的临床疗效，甚至会引起不良反应，应引起高度重视。

发酵法属于复制法之一，是将净制或处理后的药物在一定的温度和湿度条件下，由于霉菌和酶的催化分解作用，使药物发泡、生衣的方法，达到增强药效、改变药性、降低不良反应的目的。采用发酵法制得的饮片，如胆南星类、豆豉类、曲类等，在抽检工作中发现这些饮片发酵程度不可控或判断发酵终点不一致而导致的质量问题，如淡豆豉断面不呈棕黑色，呈现黄色或黄棕色。另外，也发现少投料现象，如六神曲饮片中未检出赤小豆和苦杏仁的显微特征等。应对发酵工艺进行系统研究，严控发酵工艺，建立从原料、工艺到发酵终产物的全过程质量控制体系，提升该类药的核心竞争力。

6. 进口中药材

《43 种进口中药材质量标准》颁布实施以来，进口药材从品种和数量上一直呈现上升的趋势，随之也发现了一些质量问题。例如，苏合香药材基原已发生改变，目前市场上多以来自同属植物北美枫香树 Liquidambar styraciflua L. 的树脂为主要来源，而进口药材质量标准中收载的来源苏合香树 L. orientalis Mill 资源几乎没有，两者化学成分上基本一致，仅在桂皮醛、苯乙烯、蒎烯等含量较低的成分有所不同。还有进口药材加工方式不明确导致的质量问题，如血竭等树脂加工类药材里面混有达玛树脂、松香、龙血竭等，槟榔、胖大海药材加工不当导致霉变、黄曲霉超标严重等。另外，盲目异地引种进口药材而导致质量下降也是不可忽视的问题。重视进口药材贸易，把好进口药材质量关，对促进我国中药产业的健康发展无疑起到很好的推动作用。

7. 虫蛀、霉变

中药材及饮片含有很多种类的化学成分，包括生物碱类、苷类、萜类及糖类、蛋白类、有机酸类、无机成分等，在储存、运输及流通、销售环节中极易发生虫蛀或霉变，尤其是党参、桔梗含糖类多的根类药材及莲子、薏苡仁、桃仁等种子果仁类药材。2021 年抽检工作中发现，虫蛀、霉变的药材及饮片种类有增多的趋势，如五加皮、前胡、蒲公英、羌活、川贝母、肉苁蓉、山楂、大黄、独活、酸枣仁、瓜蒌、防风等有虫蛀，而决明子、肉苁蓉、阿胶、三七、西洋参等有霉变，应加强中药材及饮片的储存、流通管理。

8. 硫黄过度熏蒸

随着新技术、新方法、新设备的研究、创新与应用，硫黄熏蒸技术已较少用于中药材及饮片的保管与储存，且随着《中华人民共和国药典》（2015 年版）二氧化硫残留量检测法及限度标准的实施，中药材及饮片的硫黄过度熏蒸现象得到明显改善。行业内积极探索新的中药饮片保管与储存方法，企业质量责任意识提高。2021年，在国家各级抽检工作中，依然有些品种二氧化硫的残留量超标，如当归、党参、黄芩、葛根、白芍、百合、天冬、平贝母、延胡索、板蓝根、山药、百部等。硫黄过度熏蒸中药材及饮片已经成了痼疾，亟须各级政府、监管部门高度重视，根治多年来的顽疾，有效规范市场秩序。

四、展望

近几年来，随着国家及各地一系列的相关利好政策出台并实施，行业监管力度的不断加大，中医药行业进一步向好的发展趋势愈加明显。作为中医药事业源头和基础的中药材种植生产端更是受到各方广泛关注。其中，2020 版《中华人民共和国药典》和《中药材生产质量管理规范》（简称新版中药材 GAP）的颁布执行，充分体现了国家从源头管控中药材质量的决心。当前，中药材 GAP 规范化种植、生态拟境栽培技术推广、产业链溯源体系的建立、产地初加工政策落地、产需对接垂直化结构调整的逐步形成等相关政策或改革方案，也正是在以上诸多乱象下产生或出台的。

随着新修订的《药品管理法》《网络主播行为规范》《药品网络销售监督管理办法》《中华人民共和国药典（2020 版）》及中药饮片集采政策等一系列措施落地实施，中药行业正在发生积极的可喜的变化。近两年，特别是 2022 年以来，国家及各地行业监管部门严格落实行业相关政策法规，通过加强行业监管力度，加大巡回检查、飞检频次，对生产企业、电商、实体店铺等存在的违法违规行为实行"零容忍"，不断加大处罚力度，形成高压态势，有效震慑不法经营者，让触碰法规"红线"的企业无法立足。

当前，各地药企因质量问题被各级行业部门处罚的报道频频出现，安徽亳州、河北安国等大型交易市场药品安全专项整治行动持续不断，已成行业常态，网络药品销售也得到不断整治规范，这也让我们对中医药事业发展有了更好的期待。当然，中药行业整治任重道远，非一朝一夕就可实现，需要各界共同努力来推动落实。

今后中药材市场优胜劣汰将成常态，中药材优质优价也将成为必然。2021年 4 月，农业农村部在安徽亳州召开全国中药材"三品一标"行动启动会，部署

"十四五"中药材"三品一标"（品种培优、品质提升、品牌打造和标准化生产）工作，可以说中药材"三品一标"体系将是今后中药材行业的基本准则。

参考文献

［1］蒋敏兆，何畏，赵卫权，等 . 中药材监督管理现状及全产业链监管模式创新初探［J］. 中国与临床，2021，12（1）：1-5.

中药行业供求、竞争与经营效益分析

中国中医药出版社有限公司

中经网数据有限公司

【摘要】本报告通过分析中成药、中药饮片和中药配方颗粒市场规模、竞争状况来展现中药行业供求、竞争状况，并且从营业收入、利润等维度分析了中药行业的经营效益。

【关键词】中成药；中药饮片；中药配方颗粒；竞争格局；经营效益

Analysis on the Supply and Demand, Competition and Operation Benefit in the TCM Industry

China Press of Traditional Chinese Medicine Co., Ltd

CEInet Data Co., Ltd.

【Abstract】This paper presented the supply, demand and competition situation in the Chinese materia medica industry through analysis of the market scale and competition situation of the Chinese patent medicines, TCM decoction pieces, and TCM formula granules, and analyzed the operation benefit of the Chinese materia medica industry in terms of operating revenue, profit, and other parameters.

【Keywords】Chinese patent medicines; TCM decoction pieces; TCM formula granules; competition pattern; operation benefit

一、中药行业供求分析

（一）中成药市场

中成药是在中医理论的指导下，以中药饮片为原材料，按照一定的方剂和精制工艺加工而成的可以直接使用的制剂，包括用中药传统制作方法制作的各种蜜丸、水丸、冲剂、糖浆、膏药，以及用现代药物制剂技术制作的中药片剂、针剂、胶囊、口服液等专科用药。在政策利好与需求等因素的促进下，中成药市场呈现稳步增长之势。2021 年，随着一系列促进中药发展政策的颁布，板块开启新一轮政策景气周期。由于上年基数较低，再加上需求增强，中成药产量增速扭负转正。1—12 月，中成药产量为 231.8 万吨，同比增长 6.5%，上年同期为 -3.9%。

2022 年以来，受上年同期高基数影响，我国中成药产量增速放缓。1—5 月，中成药产量为 93.2 万吨，同比增长 1.3%，较上年同期下降 9.7 个百分点。见附录图 6-7-1。

（二）中药饮片市场

中药饮片是我国中药产业重要支柱产业之一，也是中成药的重要原料，长期以来除了拥有"禁止外商投资传统中药饮片炮制"的护身符外，近年来更是得到了政策的"宠爱"，如纳入国家基药、国家医保、不受药占比限制、允许医院保留价格加成等。全国医药工业统计表明，2021 年，中药饮片主营业务收入 2 057 亿元，同比 2020 年的 1 809 亿元增长 13.6%；中药饮片利润总额 249.3 亿元，同比 2020 年的 120.5 亿元增长 102.3%。见附录图 6-7-2。

在药店方面，近年来，国家相继出台了全国零售药店分级分类管理、中药饮片专项整治工作等政策，加大对中药饮片的整治力度，使得部分药店失去经营中药饮片的资格，叠加部分药店改变经营方向、中医馆加大竞争等，2017 年之后中国城市实体药店终端中药饮片销售收入持续下滑，2020 年下滑幅度接近 8%，但预计2021 年市场有所回暖，同比增长约 6.5%。见附录图 6-7-3。

（三）中药配方颗粒市场

中药配方颗粒是指以符合炮制规范的传统中药饮片作为原料，通过现代制药技术制成的颗粒剂，是基于中医药现代化、国际化形势下对传统中药的一种用法补充。2016—2020 年，我国中药配方颗粒市场规模呈增长趋势。数据显示，我国中药配方颗粒市场规模由 2016 年 356.92 亿元增至 2019 年 502.59 元，年均复合增长率为 12.09%。2021 年我国中药配方颗粒市场规模达 612.14 亿元。见附录图 6-7-4。

2021 年 2 月，国家药品监督管理局、国家中医药管理局、国家卫生健康委及国家医保局联合发布《关于结束中药配方颗粒试点工作的公告》，标志着中药配方颗粒试点时代的结束。作为现代化的中药饮片剂型，中药配方颗粒具有便利性和标准化的优势。随着居民保健意识的增强、政策红利的不断释放、龙头企业的积极布局，中药配方颗粒市场保持高速增长态势。在市场需求和政策红利的助推下，中药配方颗粒市场规模将进一步扩大，推动中医药产业结构升级，助力中医药走向世界。

二、中药行业竞争状况分析

（一）行业竞争格局

1. 中成药市场竞争格局

通过调研北上广 3 个城市零售药店中成药的销售情况，对中成药市场竞争格局进行剖析。

（1）中成药的市场份额占 30%　从 2021 年北上广三城合计零售药店各类销售占比情况看，化学药、中成药和大健康品类药材等三分天下。化学药是第一大类，占比 38.05%；中成药占比为 30.85%，为第二大类；大健康品类药材、保健品、器械等占比相对较小。

一方面，零售药店的药品价格相对便宜，购买药品也很方便。在医院开药和在药房买药已经成为许多患者的选择；另一方面，新医改政策逐步引导患者到医院和社区购买药品。医院处方流出变得越来越困难，药房的经营压力也显著增加，逐步转向扩大保健品、食品、医疗器械、药材、化妆品、奶粉等药食同源保健品的经营。

中成药作为零售药店的第二大类，2021 年在北上广三城零售市场上，其市场份额同比微涨 0.06 个百分点。传统中医的养生、治未病优势明显，在防治新疾病方面，其特点、优势和疗效逐渐被认知和认可，以及零售药店开设中医坐堂、中医养生馆，都是影响中成药份额上升的重要因素。

（2）中成药在治疗慢性病方面有明显优势　2021 年北上广中成药零售药店各品类的销售中，前 5 个品类的中成药都是常见病、慢性病及滋补养生用药，分别为感冒、补血、止咳、咽喉和心脑血管类，前 5 个品类合计占一半以上市场份额。其中，感冒药占比最大，占比为 14.32%；其次为滋补补血类，占比为 13.34%；其余三类的占比均低于 10%。值得关注的是，与慢性病相关的咽喉和心脑血管类用药，相比 2021 年市场份额上升幅度较大，分别上升了 0.56 和 0.78 个百分点。

截至 2020 年底，全国共有中成药生产企业 2 160 家。其中，吉林省最多，有 166 家，主要分布在吉林的通化；其次是广东、四川、山东和江苏，分别有 154、138、105 和 104 家；上述前 5 个省合计 667 家，占了全国的近三分之一（31%）。

见附录图 6-7-5。

2. 中药饮片场竞争格局

经过多年的发展，我国中药饮片行业市场化程度已比较高。行业内企业呈金字塔分布，小型企业占绝大多数，企业规模普遍偏小，行业集中度较低。根据国家药品监督管理局网站统计信息显示，截至 2020 年 8 月，GMP 认证中药饮片生产企业有 3 125 家，国内规模较大的中药饮片生产企业有中国中药、云南白药、华润三九、香雪制药、太龙药业等，但行业龙头企业市场份额也仅为 2% ～ 3%，产业集中度低。

除了产业集中度低，中药饮片的另一突出现象是质量参差不齐。2022 年 3 月 18 日，中国食品药品检定研究院发布《国家药品抽检年报（2021）》，其中中药饮片专项抽检及中药材质量监测情况结果显示，混伪品代用、掺杂，外源性有害物质残留超限，采收加工与加工炮制不规范等问题仍突出。2021 年中药饮片专项抽检及中药材质量监测发现的主要问题：一是混伪品代用、掺杂问题，如藏柴胡冒充柴胡、关苍术及杂交苍术掺伪冒充苍术、苋菜子掺伪冒充青葙子等；二是外源性有害物质残留超限问题，部分原料存在真菌毒素污染、农药残留污染、重金属及有害元素超标等隐患，如个别批次苍术、木香重金属残留，个别北沙参检出植物生长调节剂；三是采收加工与加工炮制不规范问题，如苍术由于产地加工泥土去除不完全，个别样品总灰分超过标准限度，柴胡饮片加工过程中地上茎过多导致非药用部位杂质超标。

近年来，随着新版 GMP 认证和飞检对药企生产质量要求严格，政策强监管下中小企业将面临淘汰或被兼并，行业趋向整合，规模大、管理规范、具有品牌知名度的企业将更加具有竞争优势。见表 6-7-1、6-7-2。

表 6-7-1　较大规模中药饮片企业 GMP 认证情况

公司名称	GMP 认证
康美药业	获 8 张新版 GMP 证书
源和药业	2016 年 2 月取得新版 GMP 证书
芍花堂	公司是亳州首批通过新版 GMP 认证的企业
广印堂	黄山广印堂已通过新版 GMP 认证
汇群中药	2012 年 6 月成为广东首家通过新版 GMP 再认证的中药饮片生产企业

资料来源：公司公告，中经网整理。

表 6-7-2　重点中药饮片企业中药材生产基地统计

公司名称	中药材 GAP 生产基地情况
康美药业	32 个品种（人参、红参、菊花、金银花、淮山药、三七等）
天江药业	8 个品种（川芎、金银花、牡丹皮、黄连、麦冬、三七、前胡等）
广印堂	46 个品种（白芍、桔梗、白术、丹参等）、35 个基地
源和药业	1 个基地
芍花堂	6 个品种（白芍、菊花、知母、天花粉、白芷等）、1 个基地
四川新绿色	1 个品种（川芎）
新荷花	5 个品种（川贝母、大黄、麦冬、附子、半夏）

资料来源：公司公告，中经网整理。

3. 中药配方颗粒场竞争格局

目前我国中药配方颗粒市场集中度较高，行业龙头逐渐显现。虽然截至 2021 年 11 月，全国共有各级试点 79 家，然而大部分企业由于没有大批量的产品销售，牌照基本处于"闲置"状态，真正拥有规模化产品销售的企业仅有 20 余家。其中江阴天江药业、华润三九现代中药、广东一方制药有限公司、四川新绿色药业、北京康仁堂药业、南宁培力制药这 6 家国家级试点企业占据 80% 以上的市场份额。

而在这其中，由于国家级试点江阴天江、广东一方均被中国中药收购，因此中国中药是中药配方颗粒领域的绝对龙头，独占半壁江山；红日、华润三九则稳居第二阵营。数据显示，2020 年中国中药在中药配方颗粒板块收入 101 亿元，按出厂价统计市场份额占比超过 50%。以此推算，2020 年红日药业中药配方颗粒市场份额为 15% ～ 20%。

目前我国中药配方颗粒市场主要有中国中药、红日药业、华润三九、新天药业、神威药业、以岭药业、佛慈制药等一批优秀企业。见表 6-7-3。

表 6-7-3　中药配方颗粒行业重点企业

企业	相关情况
中国中药	中国中药是国内中药配方颗粒行业龙头，拥有完善的产业链，集科研、制造、销售为一体，拥有 1 200 多个成药品规，700 多个单味中药配方颗粒品种，400 多个经典复方浓缩颗粒，涵盖中药材种采、中药饮片、配方颗粒、中成药、中医药大健康等相关领域。自新冠肺炎疫情以来，公司通过加大中药配方颗粒的学术推广力度，存量客户与新增客户带来的营业额分别同比增加 12.2% 与 4.2%；产品净利润比 2019 年同期的 17.49 亿元下降 1.2 个百分点。随着配方颗粒试点结束且疫情好转，公司加大了对基层医疗结构市场的布局

企业	相关情况
红日药业	红日药业成立于1996年，是全国首批创业板上市企业。经过多年发展，红日药业已成为横跨成品药、中药配方颗粒、原辅料、医疗器械、医疗健康服务、药械智慧供应链等诸多领域，集投融资、生产、研发、销售于一体的高科技医药健康产业集群。公司旗下康仁堂中药配方颗粒产品超过600种，基本涵盖了中医临床使用频率较高的品种。在全国范围内共建设中药材种植基地120余个，涉及品种110个。公司作为最早的中药配方颗粒国家试点企业之一，持续夯实产业链布局，在品种、渠道、质量等方面具备先发优势。继续推进国标和省标的制定与申报工作，在国标申报方面，2021年完成10个品种的终审，完成71个品种的补充研究，入围11个品种已公示；在省标申报方面，完成26个省标申报、评审，已公示33个品种，保障持续竞争力；在产能建设方面，公司第八大生产基地项目在济南正式启动，建成之后将年提取单味中药材1万吨，生产配方颗粒3 000吨
华润三九	华润三九主要从事医药产品的研发、生产、销售及相关健康服务。中药配方颗粒是公司的重要业务之一，公司生产600余种单味配方颗粒品种，拥有两大中药材种子种苗繁育基地。公司与全国优质经销商和连锁终端广泛合作，覆盖了全国超过40万家药店，与京东健康、平安好医生等建立战略合作，构建"互联网＋医＋药"的新型产业价值链；处方药方面，覆盖了全国数千家等级医院，同时也积极探索互联网医疗市场

资料来源：公司公告，中经网整理。

（二）行业进出入壁垒

1. 政策壁垒

药品的使用直接关系人民的生命健康，因此国家在行业准入、生产经营等方面制定了一系列的法律、法规，以加强对药品行业的监管。中医药行业严格的监管体系在客观上构成了进入本行业的政策性壁垒。

2. 品牌壁垒

中医药产业中产品的差异主要表现在药品适应证、药品质量、药品包装、药品外形、药品疗效及售后服务上，它降低了同一产业内不同企业的产品之间的可替代性，从而使客户对特定企业的产品产生忠诚度，这是形成品牌的基础。买方"先入为主"的观念和现有厂商创立"先发优势"，往往使新进入企业改变消费者的购买习惯并建立起对自己药品的忠诚需要支付高昂代价，这些额外费用构成了该领域的品牌壁垒。好的中成药品牌意味着过硬的品质、可靠的疗效、患者和医生的高度信赖，新的竞争者树立品牌必须经过漫长的市场考验。

3. 技术壁垒

中成药制造行业是技术密集型行业。我国中成药享受着国际通行专利制度和国家政策的双重保护：中成药生产企业在完成新药研制后，可以申请药物配方（组合物）专利，20 年内拥有该配方药品的独家生产权。若满足相关条件，还可申请成为中药保护品种。中药保护品种可享受最长 30 年、最短 7 年的行政保护（可延期），其他企业不得在保护期内生产该药品。我国中成药生产企业可通过多种途径对产品进行排他性保护，可以延长其产品的保护期限，加大了竞争对手通过仿制其产品的方式进入市场的难度。

4. 资金壁垒

中医药行业是高投入、高产出的资金密集型行业：一项新药或制备方法的专利申请，前期需投入巨额的研发费用；中药生产现代化进程促使中药产业的技术装备水平迅速提高，因此新建或改建中药车间需要较大的资金投资规模；另外，由于中药服用者的用药习惯比较稳定，对已使用产品忠诚度较高，新的中药产品在品牌创立、销售网络的形成及获得消费者的认可并确立其声誉地位需要经历一个漫长的过程，从而需要在营销方面进行大规模的投资。

5. 人才壁垒

中医药行业对人才素质要求较高，新产品研发和注册、质量标准制定、生产现场管理、供应链管理、市场研究调查、市场策略制定执行和销售管理等方面，都需要大量经过专业教育同时又具有长期的学习、工作热情的专业人才，所以人才壁垒构成新进入者的障碍，新的竞争者必须要有深厚的人力资源储备。

三、中药行业经营效益分析

（一）中药行业整体经营效益分析

全国医药工业统计表明，2021 年中药工业稳步增长，全年营业收入达到 6 919 亿元人民币，同比 2020 年的 6 156 亿元增长 12.3%。其中，中成药主营业务收入 4 862 亿元，同比 2020 年的 4 347 亿元增长 11.8%；中药饮片主营业务收入 2 057 亿元，同比 2020 年的 1 809 亿元增长 13.6%。

分季度来看：2021 年一季度 1 576 亿元，同比 2020 年的 1 329 亿元大幅增长 18.5%；二季度 1 585 亿元，同比 2020 年的 1 397 亿元增长 13.4%；上半年合计 3 161 亿元，同比 2020 年的 2 726 亿元大幅增长 15.9%；三季度 1 542 亿元，同比 2020 年的 1 441 亿元增长 7%，增幅下降到个位数之内；四季度形势较好，达到了 2 216 亿元，同比 2020 年的 1 989 亿元增长 11.4%，增速重新回到两位数。从 2021

年 4 个季度看，工业营业收入均在 1 500 亿元之上，保持着平稳增长的态势；四季度更是超过了 2 000 亿元，为 2018 年以来单季营业收入最高，展现出良好的增长态势。

2021 年中药工业利润总额 1 004.5 亿元，同比 2020 年的 733.1 亿元增长 37%。其中，中成药利润总额 755.2 亿元，同比 2020 年的 612.6 亿元增长 23.2%；中药饮片利润总额 249.3 亿元，同比 2020 年的 120.5 亿元增长 102.3%。

分季度来看：2021 年一季度中药工业利润为 166.6 亿元，同比 2020 年一季度的 133.9 亿元，大幅增长 24.4%；二季度工业利润再破 200 亿元大关，达到 212.1 亿元，同比 2020 年二季度的 178.8 亿元，增长 18.6%；上半年利润总额累计达到 378.7 亿元，同比 2020 年上半年的 312.7 亿元利润，增长 21.1%；三季度中药工业利润增长幅度有所放缓，为 173.2 亿元，同比 2020 年三季度的 157.8 亿元增长 9.7%，增速回落到 10% 以内；四季度利润创纪录增长，突破 400 亿，达到 452.6 亿元，同比 2020 年四季度的 265.3 亿元，增长 70.6%，无论是利润额还是增长幅度都创造历史上的最高值。

（二）中药行业上市公司财务分析

以下是中药行业上市公司财务分析，采用沪深股上市公司财务数据计算，中药行业采用申银万国行业分类——医药生物－中药。

1. 盈利能力

2021 年，中药行业盈利能力明显增强。其中，中药行业营业利润率、总资产净利率、净资产收益率、销售净利率分别为 14.34%、7.26%、11.49%、11.52%，较上年分别提高 12.77、7.81、12.74、12.46 个百分点。

2. 营运能力

2021 年，中药行业营运能力略有增强。其中，中药行业存货周转率、应收账款周转率、固定资产周转率、总资产周转率分别为 2.34 次、5.33 次、4.17 次、0.63 次，较上年分别提高 0.46 次、0.44 次、0.09 次、0.04 次。

3. 偿债能力

2021 年，中药行业流动比率、速动比率分别为 2.07、1.58，较上年分别提高 0.19、0.15，中药行业短期偿债能力略有增强；产权比率为 0.60，较上年下降 0.18，资产负债率为 36.12%，较上年下降 6.24 个百分点，表明中药行业长期偿债能力增强。

4. 成长能力

2021 年，中药行业成长能力明显提升。其中，中药行业营业总收入增长率、营业利润增长率、净利润增长率、每股净资产增长率分别为 8.10%、904.73%、1 113.11%、−3.22%，较上年分别提高 12.55、987.71、1 230.81、3.88 个百分点。见表 6-7-4。

表 6-7-4　2017—2021 年中药制造业上市公司主要财务指标

分类	指标	单位	2017 年	2018 年	2019 年	2020 年	2021 年
盈利能力	营业利润率	%	15.34	12.27	8.70	1.57	14.34
	总资产净利率	%	7.80	6.19	4.11	−0.55	7.26
	净资产收益率	%	11.22	9.97	6.60	−1.25	11.49
	销售净利率	%	13.07	10.29	6.55	−0.94	11.52
营运能力	存货周转率	次	1.94	1.72	1.70	1.88	2.34
	应收账款周转率	次	6.13	5.15	4.93	4.89	5.33
	固定资产周转率	次	3.96	4.15	4.50	4.08	4.17
	总资产周转率	次	0.60	0.60	0.63	0.59	0.63
偿债能力	流动比率	−	2.15	2.03	2.05	1.88	2.07
	速动比率	−	1.60	1.40	1.42	1.43	1.58
	产权比率	−	0.58	0.69	0.70	0.78	0.60
	资产负债率	%	35.71	39.65	40.11	42.36	36.12
成长能力	营业总收入增长率	%	12.16	17.44	9.07	−4.45	8.10
	营业利润增长率	%	16.27	−6.34	−20.18	−82.98	904.73
	净利润增长率	%	9.62	−4.36	−30.09	−117.70	1 113.11
	每股净资产增长率	%	6.94	3.30	−1.77	−7.10	−3.22

数据来源：wind，中经网整理。

境内中药上市企业年报分析

刘张林，刘颖，庄宏

中国中药协会

【摘要】中药上市企业是国内中药产业中表现最为突出的企业群体，很大程度上代表了中药产业未来的发展方向，通过 2021 年企业年报分析，66 家上市企业的整体竞争力进一步增强。2021 年 66 家企业营收总额 3 271 亿元，同比 2020 年 2 991 亿元增长 10.94%；利润总额 315.3 亿元，同比 2020 年的 276.8 亿元增长 11.39%；研发费用总额 100.5 亿元，同比 2020 年增长 8.41%；企业的毛利率仍处于较高水平，境内中药上市公司总体呈高质量稳定发展态势。

【关键词】境内中药上市企业；年报分析；高质量发展；发展报告

Analysis of the Annual Report of Domestic Chinese Medicine Listed Enterprises

LIU Zhanglin, LIU Ying, ZHUANG Hong

China Association of Traditional Chinese Medicine

【Abstract】Listed Chinese medicine enterprises are the most prominent enterprise group in the domestic Chinese medicinal industry, which to a large extent represents the future development direction of the Chinese medicinal industry. Through the analysis of the 2021 annual report of enterprises, the overall competitiveness of 66 listed enterprises has been further enhanced. The total revenue of 66 enterprises in 2021 was ¥327.1 bn, up 9.35% from ¥299.1 bn year over year in 2020. The total profit was ¥31.53 bn, up 13.9% from ¥27.68 bn year over year in 2020. The total research and development cost was ¥10.05 bn yuan, up 8.41% year over year in 2020. The gross profit margin of enterprises is still at a relatively high level, and the listed companies are generally developing in a high-quality and stable trend.

【Keywords】domestic Chinese medicinal listed companies; annual report analysis; high-quality development; development report

我国境内中药上市企业 71 家，剔除 5 家数据暂未列入的企业，对余下的 66 家企业进行业绩分析，全年营收增长 10.94%、利润增长 11.39%、研发投入增长 8.41%，毛利润仍处于较高水平，66 家公司总体呈高质量稳定发展态势。

66 家境内中药上市企业主营业务以中药工业为主，部分企业主营业务含非药产品和药品流通，个别企业这类业务占比较大，如白云山、云南白药、同仁堂等具有优秀品牌的中成药企业。还有个别企业主营业务有化学药，如天士力。

境内中药上市企业是中药产业中最为优秀的企业群体，同时企业管理与运营的阳光程度也最高，数据相对更为准确。对上市中药企业的年报进行分析，能更好地把握中药产业的现行运营情况及未来发展方向。

一、全年营收稳定增长，增速低于中药工业

66 家企业营收总额 3 271 亿元，同比 2020 年的 2 991 亿元，增长 10.94%，低于 2021 年全国中药工业增速 4 个百分点。由于 2020 年中药工业增速低于当年中药上市公司 4.2 个百分点，66 家上市企业两年营收总增速仍高于中药工业 1.2 个百分点。全部 66 家企业中，2021 年正增长 57 家，占比 86.36%；负增长 9 家，占比 13.64%。

全年营收过百亿元和过 10 亿元的企业数与 2020 年持平，过百亿元的 7 家，过 10 亿元的 44 家。营收过百亿元的 7 家企业全年营收总额 1 733 亿元，同比 2020 年的 1 569 亿元，增长 10.45%，高于 66 家企业 9.35% 的增速 1.1 个百分点。营收过百亿元的 7 家企业中，除步长制药外，其余 6 家都为正增长，其中 5 家增长超过两位数，以岭药业增速最高达 15.19%。增速排名前 4 位的企业与 2020 年相同且排名位置不变，第一位白云山营收 690 亿元，同比增长 11.93%；第二位云南白药营收 363.7 亿元，同比增长 11.09%；第三位步长制药营收 157.6 亿元，同比微降 1.52%；第四位华润三九营收 153.2 亿元，同比增长 12.34%。同仁堂与太极集团排名比 2020 年分别上升 1 位，排到第五和第六。以岭药业首次跨入百亿元俱乐部，营收达到 101.2 亿元，同比 2020 年的 87.8 亿元，增长 15.26%。2020 年排名第 5 的天士力营收大跌，从 2020 年的第五位跌至 2021 年的第十位，下跌 5 位，全年营收 79.5 亿元，同比 2020 年的 135.8 亿元，大幅下降 41.46%，跌出百亿元俱乐部。见表 6-8-1。

表 6-8-1　2021 年境内中药上市企业营收超百亿元企业统计表

序号	企业名称	营收（亿元）	同比增长（%）
1	白云山	669.14	11.93
2	云南白药	363.74	11.09
3	步长制药	157.63	-1.52
4	华润三九	153.19	12.34
5	同仁堂	146.03	13.86
6	太极集团	121.49	8.40
7	以岭药业	101.17	15.26

注：本表根据各家上市公司年报统计。

66 家企业中全年营收增速超过 10% 的有 40 家，超过 20% 的有 21 家，营收超过 10 亿元、增速在 10% 以上的共有 29 家。全年增速最高的是龙津药业，增长 176.55%；排名第二的是西藏药业，增长 55.75%；排名第三是贵州三力，增长 48.99%。全年营收下降的共有 9 家，下降幅度最大的是天士力，下降 41.34%；下降幅度第二是广誉远，下降 23%。见表 6-8-2。

表 6-8-2　2021 年境内中药上市企业营收增速排名前 10 位统计表

序号	企业名称	营收（亿元）	增速（%）
1	龙津药业	7.03	176.55
2	西藏药业	21.39	55.75
3	贵州三力	9.39	48.99
4	通化金马	15.15	36.31
5	佐力药业	14.57	33.60
6	健民集团	32.78	33.48
7	盘龙药业	8.87	32.40
8	新天药业	9.70	29.15
9	葵花药业	44.61	28.86
10	众生药业	24.29	28.13

注：本表根据各家上市公司年报统计。

二、利润增速继续破两位，各家企业业绩表现各不相同

66 家境内中药上市企业 2021 年全年利润总额 315.3 亿元，同比 2020 年的 276.8 亿元，增长 13.91%。2021 年全国中药工业全年利润增长 37.02%，中成药工业增长 23.28%，66 家企业的利润增速比全国中药工业低了 23 个百分点，比全国中成药工业低了 9 个百分点。同比 2020 年，66 家企业中全年利润增长的有 46 家，占比 69.70%，同比下降的有 20 家，占比 30.30%。

2021 年全年利润超过 10 亿元的企业有 10 家，与 2020 年持平，10 家企业净利润合计 209 亿元，同比 2020 年的 186.8 亿元，增长 11.88%，与 2020 年排名前 10 家的利润总额 193 亿元相比，增长 8.29%。2020 年利润过 10 亿元排名前 10 的企业在 2021 年的排位有较大变化，2020 年排名第九位的广誉远 2021 年利润锐减，排名跌至第 65 位，在 66 家企业中排倒数第二；2020 年排名第十八位的康恩贝排名大幅提升 13 位，进入 2021 年前五。其他企业，如步长制药从 2020 年的第三位跌到 2021 年度的第九位，天士力由 2020 年的第八位上升到 2021 年的第四位。从 2021 年全年利润总额看，白云山超过云南白药上升到利润第一，全年利润总额 37.2 亿元；云南白药跌到第二，全年利润总额 28 亿元；片仔癀上升到第三，全年利润总额 24.3 亿元。2021 年全年利润超过 10 亿元的 10 家企业中，8 家净利润同比增长，增幅最大的为康恩贝，增长 343.24%，其次为天士力，增长 109.51%；利润同比下降的两家，云南白药下降 49.17%，步长制药下降 30.72%。见表 6-8-3。

表 6-8-3　2021 境内中药上市企业年利润排名前 10 位统计表

序号	企业名称	利润（亿元）	同比增减（%）
1	白云山	37.20	27.60
2	云南白药	28.04	-49.17
3	片仔癀	24.31	45.46
4	天士力	23.59	109.51
5	华润三九	20.47	28.13
6	康恩贝	20.09	343.24
7	济川药业	17.19	34.60
8	以岭药业	13.44	10.27

续表

序号	企业名称	利润（亿元）	同比增减（%）
9	步长制药	12.89	−30.72
10	同仁堂	12.27	19.00

注：本表根据各家上市公司年报统计。

66家企业的主营业务含有药品流通与非药类产品，不同业务板块利润增长也不尽相同。从新冠肺炎疫情发生后的2020年与2021年的数据看，2020年66家上市企业全年利润增速为25.78%，而同期全国中药工业利润则下降了1.59%，两年累加66家企业增速达39.68%，而全国中药工业两年累加增速为35.43%，66家企业的利润增速比全国中药工业高出4.25个百分点。2021年境内中药上市企业利润增速排名前10位的企业见表6-8-4。

表6-8-4　2021年境内中药上市企业利润增速排名前10位统计表

序号	企业名称	利润（亿元）	增速（%）
1	东阿阿胶	4.40	917.43
2	康恩贝	20.09	343.24
3	康弘药业	4.21	256.04
4	特一药业	1.27	189.66
5	众生药业	2.78	165.08
6	健民集团	3.25	119.73
7	通化金马	0.35	109.81
8	天士力	23.59	109.51
9	佐力药业	1.79	102.03
10	华神科技	0.70	87.51

注：本表根据各家上市公司年报统计。

三、研发费用有所增长，毛利率处于较高水平

2021年66家上市企业研发费用继续增长，全年研发费用总额100.5亿元，同比2020年，增长8.41%，低于营收与利润的增速，研发费用占营收的总占比为3.07%。66家上市企业在研发投入方面高于全国中药行业的平均水平，但仍然低于全国医药行业的水平。66家企业中，全年研发费用增长的有46家，占比

69.70%，下降的有 20 家，占比为 30.30%。研发费用增长速度最快的分别是西藏药业（715.86%）、济川药业（114.74%）、片仔癀（104.52%），下降幅度最大的 3 家企业分别是信邦制药（80.18%）、大理药业（49.07%）、广誉远（42.01%）。见表6-8-5。

表 6-8-5 2021 年境内中药上市企业研发费用增速排名前 10 位统计表

序号	企业名称	研发费用亿元	增速（%）
1	西藏药业	0.61	715.86
2	济川药业	5.23	114.74
3	片仔癀	2.0	104.52
4	葫芦娃	1.0	94.40
5	云南白药	3.31	82.99
6	维康药业	0.37	81.37
7	华森制药	0.94	79.71
8	江中制药	0.88	58.09
9	嘉应制药	0.14	53.56
10	新天药业	0.20	53.26

注：本表根据各家上市公司年报统计。

66 家上市企业中全年研发费用过亿元的有 28 家，比 2020 年的 24 家增加了 4家；其中，超过两亿元的 13 家，比 2020 年的 8 家同样也增加了 5 家。这 13 家企业中研发费用增长 10 家，下降 3 家。66 家企业中仍是康弘药业研发费用最高，达10.08 亿元，但同比 2020 年，下降了 39.84%；排名第二的是白云山（8.75 亿元），同比增长 42.94%；排名第三的是以岭药业（8.38 亿元），同比增长 13.70%；排名第四的是华润三九（6.31 亿元），同比增长 21.82%；排名第五的是天士力（5.80 亿元），同比下降 15.93%。见表 6-8-6。

表 6-8-6 2021 年境内中药上市企业中全年研发费用超两亿元企业统计表

序号	企业名称	研发费用亿元	增减（%）
1	康弘药业	10.08	−39.84
2	白云山	8.75	42.94
3	以岭药业	8.38	13.70

续表

序号	企业名称	研发费用亿元	增减（%）
4	华润三九	6.31	21.82
5	天士力	5.80	-15.93
6	济川药业	5.23	114.74
7	康缘药业	4.99	31.27
8	少长制药	4.09	-23.40
9	云南白药	3.31	82.99
10	众生药业	2.09	16.10
11	红日药业	2.03	12.88
12	桂林三金	2.02	31.22
13	片仔癀	2.0	104.52

注：本表根据各家上市公司年报统计。

66 家企业的毛利率仍处于较高水平，超过 60% 的企业有 46 家，占 69.70%；毛利率超过 80% 的企业有 10 家，占 15.15%；毛利率最高的西藏药业高达 96.13%。毛利率低于 40% 的有 4 家，最低的太龙药业仅为 25.92%。

四、整体竞争力提升，科研投入仍需加强

2020 年以来，由于在抗击新冠疫情中的独特作用，中医药更多地被市场所接受，中药产业迎来了高质量发展新阶段。中药上市企业是国内中药产业中表现最为突出的企业群体，也在很大程度上代表了中药产业未来的发展方向，66 家上市企业的整体竞争力进一步增强。仅就 2021 年的数据分析，其中全年营收过百亿的 7 家企业营收总额 1 733 亿元，同比 2020 年的 1 569 亿元，增长 10.45%，这 7 家企业的营收占 66 家上市公司总营收的 52.98%，超过一半。全年利润超过 10 亿元的 10 家企业，净利润合计 209 亿元，同比 2020 年的 186.8 亿元，增长 11.88%，占 66 家上市企业总利润的 66.29%，约占三分之二；年研发费用超过 2 亿元的 13 家企业总研发费用 63.06 亿元，占 66 家上市企业总研发费用 100.5 亿元的 62.75%，占约三分之二。从营收、利润、研发费用这 3 项医药企业最重要的运营指标来看，66 家企业中排名靠前的 10 家左右企业，在规模、赢利能力和未来发展潜力方面具有更大的优势，必将引领和带动整个中药产业的发展。

66 家境内中药上市企业的年报在反映了中药产业发展的同时，也反映出科技投入不足、创新研发不够的问题。66 家上市企业全年研发费用低于营收与利润增长速度，也低于国内生物制品和化学药行业。66 家企业研发费用总和 100.5 亿元，已经是近年来的最高点，但不仅无法与国际上的医药产业巨头比较，也远远低于国内新药研发企业的投入。习近平总书记 2021 年 5 月 12 日在视察南阳医圣祠时指出，我们要发展中医药，注重用现代科学解读中医药学原理。习总书记的讲话强调了科技在发展中医药产业中的重要性。当前，推动中药产业的高质量发展，既面临着重大机遇，同时也承担着重要的历史责任，面临着很大的挑战。无论是源头的质量保证，还是上市后的临床疗效与药物经济学的研究，中药产业都存在不足，需要有更大的投入，做更多的努力。作为国内中药产业的优秀代表，中药上市企业必须更多、更持久地进行科技投入，坚持传承创新发展，把中药的事做好，把中药产业高质量发展好。

第七章 中医药健康产业篇

中医药健康旅游发展

中国中医药出版社有限公司

中经网数据有限公司

【摘要】中医药健康旅游作为中医药健康服务业与旅游业相结合的新业态，发展前景十分广阔，在满足人们日益增长的健康需求、促进旅游业结构转型发展升级等方面具有重要意义。为鼓励、促进中医药健康旅游发展，国家和各省市相继出台了系列政策措施，但我国中医药健康旅游发展还处于起步阶段，仍存在体制机制不健全、人才缺乏等问题，本文从加大宣传力度、旅游产品开发、人才素质提高等方面提出了发展对策建议。

【关键词】中医药；健康旅游；政策支持；发展对策

TCM Health Tourism Development

China Press of Traditional Chinese Medicine Co., Ltd
CEInet Data Co., Ltd.

【Abstract】As a new form combining TCM health service and tourism, TCM health tourism enjoys a promising prospect, which is of great significance in meeting people's growing health needs and promoting the structural transformation, development and upgrading of tourism. A series of national, provincial and municipal policies and measures have been launched to encourage and boost the development of TCM health tourism. However, TCM health tourism is still in its infancy, in which such problems as poor institutional mechanism and lack of talents are found. This paper proposed development strategies and suggestions in the aspects of strengthened publicity efforts, tourism product development, and talent quality improvement.

【Keywords】TCM; health tourism; policy support; development strategies

一、中医药健康旅游的定义 [1]

现代研究中，王景明等于 2000 年第一次提出了中医药旅游的概念，将其作为生态旅游的分支之一，是一种探索性的、尚未被开发和享用的，集旅游与中医药于一体的交融性产业，是中医药的延伸和旅游业的扩展。此后，陆续有学者提出了中医药专项旅游、中医药文化旅游、中医药文化养生旅游、生态型中医药旅游、中医养生旅游等概念。以上的众多概念均指代中医药与旅游融合的这一产业，但都仅从一两个角度去探讨中医药与旅游的融合，如中医药文化与旅游、中医药养生保健方法与旅游、中医药生态资源与旅游等。

"中医药健康旅游"一词，则是自 2014 年国务院发布的《关于促进旅游业改革发展的若干意见》后，被大众所熟知的，是为满足人民的健康服务需求，推进中医药与旅游的融合发展而出现的，目前尚未有一个统一的明确概念。本报告定义其概念为"中医药健康旅游是以中医药的文化、健康理念及养生、康复、医疗技术方法体验为核心，通过多种旅游活动的方式，达到健康促进、疾病防控、文化传播目的的专项旅游"。中医药健康旅游以中医药为载体，将中医药融入多种旅游活动中，从而传播中医药、满足人们的健康需求，其本质是一个专项旅游。旅游的主体包括旅游者和旅游经营者。从这个方面来看，中医药健康旅游应包括以下内涵：①从旅游者的角度来看，中医药健康旅游是一种高层次的旅游活动，其目的是通过旅游活动来促进健康、体验中医药服务和了解中医药文化。②从旅游经营者的角度来看，中医药健康旅游是一种新的旅游开发经营理念，将中医药资源创造性地转化为旅游资源。③在我国，目前仍是政府主导型旅游发展战略，所以中医药健康旅游必须强调政府部门这个重要主体。从政府的角度来看，中医药健康旅游是一种新的产业发展模式，同时推动中医药行业和旅游业的发展。对于旅游业来说，这种新的旅游方式有助于形成旅游产业融合新业态，为旅游业自身的转型升级增添动力，也为整个经济结构调整注入活力；从中医药行业来说，这种新的业态有助于不断开辟健康服务业发展新空间，扩大中医药健康服务的可及性，践行健康中国的宏伟目标。因此，中医药健康旅游总体目标是满足多层次多样化中医药健康服务需求，提升中医药对国民经济和社会发展的贡献率。

根据中医药健康旅游内容及目的不同，可将中医药健康旅游划分为中医药观光旅游（中医药景区观光旅游、中医药会展节庆旅游）、中医药体验旅游（中医药文化体验旅游、中医药养生体验旅游、中医药科普教育、中医药美容保健旅游）及中医药医疗保健旅游（中医药疗养康复旅游、中医药特色医疗旅游）。

二、中医药健康旅游的发展情况[2]

中医药健康旅游等新业态在全国各地快速发展，政策支持力度越来越大，吸引越来越多的游客，健康旅游项目和产品越来越多。据国家旅游局（现文化和旅游部，下同）和国家中医药管理局联合开展的一项 24 个省（市、区）中医药健康旅游现状调查显示，2015 年全国共有 454 个景区点、度假村等机构、90 个中医药博物馆、中医药企业等开展或参与了中医药健康服务，其中 21 家中医药单位与旅游公司或旅行社签订了合作协议，15 家中医医疗机构正开展入境中医医疗旅游服务，服务项目和产品主要有温泉、药浴、药膳、中医美容、药酒、保健茶、传统膏方、康体养生、医药保健品等[3]。据统计，截至 2015 年底，海南省医疗健康产业总产值占该 GDP 的 11%，有健康服务业单位 2 176 家、规模以上企业近 50 家，从业人员 91 254 人，营业收入 243.74 亿元[4]。广东率先打响了"中医药文化养生旅游"品牌，现有中医药养生旅游示范基地 40 家，18 条中医药养生文化旅游线路[5]。浙江先后打造了一批中医药特色小镇、中医药特色街、中医药主题民宿等中医药旅游产品，认定了 21 个中医药文化养生旅游示范基地。

（一）国家层面：出台一系列政策，指导中医药健康旅游发展

为鼓励、促进中医药健康旅游发展，国家出台了一系列政策措施。2013 年，国务院下发了《关于促进健康服务业发展的若干意见》（国发〔2013〕40 号），明确将发展健康文化和旅游作为主要任务之一，鼓励有条件的地区面向国际国内场，整合当地优势医疗资源、中医药等特色养生保健资源、绿色生态旅游资源，发展养生、体育和医疗健康旅游。2015 年 4 月，国务院办公厅出台《中医药健康服务发展规划（2015—2020 年）》，首次明确提出培育发展中医药文化和健康旅游产业，发展中医药健康旅游，开发中医药特色旅游商品，打造中医药健康旅游品牌。2015 年 11 月，国家旅游局联合国家中医药管理局下发了《关于促进中医药健康旅游发展的指导意见》，明确了发展中医药健康旅游的重要意义、指导思想、发展目标、重点任务等内容。2016 年 3 月，国务院出台了《中医药发展战略规划纲要（2016—2030 年）》（国发〔2016〕15 号），明确将发展中医药健康旅游服务纳入规划纲要并作为重点任务之一，提出推动中医药健康服务与旅游产业有机融合，发展以中医药文化传播和体验为主题，融中医疗养、康复、养生、文化传播、商务会展、中药材科考与旅游于一体的中医药健康旅游。

2016 年 8 月，国家旅游局、国家中医药管理局印发《关于开展国家中医药健

康旅游示范区（基地、项目）创建工作的通知》，计划用 3 年左右时间，在中国建成 10 个国家中医药健康旅游示范区，100 个国家中医药健康旅游示范基地，1 000 个示范项目。2017 年 9 月、2018 年 3 月，国家中医药管理局分别公布首批中医药健康旅游示范区（15 个）、示范基地（73 个）名单。政策支持建设国家中医药健康旅游示范区（基地、项目），期望结合市场资源配置，提高示范区（基地、项目）市场影响力，产生示范辐射作用，推动我国中医药健康旅游行业快速发展。

（二）省级层面：多省相继出台政策，推动中医药健康旅游发展

为加快中医药健康旅游发展，四川、江西、湖南、海南等省市按照国家相关文件要求，相继出台了政策文件，推动中医药健康旅游发展。

四川：近年来，四川省中医药管理局、四川省文化和旅游厅抢抓发展机遇，通过政策支持、资金投入、策划包装、宣传造势等一系列"组合拳"，推动全省中医药健康旅游高质量发展，认定 25 个省级中医药健康旅游示范基地，储备一批优质项目，形成了具有四川特色的康养旅游新场景和新模式，为中医药、文旅产业融合创新和转型升级增添新动能。四川省级层面先后出台《四川省中医药健康养生旅游总体规划》《四川省康养旅游发展规划（2015—2025）》等专项规划，为康养文旅产业融合发展提供了引导性文件。2019 年，四川省文化和旅游厅会同四川省中医药管理局出台了《关于加快四川省中医药健康旅游发展的实施意见》，丰富全域旅游建设新内涵，依据资源分布和发展基础，着力构建全省"一核四区"中医药健康旅游发展格局，建设以成都为核心的创新发展核，以及川南中医药健康旅游发展区、川东北中医药健康旅游发展区、攀西中医药健康旅游发展区、川西北民族医药特色旅游发展区。2020 年，四川省文化和旅游厅、四川省卫生健康委、四川省中医药管理局等部门联合出台《关于进一步推动健康旅游发展的实施意见》，提出到 2025 年，力争将四川打造成为全国医疗康养旅游目的地，为全省康养文旅发展进一步完善顶层设计。2022 年，四川省认定越西芳香养生文化休闲园等 10 个项目为"2022 年四川省中医药健康旅游示范基地"。见表 7-1-1。

表 7-1-1　"2022 年四川省中医药健康旅游示范基地"名单

序号	四川省中医药健康旅游示范基地	归属地
1	问花村中医药特色养生花海	成都市
2	普达阳光国际康养度假区	攀枝花市
3	七曲山中医药康养风景区	绵阳市

续表

序号	四川省中医药健康旅游示范基地	归属地
4	3536 菊谷	遂宁市
5	五色仙草园	乐山市
6	青宁云门天寨中医药康养旅游基地	达州市
7	宝森中医药旅游康养基地	资阳市
8	九寨庄园中医药康养旅游度假区	阿坝藏族羌族自治州
9	德格南派藏医药康养园	甘孜藏族自治州
10	越西芳香养生文化休闲园	凉山彝族自治州

资料来源：四川省中医药管理局。

江西：2021年，江西省出台《江西省人民政府办公厅关于推进康养旅游发展的意见》，明确提出要构建有江西特色的康养旅游产业体系。全力发展中医药康养旅游产业。大力推进"药、医、养、游"融合发展，加大道地药材、原产地药材保护力度，鼓励药食同源产品和保健食品用品的生产研发。加大热敏灸等原创性中医疗法知识产权保护力度，重点打造热敏灸品牌，出台标准，培育成江西省中医药康养旅游的特色优势。同时，提升发展温泉康养旅游产业，持续发展森林康养旅游产业，加快发展避暑康养旅游产业，创新发展文化康养旅游产业，大力拓展运动康养旅游产业等。2022年8月，江西省人民政府办公厅印发《江西省"十四五"中医药发展规划》，再次明确要持续发展中医药旅游康养服务。

湖南："十三五"期间，中医药服务新业态不断拓展，中医药康养旅游融合发展，湖南省获批3个国家级中医药健康旅游示范基地，5个国家级、22个省级森林康养基地。颐而康等一批养生保健机构迅速发展。培育了中医药大市场，形成了以"湘九味"、浏阳生物医药园、邵东廉桥、长沙高桥等为特点或基地的区域专业化品牌和市场。根据《湖南省"十四五"中医药发展规划》，"十四五"期间，湖南省要发展中医药多业态，打造"大健康企业＋大健康基地＋大健康产品＋大健康服务＋大健康旅游"的全链条健康旅游产业发展新模式。2022年，湖南省首批中医药康养旅游精品线路发布，共有6条线路，覆盖14个市（州）、53个县（市区），串联68个中医药康养体验基地。见表7-1-2。

表 7-1-2　湖南省首批中医药康养旅游精品线路

名称	线路	特色
楚韵湖湘——养神之旅	长沙开福区/高新区/岳麓区/望城区/宁乡市、株洲市天元区/炎陵县、衡阳市南岳区	该线路以湖湘地域特色和历史文化为灵感，将文化地标和传统国药老字号结合，安其神，理其气，开启独具体验的"养神之旅"
神奇湘东——养肺之旅	长沙市浏阳市、株洲市炎陵县/攸县/醴陵市、岳阳市平江县、郴州市苏仙区/汝城县/安仁县/北湖区	该线路以湖南"东方一号公路"旅游风景道为主轴，游小镇、享清流，一步一景，一景一心情，搭配天然的康养生态氧吧，来一场说走就走的"养肺之旅"
寻味湘江——养胃之旅	岳阳市岳阳楼区/君山区/临湘市/汨罗市、湘潭市湘潭县/衡阳市雁峰区、永州市零陵区/江永县/江华县	该线路以千里湘江为主线，江枫渔火、湖光山色，串起记忆中熟悉的儿时味道，悬艾叶、剥莲子，尽享"养胃之旅"
神韵梅山——养元之旅	益阳市安化县/桃江县/赫山区，娄底市涟源市/新化县、邵阳市新邵县	该线路以"古梅山"地域为核心，采天下药山之灵气，培根固本，强身健体，邂逅一段治愈系的"养元之旅"
秘境雪峰——养身之旅	邵阳市隆回县/武冈市、怀化市鹤城区/溆浦县/新晃县/麻阳县/通道县	该线路探秘于雪峰之巅，穿梭在瑶山侗乡苗寨，悦其性，养其身，开启一场美丽休闲的"养身之旅"
生态武陵——养心之旅	常德市澧县/临澧县、张家界市永定区/慈利县、湘西州凤凰县/永顺县	该线路独拥武陵山宜居宜养的生态优势，观其美，静其心，赴一场中医药文化体验的"养心之旅"

资料来源：湖南省中医药管理局、湖南省文化和旅游厅。

海南：2019 年 1 月，海南省卫生健康委、海南省旅游和文化广电体育厅联合印发了《海南省健康医疗旅游实施方案》，海南省将围绕"医学治疗""医学美容""康复疗养""养生保健"四大医疗旅游关键领域，打造"一心""五区"医疗旅游布局体系，把海南建设成为高端医疗旅游与特色养生保健相结合的世界一流医疗旅游胜地、国际著名医疗旅游中心。根据该方案，海南将重点打造以服务于中高端人群为核心的、以完备服务著称的高端医疗养生旅游服务项目，其中包括中医药保健养生旅游等八大项目。

（三）行业层面：中医药健康旅游市场规模快速增长

根据观研天下数据显示，我国中医药健康旅游行业市场规模由 2015 年的 946.8 亿元增长至 2019 年的 3 132.9 亿元。可见，我国中医药健康旅游行业市场规模已经超过了《关于促进中医药健康旅游发展的指导意见》中提出的 3 000 亿元大关。

根据该指导意见给出的时间表：到 2025 年，中医药健康旅游人数达到旅游总人数的 5%，中医药健康旅游收入达 5 000 亿元，在全国建成 50 个中医药健康旅游示范区、500 个中医药健康旅游示范企业（基地）、中医药健康旅游综合体；培育打造一批具有国际知名度和市场竞争力的中医药健康旅游服务企业和知名品牌。

目前，我国中医药健康旅游行业参与主体为中医药健康旅游企业，包含旅游企业和中医药企业。旅游企业和中医药企业借助政策东风，在现有资源基础上，发展中医药健康旅游业务，实现产业链延伸发展。现阶段，中医药企业数量较多，占比超过 70%。

从行业发展趋势来看，在中国政府及地方政府的积极促进下，各地中医药文化元素突出的中医医疗机构、养生保健机构、中药企业、名胜古迹博物馆、中华老字号名店及中药材种植基地、药用植物园、药膳食疗馆等资源，将被充分挖掘并逐渐融入旅游业之中，中医药文化与旅游业深度融合发展是大势所趋。

此外，当前我国政府及中医药健康旅游相关企业通过成立国际性学术组织、举办国际型医疗旅行专业会议，以加强中医药国际交流与合作。未来，伴随我国政府及相关企业的积极推动，中医药文化将通过旅游逐渐进入国际市场，中医药健康旅游将成为中国医疗健康旅游的特色标签。

三、中医药健康旅游发展建议

（一）加大宣传力度，转变认知态度

中医药健康旅游的推行与中医药知识的普及有很大关系，加强人们对养生保健的认知程度在一定程度上可以促进中医药健康旅游的推广，因此，开展中医药知识的普及至关重要。要使治未病健康服务思想在社会上广泛传播并深入人心，通过各种形式宣传治未病理念指导的中医药预防保健知识，扩大人们对中医治未病服务的认识。在人民群众中培养中医药文化氛围。针对不同的群体，让其对自身和易发疾病有所了解，增进维护健康的意识和能力，并能进行自我调理监测，预防疾病和降低疾病复发率。使治未病中医药理念具有实践性、应用性、科普教育性，不断增进治未病中医药健康服务在民众心中和生活中的地位，并以此为中医药健康旅游营造氛围和消费潜力。

（二）开发中医药健康旅游产品

发挥中医药优势，使旅游资源与中医药资源有效结合，形成体验性强、参与度广的中医药健康旅游产品体系。针对不同游客的需求，开发中医药观光旅游、中医药文化体验旅游、中医药养生体验旅游、中医药特色医疗旅游、中医药疗养康复旅游、中医药美容保健旅游、中医药会展节庆旅游、中医药购物旅游、传统医疗体育旅游及中医药科普教育等旅游产品。面向国际市场，大力开发以提供高端中医医疗服务为主要内容的中医药医疗旅游产品。鼓励旅行社积极发展中医药健康旅游及推出中医药健康旅游主题线路。

（三）打造中医药健康旅游品牌

发挥中医药健康旅游资源优势，整合各级医疗机构、中医养生保健机构、养生保健产品生产企业等资源，引入社会力量，打造一批以中医养生保健服务为核心，融中药材种植、中医医疗服务、中医药健康养老服务为一体的国家级中医药健康旅游示范区。发掘我国传统中医药文化内涵，提升中医药健康节庆文化品质，培育一批参与度高、影响力大、社会效益和经济效益好的节庆品牌，举办中国中医药健康旅游年，支持举办国际性的中医药健康旅游展览、会议和论坛。加强品牌建设，提升服务质量，形成一批集健康体检、中医高端医疗和中医养生于一体，具有国际知名度和市场竞争力的中医药健康旅游品牌。

（四）创新中医药健康旅游发展模式

加快探索旅游业与中医药健康服务业融合发展的新理念和新模式，不断完善政策措施，创新发展体制机制，推动旅游业和中医药健康服务业深度融合。创新中医药健康旅游服务模式，推进多种方法综合干预，将中医药优势与健康管理结合，以慢性病管理为重点，以治未病理念为核心，推动中医药健康服务从注重疾病治疗转向注重健康维护，提高中医药健康旅游吸引力。积极推动各级旅游机构与中医药机构的全面合作，建立合作机制，开展紧密协作，共同推进中医药健康旅游发展，引导中医药健康服务的规范化。

（五）培养中医药健康旅游人才队伍

大力加强中医药健康旅游专业人才的培育，鼓励旅游院校与中医药院校之间的合作，联合办学，设立相关专业。建立中医药健康旅游专业人才激励机制，培育良好的人才成长环境。积极利用现有的中医机构和旅游人才培训中心，加强对中医药健康旅游服务从业人员的外语、旅游、中医药基础知识及相关技能的培训，加强中医药健康旅游企业和实用人才培训，联合开展导游和讲解员培训，培养涉外经验丰富的中医药健康旅游管理、营销、策划、创意人才，培育高素质、专业化的中医药健康旅游人才队伍。

参考文献

［1］刘思鸿，张华敏，吕诚，等.中医药健康旅游的概念界定及类型探析［J］.中医药导报，2019（19）：13-16.

［2］孟晓伟，姚东明，胡振宇.中医药健康旅游发展现状与对策研究［J］.江西中医药大学学报，2018，30（1）：96-99.

［3］李宗友.中医药健康旅游正在兴起［N］.中国中医药报，2014-11-05（3）.

［4］陈伟光，丁汀，黄晓慧.医药养游海南医疗健康产业占GDP比重达11%［N］.人民日报，2016-03-23（09）.

［5］蔡敏婕.广东中医药健康旅游渐受海内外民众追捧［EB/OL］.（2016-07-03）［2022-12-21］http://www.chinanews.com/cj/2016/07-03/7926011.shtml.

中医药健康养老发展 [1]

中国中医药出版社有限公司

中经网数据有限公司

【摘要】中医药健康养老服务是指运用中医药（含民族医药）的理念及其方法和技术，为老年人持续提供身心保健、疾病预防与诊疗、健康促进等的中医药医疗保健服务，包括医疗性服务和非医疗性服务等相关服务，是医养结合的重要内容。本报告对中医药健康养老的相关政策、发展概况进行分析。

【关键词】中医药；健康养老；医养结合

Development of TCM-based Elderly Health Care

China Press of Traditional Chinese Medicine Co., Ltd

CEInet Data Co., Ltd.

【Abstract】TCM-based elderly health care services refer to the physical and mental health care, disease prevention, diagnosis and treatment, health promotion services and other related services continuously provided for the elderly, including medical services, non-medical services and other related services, as an important part of the integrated elderly care and medical services.

【Keywords】TCM; elderly health care; integrated elderly care and medical services

一、中医药健康养老的定义

中医药健康养老服务是运用中医药（民族医药）理念、方法和技术，为老年人提供连续的保养身心、预防疾病、改善体质、诊疗疾病、增进健康的中医药健康管理服务和医疗服务，包括非医疗机构和医疗机构提供的相关服务，是医养结合的重要内容。发展中医药健康养老服务，是应对人口老龄化、加快推进健康中国建设、全方位全周期保障人民健康的重要举措，对于满足老年人养生保健和看病就医等健康需求，提高生命生活质量，释放养老消费潜力，对于稳增长、促改革、调结构、惠民生和全面建成小康社会具有重要意义。

中医药在健康养老方面具有独特优势和作用。中医药与养老服务结合，是将中医药养生保健和治未病理念，融入老年人起居、饮食等日常生活各个方面，引导形成良好的生活习惯、健康的生活态度；通过中医体质辨识，针对不同体质采取行之有效的中医药干预方法，增强老年人体质；推广老年人常见病、多发病和慢性病中医药防治理念和技术方法，用经济有效、不良反应小、简便易行的技术方法促进疾病诊疗和康复，提高老年人生存和生活质量。

二、中医药健康养老政策解析

近年来，党和国家从国家战略的高度重视中医药健康养老服务发展，陆续出台了一系列重要的政策文件，对中医药融入养老服务的策略与路径提出了明确要求，营造了有利于中医药健康养老服务快速发展的政策环境。2016 年 2 月，国务院印发《中医药发展战略规划纲要（2016—2030 年）》提出：推动中医药与养老融合发展，促进中医医疗资源进入养老机构、社区和居民家庭。2016 年 12 月，全国人民代表大会常务委员会发布《中华人民共和国中医药法》，第一次从国家法律层面明确了中医药的重要地位，为中医药健康养老服务发展提供了法律保障。2017 年 3 月，国家中医药管理局发布《关于促进中医药健康养老服务发展的实施意见》，提出"加快中医药健康养老服务提供机构建设、建立健全中医医院与养老机构合作机制、增强社区中医药健康养老服务能力、发展中医药健康养老服务产业、规范中医药健康养老服务"等主要任务，将中医药融入养老服务的各个领域，凸显了中医药在健康养老服务中的作用和地位。之后，国家及各地方政府陆续出台的健康养老政策中，均将中医药列为重要的组成部分，充分体现了中医药在全面推进和整体提升我国健康养老服务发展中具有独特和关键的作用。2022 年，国务院办公厅印发了《"十四五"中医药发展规划》，为"十四五"时期中医药养老指明了发展方向。

（一）《关于全面加强老年健康服务工作的通知》

2022 年 1 月，国家卫生健康委、全国老龄办、国家中医药管理局联合印发《关于全面加强老年健康服务工作的通知》，明确提出要加强老年中医药健康服务。

二级及以上中医医院要设置治未病科室，鼓励开设老年医学科，增加老年病床数量，开展老年常见病、慢性病防治和康复护理。提高康复、护理、安宁疗护等医疗机构的中医药服务能力，推广使用中医药综合治疗。到 2025 年，三级中医医院设置康复科比例达到 85%。积极发挥城乡社区基层医疗卫生机构为老年人提供优质规范中医药服务的作用，推进社区和居家中医药健康服务，促进优质中医药资源向社区、家庭延伸，到 2025 年，65 岁及以上老年人中医药健康管理率达到 75% 以上。鼓励中医医师加入老年医学科工作团队和家庭医生签约团队。积极开展中医药膳食疗科普等活动，推广中医传统运动项目，加强中医药健康养生养老文化宣传。

（二）《"十四五"中医药发展规划》

2022 年 3 月，国务院办公厅印发了《"十四五"中医药发展规划》，关于应对人口老龄化发展中医药健康服务的具体内容如下：

一是加强医疗机构老年健康服务能力建设，鼓励二级以上中医医院设置老年病科，开展老年病、慢性病防治和康复护理。支持二级以上中医医院与养老机构合作共建、组建医疗养老联合体。加强康复、护理、疗养、安宁疗护等其他医疗机构中医药科室建设。

二是推进中医药老年健康服务向农村、社区、家庭下沉，鼓励有条件的中医医院开展社区和居家中医药健康服务，鼓励中医医师加入家庭医生签约团队，继续做好中医药健康管理项目。

三是支持养老机构开展中医特色老年人健康管理服务，鼓励中医医师在养老机构提供保健咨询和调理服务。四是在全国医养结合示范项目中培育一批中医药特色的医养结合示范机构，开展医养结合机构服务质量提升行动，提高医养结合机构中医药服务能力。

（三）《"十四五"健康老龄化规划》

2022 年 3 月，国家卫生健康委等 15 个部门联合印发《"十四五"健康老龄化规划》。该规划提出 9 项主要任务，发展中医药老年健康服务是其中之一。

在老年人中医药健康管理方面，提出进一步发挥中医药健康管理在基本公共卫生服务项目实施中的独特优势，积极推进面向老年人的中医药健康管理服务项目；鼓励中医医师积极参与家庭医生签约服务，为老年人提供个性化中医药服务；加强老年人养生保健行为干预和健康指导。

在中医药健康养老服务能力建设方面，提出加快二级及以上中医医院老年医学科建设，加强中医药健康养老服务能力、人才培养能力、技术推广能力建设，提升老年人常见病多发病的中医药服务能力和水平；加强各省级中医治未病中心中医药老年健康服务能力建设，制定相关标准规范，培训推广中医适宜技术，提升中医药特色服务能力。

在中医药健康养生养老文化宣传方面，提出积极宣传适宜老年人的中医养生保健知识、技术和方法，推动优质中医药服务进社区、进农村、进家庭。积极开展中医健康体检、健康评估、健康干预及药膳食疗科普等活动，推广太极拳、八段锦、五禽戏等中医传统运动项目。

规划还设专栏，提出实施中医药老年健康服务专项工程。其内容包括推动二级及以上中医医院开设老年医学科，完善老年医学科科室基础设施设备，提供老年健康服务；推动建设一批具有中医药特色的医养结合示范机构，为老年人提供中医体质辨识、诊断治疗、康复护理、养生保健、健康管理等中医药特色服务。

（四）《医养结合示范项目工作方案》

2022 年 4 月，国家卫生健康委印发了《医养结合示范项目工作方案》（以下简称《方案》），旨在不断提高医养结合服务能力和水平，更好满足老年人健康养老服务需求。

《方案》明确了创建范围，要创建全国医养结合示范省（区、市）、全国医养结合示范县（市、区）、全国医养结合示范机构。示范机构创建活动每两年开展一次，每次创建示范机构约 100 个（含中医药特色的医养结合示范机构），2030 年完成创建工作。

《方案》提出了创建标准，指出全国医养结合示范省（区、市）和全国医养结合示范县（市、区）需党政重视，部门协同；政策支持，推动有力；固本强基，优化提升等。要落实国家基本公共卫生服务老年人健康管理、老年健康与医养结合服务项目及家庭医生签约服务、家庭病床服务等有关要求，推广中医药适宜技术产品和服务，增强社区中医药医养结合服务能力，充分发挥中医药在健康养老中的优势和作用。

《方案》还指出在满足基本条件前提下，优先推荐注重发挥中医药特色和优势，为老年人提供中医体质辨识、养生保健等健康养老服务的机构成为全国医养结合示范机构。

（五）《关于进一步推进医养结合发展的指导意见》

2022 年 7 月，国家卫生健康委、国家发展改革委等 11 个部门联合印发《关于进一步推进医养结合发展的指导意见》（以下简称《意见》），从加强居家社区服务、机构服务、服务衔接、支持政策、人才培养、服务监管6个方面提出15项政策措施，并明确推动中医药进家庭、进社区、进机构。

《意见》指出，发展居家社区医养结合服务，推动机构深入开展医养结合服务，优化服务衔接，完善支持政策，多渠道引才育才，强化服务监管等。增强社区医养结合服务能力。扎实做好基本公共卫生服务，积极推进老年健康与医养结合服务项目实施，加强老年病预防和早期干预。发挥中医药和中西医结合在养生保健、慢性病防治等方面的优势，推动中医药进家庭、进社区、进机构。

《意见》要求，积极发挥信息化作用。实施智慧健康养老产业发展行动，发展健康管理类、养老监护类、康复辅助器具类、中医数字化智能产品及家庭服务机器人等产品，满足老年人健康和养老需求等。

三、中医药养老市场发展概况

中医作为我国医疗体系当中须臾不可替代的存在，在提升老年群体健康保障水平方面发挥着积极效用。中医作为我国传统文化中的瑰宝，具有全周期、全链条的健康服务思维和模式，在养老方面，有着诸多独特优势，体现在防、治、保、康、健等方面。在此背景下，传统中医与现代养老的结合在资本市场上也"碰撞"出了火花。据东方财富Choice统计数据显示，截至2022年6月30日，A股养老概念上市公司共计102家，合计总市值超2.76万亿元。此外，在布局医疗养老，打造覆盖生命全周期的完整养老服务系统过程中，部分上市公司还试水将"中医养生"纳入养老服务体系，探索"中医＋养老"特色"医养结合"的服务模式。

在过去很长一段时间里，我国医疗与养老处于相互分离的状态，而随着社会人口老龄化加剧，传统养老模式难以满足日益增长的需求，"医养结合"的新型养老模式应运而生，并成为破解现代养老难题的重要途径之一。与传统养老模式相比，"医养结合"在提供传统养老服务基础上，增加疾病预防、治疗和康复作为服务的重要内容，为老年人提供更加专业化的医疗康复服务，处理好养老服务的"最后一公里"，健全完善养老服务体系全周期、全链条。而在此过程中，"中医＋养老"则是其中重要一环。

事实上，中医药在养老服务产业各环节已有所建树。中医药在养老服务产业中已取得六方面成绩：一是治未病方面，中成药具有治疗加调理的作用，能够针对一些潜在老年疾病进行预治疗及调理；二是老年康复方面，通过针灸等手段能够协助中风偏瘫等病人更快恢复；三是护理方面，中医拥有一些独特的方法；四是养生方面，实践证明，五禽戏、八段锦及太极拳等气功对于体质调节能够起到积极作用；五是药膳方面，当下大众对于药膳的认可度与日俱增；六是康复医疗器械方面，艾灸、眼贴膜、按摩电极片等广泛应用于养老服务过程中。

在此背景下，产业资本已开始进入中医药养老领域。

老牌中药上市公司精华制药在江苏宜兴投资了宜兴苏欣护理院、宜兴市苏欣养护院，其二期扩建项目已竣工并投入运营，床位规模逐步增加至 800 张，已投资运营苏欣门诊部和苏欣体检中心，旨在打造集医疗与护理为一体的医护、医养中心；正在发力大健康产业的长江健康瞄准了消费者对传统滋补品的市场需求，发力布局胶剂、注射剂、片剂、颗粒剂、胶囊剂等多剂型中医药品，公司旗下华信制药以阿胶为产业基础，重点围绕中药现代化、健康养生需求，构建中药养护生态系统。

与此同时，地处连云港的康缘药业集团投资建设了中医养生养老特色小镇——康缘养生谷。2022 年 6 月初，3.6 万平方米的养老综合体主体建筑已经完工，正在进行室内装修。该项目规划养老用地面积 12.5 万平方米，规划总建筑面积约 10 万平方米，预算总投资约 9 亿元。其中，一期总建筑面积约 5 万平方米，已于 2020 年 10 月全面动工。此项目主要依托康缘集团在中医药行业的优势资源，将中医药养生文化宣传、中医体质辨识、专家诊疗、中医非药物疗法、养生药膳、传统功法等内容植入养老服务中，提升对老人年日常生活和健康管理的中医药服务能力和水平。

四、中医药健康养老的对策与建议

（一）加强政策引导，多部门强化协调配合

一是要通过政府主导、部门协调、多方参与，因地制宜制定中医药特色康养模式的长远发展规划，构建适合中医药特色康养模式发展的政策法律体系。各地政府要完善中医药健康养老服务地方规划和标准，将中医药特色康养纳入经济社会发展规划，参照相关标准编制财政预算、制定人员编制和医疗卫生保障措施，加大对中医药特色康养机构的资金和政策支持，通过全方位的有效供给，实现中医药健康养老资源的合理有效配置。二是要加大资金投入。加大对中医药特色康养服务的财政投入，探索对中医药特色康养服务机构给予一定比例的财政补贴。要不断完善医保报销制度，扩大医疗机构医保报销范围，对中医药特色康养机构中符合定点医疗条

件的医疗机构适当放宽准入条件，简化养老机构医保报销手续。要建立护理保险制度，为需要长期护理及康复的老年人提供保障，减轻老年人及其亲属的负担。三是要强化协调配合。中医药特色康养模式的建立，涉及卫生、人力、社保、民政等多个部门的协调配合，要明确各部门职责，避免政出多门、多头管理，保障中医药特色康养相关服务的顺利开展。

（二）挖掘中医药资源，提高中医药健康养老服务质量

充分挖掘中医药的优势，整合中医医疗机构、养老机构、中医药健康养老机构、社区等利益相关主体的优质资源，制定行之有效的服务策略，不断丰富服务供给，提高服务质量。例如，融合互联网、人工智能等信息技术，开发中医药健康养老信息化平台，使老年人可通过平台享受预约挂号、线上就诊、送服务到家、观看中医药科普视频等服务；二级及以上中医医疗机构加大对老年病、老年人常见慢性病的科学研究力度，提高临床诊疗能力。需要指出的是，我国绝大多数老年人在家庭和社区养老，因此需要特别重视社区居家中医药健康养老服务的开展，然而这方面常常被忽略。可以依托家庭医生签约服务团队的中医师，联合养老机构和健康管理机构，运用药膳、膏方、芳香疗法、音乐疗法、传统中医健身术等适宜技术，为老年人提供多样化的健康管理和养生保健服务。

（三）"互联网＋大数据"助力"中医＋养老"深度融合

在国家大力倡导中医药传承创新，推动中医药与西医药互补协调发展背景下，"互联网＋中医药"成为其创新发展的重点之一，也为相关产业带来了更多机遇。其中，中医药与可穿戴智能设备的融合，成为大数据助力中医养老的突破口之一。将可穿戴设备与中医药理论技术结合，是中医药与智慧养老融合发展模式的最重要环节。由于老年人的基础健康信息和中医四诊（望、闻、问、切）信息的采集对医生经验有较高要求，即使在有家庭医生的情况下，也无法做到实时监控。因此，可以通过可穿戴设备实现数据实时上传与共享，并提供持续而客观的数据分析，以更加及时有效地掌握老年人的健康状态，从而有针对性地开展个性化健康指导和疾病预防工作。

（四）重视中医药医养结合人才培养

鼓励院校利用自身资源，吸引社会力量和社会资金参与，形成以市场和社会需求为导向、以产教融合为抓手的多规格、有梯度的教学联合体。应用"1+X"（即

学历证书＋若干职业技能等级证书制度）模式，实现学历教育和非学历教育的有效衔接，协调发展符合中医药医养结合行业用人需求的职业教育体系。完善并落实中医药医养结合职业技能培训及培训基地标准，出台考核办法和细则，构建符合中医药自身特点的人才培养平台和模式，全面提升从业人员的职业技能和专业素养。

参考文献

［1］李华章，郁东海，娄继权，等 . 中医药健康养老服务 SWOT 分析［J］. 中国卫生事业管理，2020，37（3）：197-200.

第八章　中医药文化传承与传播篇

中医药文化建设成就与展望

吴潇湘

国家中医药博物馆

【摘要】该文从中医药文化继承与创新、传播与发展及中医药文化建设的成就与未来发展展望等方面进行思考并探讨，以期为推进中医药文化建设、弘扬中医药文化等提供思路与借鉴，为推动中医药文化传承与传播赋予新的时代意义和历史内涵。

【关键词】中医药文化；文化自信；文化建设

Achievements and prospects of Chinese medicine culture construction

WU Xiaoxiang

National Museum of Traditional Chinese Medicine

【Abstract】This article ponders and discusses the inheritance and innovation, dissemination and development of traditional Chinese medicine culture, as well as the achievements and future development prospects of traditional Chinese medicine culture construction. We hope to provide ideas and references in promoting the construction of traditional Chinese medicine culture and carrying forward traditional Chinese medicine culture, and give new era significance and historical connotation to promote the inheritance and dissemination of traditional Chinese medicine culture.

【Keywords】Traditional Chinese Medicine Culture; cultural confidence; cultural construction

文化自信是一个国家、一个民族发展最基本、最深沉、最持久的力量。习近平总书记在十九大报告中指出："文化是一个国家、一个民族的灵魂。文化兴国运兴，文化强民族强。没有高度的文化自信，没有文化的繁荣兴盛，就没有中华民族伟大复兴。"[1] 党的十八大以来，习近平总书记多次阐述中华文化与文化自信的重要性。习近平总书记的重要论述，为新时代弘扬中华优秀传统文化、推动中医药文化建设提供了基本遵循，指明了发展方向。

中医药学是中国古代科学的瑰宝，也是打开中华文明宝库的钥匙。在几千年的文明长河中，作为中华优秀传统文化的杰出代表，中医药以其博大精深、兼容并蓄，已经成为中国人的生活方式，成为中华优秀传统文化的重要载体。

近代百年以来，因受到西方中心主义和科学主义的冲击，中医药备遭曲解，发展屡受冲击，存在诸如传承不足、创新不够、作用发挥不充分等问题。但近年来，尤其是党的十八大以来，党中央、国务院高度重视中医药的发展，在以习近平同志为核心的党中央的坚强领导下，中医药日益显现出战略价值和非凡作用，正以崭新的姿态成为实现中华民族伟大复兴的重要力量。

一、推动中医药文化传承与传播意义重大

（一）坚定文化自信，培育中医药发展沃土

中医药是中华优秀传统文化的重要组成部分，也是其重要载体之一。因此，从某种程度上说，中医药文化的复兴是推动中华民族文化复兴的一个重要途径，发展中医药就是传承和弘扬中华优秀传统文化，传承和弘扬中华优秀传统文化必须发展中医药[2]。而发展繁荣中医药文化，推动中医药文化的传播与传承，是新时代文化自信的要求，是推进健康中国建设，助力实现中华民族伟大复兴中国梦的具体举措。

因此，推动中医药传播与传承，有助于坚定文化自信，重塑中医药发展文化环境，是培育中医药发展沃土的重要举措。

（二）促进学术繁荣，营造良好氛围

弘扬中医药文化，让国人了解、掌握、运用中医药知识，感受、感悟、领会中医药理念，感知、了解中医药历史，对陶冶国民情操，提升国民人文素养、健康保健意识等都有积极和深远的意义。深入挖掘研究中医药形成的规律、科学的内涵，推动中医药学术发展，能更好地发挥其价值。同时，中医药具有保障生命健康的实用性，对弘扬传播中华优秀传统文化而言，也更便于入脑入心，进而发扬光大。

因此，弘扬推广中医药文化，有助于营造全社会信中医、爱中医、用中医的良好社会氛围，让中医药更深入人心。

（三）助力传统文化发展，讲好中国故事

中医药凝练了中华优秀传统文化的精华和智慧，底蕴深厚，内容丰富，外延广博，承载着中华文化的基因，形成了中国各族人民在历史发展中与疾病作斗争的实践经验和理论知识体系，也不断丰富和影响着中华优秀传统文化的继承与推广。

因此，繁荣发展中医药文化，不仅对社会经济的发展有重要促进作用，还推动了中华优秀传统文化的传播与传承。传播中医药文化，让世界了解以中医药为代表的中华优秀传统文化，让中医药为人类带来更多健康福祉，向世界讲好中医药故事、中国故事，传播好中国声音。

二、中医药文化繁荣发展硕果累累

近年来，在国家中医药管理局的领导下，各中医药研究机构、高等院校等单位开展中医药文化研究工作，使中医药文化建设工作有了长足的发展。各单位、各地区通过群众喜闻乐见的多种形式，宣传并普及中医药文化，扩大了中医药的影响，为中医药发展营造了良好的社会环境和文化氛围。

（一）中医药文化建设顶层设计加强

设计制定符合中医药文化发展规律的中长期规划，高位推动中医药文化传承创新发展。从 2012 年开始，国家中医药管理局先后编制《中医药文化建设"十二五"规划》《中医药文化建设"十三五"规划》，研究起草《"十四五"中医药文化弘扬工程实施方案》，推动实施进乡村·进社区·进家庭、中医药健康文化推进行动、中医药文化传播行动，推动中医药健康文化创造性转化、创新性发展，提升中医药文化的凝聚力、影响力和竞争力，发挥中医药文化对事业发展的引领作用。

多部门协同推进中医药文化建设的工作机制初步构建。国家中医药管理局联合中央宣传部、教育部、国家卫生健康委、国家广电总局制定印发《中医药文化传播行动实施方案（2021—2025 年）》，部署推动"十四五"时期中医药文化传承弘扬工作，为中医药振兴发展注入文化动力。

国家中医药管理局与健康中国行动推进委员会办公室、国家卫生健康委联合发布《健康中国行动中医药健康促进专项活动实施方案》，提出"开展中医药文化传播行动"。

积极谋划中医药文化重大专项，推动"中医药文化弘扬工程"列入《中华优秀

传统文化传承发展工程"十四五"重点项目规划》。中央宣传部将国家中医药管理局增补为中华优秀传统文化传承发展工程部际协调组成员单位。

陕西、山东、湖南等多个省份出台相关政策文件作为中医药文化工作的支撑和保障，加大宣传力度，营造中医药行业发展良好氛围。

当前，中医药文化服务可及性、可得性逐步提高，中医药文化传播影响力日渐扩大。

（二）中医药健康文化传播活动内涵丰富

开展中医药文化传播行动、提升群众中医药健康文化素养水平。各地通过展览展示、互动体验、巡讲直播、文化作品征集、知识大赛等形式，传播中医药文化理念，打造了中医药文化主题活动、中医药健康文化知识大赛、文创大赛、悦读中医、科普巡讲等一批全国联动的中医药文化活动。"十三五"期间，各省（区、市）累计举办各类中医药文化活动 2.8 万余场，参与及辐射人数超过 1 800 万[3]。

中医药文化传播平台进一步完善建设。"十三五"期间，全国各地累计建设 81 家全国中医药文化宣传教育基地。至 2021 年，第一批基地 VR 和"中医药里的红色记忆"VR 展馆制作完成。省级中医药文化体验场馆建设开始布局。各省（区、市）在社区卫生服务中心、基层中医馆、社区居委会、乡村群众活动场所等建设中医药健康文化知识角 2 万余个，让群众更便捷地获取正确、规范的中医药养生保健知识。

创新"中医药＋动漫"传播方式。国家中医药管理局联合中国共产主义青年团中央委员会打造《团团健康小课堂》系列中医药健康文化漫画，篇均阅读量 10 万余次。经全国遴选，发布中医药动漫形象"灸童"。北京冬奥会期间，推出"中医药＋冬季运动"主题动漫宣传片《手指的魔法》。

加强中医药文化传播队伍建设。组建 2 300 余人的中医药文化科普巡讲队伍，经常性开展科普讲座等活动。举办"千名医师讲中医"活动，2021 年以来，推出中医药科普微视频 900 余个、科普文章 1 600 余篇，开展线上直播 23 期，全平台播放量超千万。举办 7 届"悦读中医"活动。推动中医药文化贯穿国民教育始终，组织 150 多所中小学开展中医药进校园冬至主题日活动。

监测公民中医药健康文化素养水平。国家中医药管理局持续开展中国公民中医药健康文化素养调查工作，2021 年联合国家卫生健康委印发调查工作方案，总结形成《"十三五"全国中医药健康文化知识普及工作及中国公民中医药健康文化素养水平调查报告》，2020 年中国公民中医药健康文化素养水平达到 20.69%，较"十三五"初期增长近 8 个百分点[3]。

（三）中医药文化研究深入开展

各地相继成立有关中医药文化的研究中心。1994 年成立的南京中医药大学中医文化研究中心是国内最早的中医文化研究中心。1999 年，北京中医药大学中医文化研究中心成立并开展了对中医哲学、中医学方法论、儒道佛与中医学等研究。2002 年，山东中医药大学中医药文献与文化研究中心成立[4]。河南、上海、福建等各地中医药院校也加强了中医药文化基地的建设。

在中医药院校教育中开设文化方面的必修课或选修课，如"中国传统文化概论""中医与传统文化"等。

"十三五"时期，各省、自治区、直辖市累计开展中医药文化研究课题 81 项，涵盖中医药文化内涵挖掘、文化资源整理、文化传播途径等。

伴随越来越多的人对中医药文化的接受和认同，中医药文化在国外也得到了广泛传播。

（四）中医药博物馆建设取得突破性进展

近年来，中医药博物馆事业蓬勃发展。截至 2020 年年底，根据全国博物馆年度报告信息系统关键词检索，已建成并投入运营且备案的中医药类博物馆有 73 家。如中国医史博物馆（中国中医科学院）、上海中医药博物馆（上海）、北京中医药大学医史中药博物馆（北京）等。

2020 年 3 月，根据《中央编办关于设立中国中医药科技发展中心等事项的批复》（中编办复字〔2020〕38 号），国家中医药管理局设立国家中医药博物馆，其为公益一类事业单位，填补了中医药行业尚无国家级博物馆的历史空白。建设国家中医药博物馆被确定为《"十四五"中医药发展规划》的重大工程。

同时，各级各类中医药博物馆将知识性、专业性、科学性和艺术性融为一体，使之成为展示中医药文化的重要窗口和中医文化建设中独特的文化和教育资源。

（五）守住中医药舆论阵地，讲好中医药故事

加强舆论引导，传递主流声音。研究制定加强中医药宣传工作的专门文件，重塑中医药系统宣传工作格局，统筹做好形势宣传、主题宣传、成就宣传，为"十四五"开局和中医药振兴发展营造良好舆论氛围。守住管好中医药舆论阵地，

在主题宣传中传递中医药好声音。

"十三五"期间，各地推动制作中医药题材影视作品 260 余部、视频 1.3 万余个、图书 5000 余种。目前，已初步构建起以局属新媒体平台为核心，各地中医药机构新媒体平台为支撑的中医药文化传播新媒体矩阵。2020 年，中医药在抗击新冠肺炎疫情中全程深度参与的广泛宣传，让信中医、爱中医的社会氛围更加浓厚。

三、中医药文化传承与传播发展展望

当前，中医药文化传承与传播既面临着挑战和机遇，又奠定了一定的基础。应充分挖掘中医药文化的发展空间和潜力，加强对中医药文化传播的路径分析和对策研究，注重传播路径创新改革，促进中医药文化的繁荣发展与传承传播。

（一）发挥价值作用，推动中医药回归国人生活

建议于国家中医药管理局成立专门的内设机构，便于统筹协调，顶层设计，更好地推动中医药文化价值作用的发挥。

深入开展中医药文化科普，通过巩固"中医中药中国行""中医药文化传播行动"等文化科普宣传成果，发挥其品牌效应，建立中医药文化科普宣传长效机制，立足本源、着眼基层、致力科普、服务群众，通过推广养成如夏贴三伏贴、冬吃膏方等节气养生的生活习惯，提升公民的中医药健康素养，推动中医药文化更广泛融入群众生产生活，中医药养生保健知识和方法更便捷服务群众健康需要。

举办中医药文化节及各种群众喜闻乐见的比赛、展览和演出活动，广泛宣传普及中医药文化和科学知识。在有条件的中医机构及公共文化场所，开展中医药文化展示和体验活动，使人民群众真切感受中医药文化魅力。

（二）创作文化精品，充实中医药文化传播与普及资源

深入挖掘中医药典籍、文物古迹和其他历史文化古籍中的中医药文化精髓，研究阐释、展览展示中医药历史发展进程及中医药文化内涵。

面对广大人民群众日益增长的全方位、多层次的中医药需求，创作一系列科学可信、通俗易懂、形式多样、体裁丰富、贴近生活的中医药文化科普作品以及中医药文化创意精品。

从加强爱国主义教育、推进素质教育大局出发，选择启蒙性的中医药文化知识纳入中小学教材，积极开发面向中小学生的中医药传统文化科普读物，使青少年从

小接受中医药文化熏陶。

（三）借助新兴技术，拓展中医药文化传播渠道

近年来，随着互联网及信息技术的高速发展，我们已经进入"大数据"和"自媒体"时代。

中医药文化传播与发展要适应当今时代需求，借助大数据和互联网手段，繁荣发展[5]。要借助 APP 等新媒体平台，利用 AR、VR 等新技术丰富传播形式，拓宽传播渠道，形成线上线下共同发力的宣传模式。

要积极探索以主流媒体、行业媒体、各类新型媒介拓展文化宣传主阵地，确保正确的政治方向、舆论导向、价值取向，增进人民群众对中医药文化的正确理解，满足社会大众对中医药文化知识日益增长的需求，提高中医药文化在全社会的影响力。

搭建中医药文化传播平台，拓展中医药文化传播渠道，建立面向中医药行业的多层次、多渠道、全方位文化传播矩阵。

（四）深化文化教育，培育中医药文化人才队伍

中医药文化人才对中医药的传承与传播起着关键性的作用。加强中医药文化人才队伍建设，应当以中医药教育机构为切入点，遵循中医药教育自身规律，加强对学生的中医药传统文化教育，增加中医药文化经典课程和传统课程的比重，培养出一批具有深厚中医药传统文化底蕴和丰富临床实践经验、热爱中医事业、愿意从事中医药文化传播的高水平人才[6]。

（五）善用"借台唱戏"，多方渗透中医药文化

近年来，一些脍炙人口的文学作品深入人心，对中华优秀传统文化也起到了很好的传播作用。有些作品中渗透了大量中医药文化内涵，潜移默化、润物无声地让人们接受和认可了中医药。可以此为契机，创新传播方式，扩大中医的受众。化"晦涩难懂"为喜闻乐见，既可制作出通俗易懂、贴近生活的中医文化作品，亦可将中医元素融入主流影视剧中，弘扬中医经典，扩大受众范围，展现中医价值。因此，中医药文化传播与文化艺术作品的结合，是中医药文化渗透的有效传播路径之一。

文化是中医立信释疑的"金药方"，中医药文化蕴涵于中医古籍、文献和中医临床之中，也蕴藏在各中医医院建筑造型、布局分区等外在形象建设，以及医院价

值观、道德伦理观等内在文化建设上。因此，患者在医院诊疗的过程也是中医药文化传播的一个过程。在中医医院做好文化建设工作，不失为一种具有可行性和有效性的别具一格的文化传播路径。

综上所述，推动中医药传承与传播，既可满足人民群众日益增长的健康养生需求，也可收获弘扬优秀传统文化、坚定文化自信的社会效果，还能同时起到民族主流文化价值免于内外部力量干扰，从而有效维护我国文化和意识形态安全的作用。

面对百年大变局，在新时代新征程上，我们要大力弘扬传承中华优秀传统文化，进一步坚定文化自信，不断开拓创新，守护好、传承好、展示好中华文明优秀成果，讲好中医药故事，塑造好可信可爱可敬的中国形象，为开创党和国家事业发展新局面提供坚强思想保证和强大精神力量！

参考文献

［1］习近平.决胜全面建成小康社会 夺取新时代中国特色社会主义伟大胜利——在中国共产党第十九次全国代表大会上的报告［N］.人民日报，2017-10-18（01）.

［2］张其成，李艳.中医药文化研究的意义及其战略思考［J］.中华中医药杂志，2006，21（2）：67-70.

［3］李芮.由知到行，中医药文化融入百姓生活［N］.中国中医药报，2022-09-28（01）.

［4］张其成，刘理想，李海英.近10年来中医药文化发展回顾［J］.中医药文化，2009，4（1）：22-26.

［5］朱嘉丽，林彬，张书河.文化自信视野下中医文化的传承与发展路径探析［J］.中国中医药现代远程教育，2018，16（23）：47-49.

［6］徐桢，王晓青.中医药文化传播路径分析及对策研究［J］.成都中医药大学学报，2012，35（3）：94-96.

中医药非物质文化遗产保护迈上新台阶

曹洪欣，宋春生，王春旺

中国非物质文化遗产保护协会中医药委员会

【摘要】中医药非物质文化遗产是中华文明宝库的精华，是中华优秀传统文化的重要载体，是非物质文化遗产的优秀代表，为中华民族繁衍昌盛作出了巨大贡献，对世界文明进步产生了深远影响。中医药非物质文化遗产保护、传承与发展体系日趋完善，形成新的多元化发展格局。党中央、国务院出台支持非物质文化遗产保护、传承与发展的政策，中国非物质文化遗产保护协会中医药委员会成立，中医药非物质文化遗产传承人为新冠肺炎疫情防控作出重要贡献，中医药非物质文化遗产网上线，传播弘扬打开新局面，学术交流日益繁荣。取得成绩的同时，解决制约中医药非物质文化遗产保护传承中存在的关键问题，有利于促进中医药非物质文化遗产事业的高质量发展。

【关键词】非物质文化遗产；中医药；保护传承；发展报告

The Protection of the Intangible Cultural Heritage of TCM Has Reached ANew Level

CAO Hong Xin,SONG Chun Sheng,WANG Chun Wang

Traditional Chinese Medicine Committee of China Intangible Cultural Heritage Protection Association

【abstract】The intangible cultural heritage of TCM is the essence of the treasure house of Chinese civilization, an important carrier of Chinese excellent traditional culture, and an outstanding representative of intangible cultural heritage, which has made a great contribution to the prosperity of the Chinese nation, and had a profound impact on the progress of world civilization. The system of the intangible cultural heritage of TCM's protection, inheritance and development is perfect gradually, has formed a new diversified development pattern. The CPC Central Committee and The State Council has introduced policies to support the protection, inheritance and development of intangible cultural heritage, the TCM committee of China Intangible Cultural Heritage Protection Association has been established, the inheritors of intangible cultural heritage of TCM made a substantial contribution to COVID-19 prevention and control, the website of the intangible cultural heritage of TCM was launched, propagating and Carrying forward the intangible cultural heritage of TCM create a new situation, scholarly communication is increasingly prosperous.While a great progress achieved,to solve the core problems of that restrict the protection and inheritance of the intangible cultural heritage of TCM is conducive to promoting the high-quality development of intangible cultural heritage of TCM.

【Key words】intangible cultural heritage;TCM;protection and inheritance;development report

中医药非物质文化遗产是中华文明宝库的精华，是中华优秀传统文化的重要载体，是非物质文化遗产的优秀代表，为中华民族繁衍昌盛作出了巨大贡献，对世界文明进步产生了深远影响。推动中医药非物质文化遗产的保护、传承与发展对中医药事业的振兴发展及国家非物质文化遗产体系的构建具有重要意义。

习近平总书记高度重视非物质文化遗产保护和中医药传承发展，强调党中央支持扶持非遗，要培养好传承人，一代一代接下来、传下去。习近平总书记指出，中医药是中国古代科学的瑰宝，也是打开中华文明宝库的钥匙。国家设立非遗保护专项资金，至 2020 年支持 1.13 亿元用于传统医药国家级非遗代表性项目的保护传承。

中医药非物质文化遗产涉及中医生命与疾病认知方法、中医诊疗法、中药炮制技术、中医传统制剂方法、针灸、中医正骨疗法、中医养生、中医药文化，以及藏、蒙、维、傣等民族医药项目。国务院于 2006、2008、2011、2014、2021 年公布五批国家级非物质文化遗产代表性项目名录 1557 项，传统医药类 23 项，涉及 182 个申报地区或单位。

2007、2008、2009、2012、2018 年国家文化主管部门命名五批国家级非物质文化遗产项目代表性传承人 3 068 人，传统医药类 131 人。

2010 年"中医针灸"、2018 年"藏医药浴法——中国藏族有关生命健康和疾病防治的知识与实践"入选联合国教科文组织人类非物质文化遗产代表作名录；2011 年《黄帝内经》《本草纲目》入选《世界记忆名录》。

2017 年以来，文化和旅游部通过国家非物质文化遗产保护资金累计拨付项目保护传承经费 5 014 万元，用于支持开展传统医药类非遗抢救记录、研究出版、传承教学、传播交流等工作。文化和旅游部通过国家非物质文化遗产保护资金向 131 名国家级非遗代表性传承人拨付每人每年 2 万元传承工作补贴，并对其中 52 名国家级代表性传承人开展了数字化记录，以口述片、项目实践片、传承教学片等形式，记录和保存其所承载的独到技艺。

一、中医药非物质文化遗产保护发展政策

近年来，党中央、国务院高度关注中医药非物质文化遗产保护传承工作，制定相关政策措施支持中医药非物质文化遗产保护发展。2021 年国务院办公厅印发的《关于加快中医药特色发展的若干政策措施》提出：加强传统医药类非物质文化遗产保护传承[1]。《"十四五"非物质文化遗产保护规划》提出：落实《中华人民共和国中医药法》，与有关部门共同研究制定《传统医药类非物质文化遗产传承发展计划》，推动传统医药类非遗保护传承[2]。中共中央办公厅、国务院办公厅印发的《关于进一步加强非物质文化遗产保护工作的意见》提出：支持符合条件的传统医药类非物质文化遗产代表性传承人依法取得医师资格[3]。国务院办公厅印发的《"十四五"中医药发展规划》提出：加大对传统医药类非物质文化遗产代表性项目的保护传承力度[4]。这些政策措施的颁布实施，有效推动了中医药非物质文化遗产传承保护工作，为更好地发展利用中医药非物质文化遗产开辟了新局面。

二、专业组织机构建立

2020 年 7 月 25 日，在文化和旅游部、国家中医药管理局的大力支持下，在中国非物质文化遗产保护协会的领导下，中国非物质文化遗产保护协会中医药委员会在北京成立。国务院参事室特约研究员、中国中医科学院原院长、首席研究员、首批国家级非遗代表性项目"中医生命与疾病认知方法"代表性传承人曹洪欣教授任会长，中国中医药出版社有限公司董事长宋春生任常务副会长，王阶、肖鲁伟、陶功定、张树峰、刘清泉、刘力红、马卫东等任副会长。同时组建中医药协调委员会，文化和旅游部原党组成员、中国非物质文化遗产保护协会会长王晓峰任主任；国家中医药管理局原副局长孙达，中国中医科学院院士、国医大师陈可冀，中国社会科学院荣誉学部委员刘魁立，中国工程院院士、天津中医药大学名誉校长张伯礼，中国工程院院士、国医大师石学敏，国家中医药管理局副局长、中国中医科学院院长黄璐琦任副主任；文化和旅游部、国家中医药管理局、中国非物质文化遗产

保护协会、中医药委员会相关司局领导任委员。该协调委员会的主要职责是支持、指导、协调与监督中医药非物质文化遗产保护传承发展工作。

三、参与新冠肺炎疫情防控

2020 年 6 月 2 日，习近平总书记在专家学者座谈会上指出："中西医结合、中西药并用，是这次疫情防控的一大特点，也是中医药传承精华、守正创新的生动实践。"新冠肺炎疫情蔓延以来，中医药非物质文化遗产代表性项目保护单位及传承人积极投身疫情防控工作，为疫情防控作出突出贡献。国家级非物质文化遗产代表性项目"中医传统制剂方法"国家级代表性传承人、中国工程院院士张伯礼在新冠肺炎疫情发生后，奔赴武汉、石家庄、上海等前线，征战"沙场"，主持研究制定中西医结合救治方案，指导中医药全过程介入新冠肺炎救治，为疫情防控作出重大贡献，被授予"人民英雄"国家荣誉称号。国家级非物质文化遗产代表性项目"中医生命与疾病认知方法"国家级代表性传承人、中国非物质文化遗产保护协会中医药委员会会长曹洪欣于 2020 年 1 月发布防治处方"金柴饮"；作为首席专家，通过微医华佗云构建首个中医药防疫平台和中医药国际抗疫平台，带领团队每天为海内外新冠肺炎患者诊治 12 小时，义诊 100 天，并通过中国志愿医生平台，为湖北患新冠肺炎医务人员康复治疗义诊；发表中医药防控疫情相关建言献策与学术论文 40 余篇，为国内外学术组织做中医药防治新冠肺炎相关报告 16 次，得到新华社、教育部与中国法学会等的表扬。以国医大师路志正、周仲瑛为代表的一批国家级中医药非遗传承人积极献方献策，主动为新冠肺炎防治贡献力量。漳州片仔癀药业股份有限公司、北京同仁堂（集团）有限公司、山西广誉远国药有限公司、天津中新药业集团股份有限公司达仁堂制药厂、益德成（天津）闻药文化发展有限公司、山东广育堂国药有限公司等国家级非遗项目保护单位纷纷为疫情防控捐赠大量防治药品等物资。

四、中医药非物质文化遗产传播传承打开新局面

为推动中医药非物质文化遗产的传播，展示传承保护成果，促进学术交流与高质量开展，中国非物质文化遗产保护协会中医药委员会建设中医药非物质文化遗产网、"中医药非物质文化遗产"微信公众号等传播平台，为中医药非物质文化遗产的传播提供专业的宣传通道。为提高社会对中医药非物质文化遗产的认知，中国非物质文化遗产保护协会中医药委员会于 2020 年 7 月制作并发布了中医药非物

质文化遗产宣传片《中医药非遗——中医药宝库中的精华精髓》；2021 年 4 月启动
"云上中医药非遗影像展"活动，有效地扩大了中医药非物质文化遗产的社会影响；
2021 年 6 月发布《红心向党砥砺前行——中医药非遗人庆祝中国共产党成立 100
周年》专题片；2021 年 11 月 1 日，《人民日报》海外版刊发《擦亮中医药非遗金
字招牌》，阐述了中医药非物质文化遗产历史意义和作用，强调中医药是非物质文
化遗产的典型代表、是中华优秀传统文化的重要载体。

五、中医药非物质文化遗产数据库上线运行

2021 年 12 月，中国非物质文化遗产保护协会中医药委员会依托中医药非物质
文化遗产网建设的全球首个中医药非物质文化遗产数据库上线运行。该数据库以中
医药非物质文化遗产代表性项目及传承人为主体，是全球中医药非物质文化遗产
领域规模最大、内容全面、权威性最强的数据库服务系统。数据库支持按地区、级
别、类型、关键词搜索等查询方式，免费向社会开放。数据库上线运行，为中医药
非物质文化遗产的保护传承与发展奠定了坚实的数据基础，为学术研究提供翔实的
基础数据，为政府相关决策提供数据支撑，为科学传播与国际交流提供立体化信息
平台[5]。

六、中医药非物质文化遗产学术交流繁荣发展

2020 年 12 月 21 日，由中国非物质文化遗产保护协会中医药委员会主办，以
"传承精华、守正创新"为主题的"2020 年中医药非物质文化遗产发展论坛"在厦
门举行论坛。2021 年 5 月 16 日，由中国非物质文化遗产保护协会中医药委员会主
办的"首届少数民族医药非物质文化遗产论坛"在丹寨举行。通过学术交流，中医
药非物质文化遗产传承人及相关工作者更加坚定中医药非遗保护发展的信心，更加
坚定"遵循中医药发展规律，传承精华，守正创新"的发展方向。

七、存在问题

当前，中医药非物质文化遗产传承保护工作在保护制度构建、保护名录编制、
人才队伍培养、重大项目建设、走出去等方面取得了一定成绩，然而发展中也存在
一些亟须解决的问题。譬如全国中医药非物质文化遗产普查摸底、认定和保护工作
任务依然很重；保护传承工作的体制机制在机构、人员、事权等方面仍然存在着一
定的制约因素；中医药非物质文化遗产项目与传承人的作用有待进一步发挥；部分

特色鲜明、濒于失传的项目亟须抢救与保护；创造性转化、创新性发展力度不足；
"走出去"步伐仍需加快；中医药非物质文化遗产项目传承保护队伍与平台建设有
待加强等。这些都是摆在中医药非遗人面前的责任和历史使命。

中医药非物质文化遗产在新冠疫情防控、学术交流、人才培养、保护传承、传
播弘扬、发展利用等方面取得的成绩，得益于党中央、国务院的领导和部署，以及
文化和旅游部、国家中医药管理局等部门的政策支持，也是全体中医药非物质文化
遗产人共同努力、不懈奋斗的结果。面对发展中存在的问题与不足，还需要各方面
团结一心，锐意进取，以"三牛精神"，拓思路、稳根基，促发展，不断谱写中医
药非物质文化遗产保护发展新篇章。

"道阻且长，行则将至；行而不辍，未来可期。"当前，中医药发展迎来天时、
地利、人和的大好时机，中华优秀传统文化受到广泛和前所未有的关注与重视，这
是时代的赐予，也是非物质文化遗产的机遇。展望未来，中医药非物质文化遗产
人将推进中医药非物质文化遗产项目保护传承，拓展中医药非物质文化遗产实践与利
用，拓宽中医药非物质文化遗产人才培养途径，加强科技创新合作，为发掘非物质
文化遗产精华构建平台，培育成果，推进转化，使中医药非物质文化遗产传承创新
有突破，创造性转化、创新性发展有进展。推动中医药非物质文化遗产融入现代生
活、融入和服务社会发展与人类健康，为健康中国与文化强国建设、构建人类卫生
健康共同体贡献智慧和力量。

参考文献

［1］国务院办公厅印发关于加快中医药特色发展若干政策措施的通知［EB/OL］.（2021–
02–09）［2022–10–8］.http://www.gov.cn/zhengce/content/2021–02/09/content_5586278.
htm?gov.

［2］文化和旅游部关于印发《"十四五"非物质文化遗产保护规划》的通知［EB/LO］.
（2021–05–25）［2022–10–08］.http://www.gov.cn/zhengce/zhengceku/2021–06/09/
content_5616511.htm.

［3］中共中央办公厅 国务院办公厅印发《关于进一步加强非物质文化遗产保护工作的意
见 》［EB/LO］.（2021–08–12）［2022–10–08］.http://www.gov.cn/zhengce/2021/08/12/
content_ 5630974.htm.

［4］国务院办公厅关于印发"十四五"中医药发展规划的通知［EB/OL］.（2022–03–29）
［2022–10–08］.http://www.gov.cn/zhengce/zhengceku/2022–03/29/content_5682255.htm.

［5］首个中医药非物质文化遗产数据库上线免费向公众开放［EB/OL］.（2021–12–10）
［2022–10–08］.http://www.chinanews.com.cn/gn/2021/12–10/9627163.shtml.

【优秀案例展示】

◆国家级非物质文化遗产代表性项目名录——陈李济传统中药文化

陈李济始创于公元 1600 年，创下"全球最长寿药厂"吉尼斯世界纪录，1993 年被认定为"中华老字号"。2008 年，"陈李济传统中药文化"被列入第二批国家级非物质文化遗产代表性项目名录。2004 年，陈李济在岭南地区建设陈李济中药博物馆，后扩建发展为陈李济中药文化园，该园被评为全国中医药文化宣传教育基地。陈李济作为南药代表，与北京同仁堂、杭州胡庆余堂、上海雷允上并称"中国四大药堂"。

陈李济（广州白云山陈李济药厂有限公司）为世界 500 强企业广州医药集团下属的中成药制药企业，以中成药生产、销售为一体，主要生产丸剂、胶囊剂、颗粒剂、滴丸剂、片剂等剂型，有中成药 70 个品种，年产值 6.5 亿元。企业有员工 632 人，其中专业技术人员 183 人。科研上，陈李济首研产品有壮腰健肾丸、补脾益肠丸、喉疾灵胶囊、昆仙胶囊等。产业上，陈李济发展"大南药""大健康"双轮驱动产业，企业经营规模"十三五"期间每年以两位数增长，骨科痛症品种舒筋健腰丸和壮腰健肾丸占据市场主要份额，并以大健康产业助力乡村振兴，实现与社会的同步发展。

中医药科普工作现状、问题与展望

沈　潜

北京中医药大学东方医院

【摘要】中医药科普与人民群众的养生保健和防病治病密切相关。本报告介绍了当前中医药科普的发展现状，分析了中医药科普工作现存问题，提出几点中医药科普宣传对策，以期更好地开展中医药科普工作。

【关键词】中医药；科普；现状；问题；展望

The Current Development and Countermeasures of Traditional Chinese Medicine Popular Science Work

SHEN Qian

Dongfang Hospital Beijing University of Chinese Medicine

【Abstract】The sciencepopularization of Traditional Chinese medicine is closely related to the people's health care , disease prevention and treatment. This articleintroduces the current development status of Traditional Chinese medicine popular science, analyzes the existing problems, and puts forward some countermeasures for Traditional Chinese medicine popular science popularization in order to better develop Traditional Chinese medicine popular science.

【Key words】traditional Chinese medicine; the popular science; currentsituation;problems; countermeasures

党中央一贯重视科学的发展和普及工作。长期以来，广大中医药科普工作者在弘扬中医药传统文化、普及中医药防病治病知识方面做了大量的工作。我国的中医药科普工作也进入新的发展阶段[1]。广大人民群众越来越了解中医药、信任中医药并享受中医药。中医药科普工作为推动中医药事业发展作出贡献。本文通过对中医药科普工作回顾，分析现存问题与症结所在，旨在为中医药科普服务成效提供有价值的参考。

一、中医药科普工作发展回顾

习近平总书记指出：中医药学凝聚着深邃的哲学智慧和中华民族几千年的健康养生理念及其实践经验，是中国古代科学的瑰宝，也是打开中华文明宝库的钥匙。如何深刻理解中医药是打开中华文明宝库的钥匙，这是我们必须深刻领会和回答的问题，也是我们服务民众健康、防病治病、推进中医药事业发展的战略重点。中医药系统坚决贯彻落实以习近平同志为核心的党中央决策部署，在国家卫生健康委员会（以下简称国家卫生健康委）、中国科学技术协会（以下简称中国科协）、国家中医药管理局的领导下，中医药科普宣传工作得到社会各界及媒体的大力支持[2]。

（一）中医药科普工作得到重视

近年来，中医药科普宣传工作越来越受到社会各界的广泛关注，全国各地政府部门充分发挥职能优势，支持中医药科普工作。国家中医药管理局围绕科技相关重大事件，依托全国科普日、中医中药中国行等活动开展了一系列创新科普项目，建立中医药科普基地，开设中医药博物馆，在全国各省市形成了良好的中医药文化科普宣传氛围。

（二）中医药各界开展中医药科普工作

中医药科普宣传针对中医药各学科或行业相关社会热点焦点和突发公共事件，为公众解读热点焦点问题及公共事件背后的科学知识，正确引导社会舆论。中医药科普专家结合中医药各学科的国际国内重大科技事件、重要纪念日等，领衔举办或参与科普活动，以展览、讲座、咨询等多种形式，开展全国性、创新性、示范性科普活动。据不完全统计，全国已有北京、上海、湖北、重庆、南京等省市成立了中医药科普组织，各个地市县的中医药学会成立了科普分会，中医药科普工作迎来了发展大好时机。

学会在国家创新体系中发挥独特作用，是推动科技创新和科学普及的重要力量[3]。全国各地中医药学会紧密团结广大中医药科普工作者，始终把不断提高学术水平，推进中医药科普宣传工作为己任。医疗机构不仅承载着救死扶伤的任务，也是健康科普的主要阵地[4]。医疗机构和医务人员进行健康信息宣传，不仅是《基本医疗卫生与健康促进法》提出的明确要求，也是卫生健康行业开展健康中国行动的有力抓手。例如：医院通过中医药文化建设，随处可见各种中医药知识、中医养生方法、中医故事等。中医药院校作为中医药教育的主战场[5]，也积极参与中医药科普工作。多所中医药院校陆续通过开通微信公众号、抖音号等新媒体平台，设立中医药文化专栏，定期推送相关中医药新闻及知识等，使大众可以多渠道、多方位了解中医药文化。

中医文化博大精深，随着人民群众日益增长的健康需求，中医药各界积极践行中医药科普宣传事业，中医药科普工作正在让古老的中医药焕发勃勃生机，而中医独特的健康观，逐渐为人们提供全方位的健康保障。

（三）中医药科普能力显著增强

科普能力[6]主要表现为向公众提供科普产品和服务的综合实力，科普能力的建设也是增强自主创新能力的重要基础，是推进创新型国家建设的重要保障。

中医药科普宣传事业立足现有基础，全面落实《国家中长期科学和技术发展规划纲要》和《全民科学素质行动计划纲要》确定的有关任务。目前中医药科普宣传能力稳步上升，科普作品原创水平提高，功能健全的科普基础设施逐步增多，科普队伍和科普组织逐渐健全和稳定，中医药科普宣传基地已经逐渐在全国范围内建立，科学教育和传播体系逐渐完善。2022年4月，中国科协命名800个单位为2021—2025年度第一批全国科普教育基地，多家中医药科普教育基地榜上有名。

此外，报纸、期刊、广播电视等传统媒体传播科学知识的力度不断加大、能力不断增强，各种具有科普性质的中医类养生节目也纷纷在电视上播出，中医药文化系列教材被纳入中小学课本，推动着中医科普的发展。中国互联网络信息中心发布的2021年《中国互联网络发展状况统计报告》显示，截至2021年6月，我国网民规模已达10.1亿，互联网普及率达71.6%，尤其是在新冠肺炎疫情暴发后，线上信息传播交流的重要性日益凸显，因此以微博、微信、移动客户端等为代表的新媒体也成为中医药知识传播的重要方式和向社会公众答疑解惑的重要渠道，有效支撑了中医药科普工作[7]。

（四）中医药科普人才建设

科普人才建设是科普工作开展的重要保障，现有的中医药科普人员主要包括中医药科技工作者、中医药科普创作人员、中医药报刊和中医药科普读物的记者及编辑、中医药科普活动的策划和经营管理人员、中医药科普理论研究工作者[8]。中医药专家和人才作为中医药科普传播的重要力量和传播主体，最大限度地发挥中医药积极作用，积极、广泛、正确地开展中医药健康教育和科普宣传，把中医药养生知识传播给大众。

1. 科普专家团队初具规模

《中国科协科普事业发展规划（2016—2020 年）》提出"加强科学传播专家团队建设，到 2020 年 80% 以上全国学会建有科学传播专家团队，受聘科学家超过 1 万人，首席科学传播专家超过 600 人"。自 2013 年 8 月印发《中国科协办公厅关于组建科学传播专家团队的通知》（科协办发普字〔2013〕40 号）以来，全国各省市积极响应，全国中医药学会推进科学传播专家团队建设和中医药科技志愿服务工作，组建高水平的中医药科学传播专家团队。2020 年 2 月健康中国行动推进委员会为了推进健康知识普及行动，充分发挥专家的技术支持作用，形成了第一批国家健康科普专家库，共有专家 1 069 名，其中"中医库"有专家 49 名。北京市卫生健康委 2011 年、2013 年和 2019 年分 3 批在全市开展健康科普专家遴选活动，建立了全市首支由政府认证的北京健康科普专家团；2019 年建立第三批北京市健康科普专家，其中"中医库"有专家 59 名。中华中医药学会积极组建科学传播专家团队，共同开发优秀的科普教材、展教品、图书、影视作品、文艺节目等，目前已组建包括院士牵头的科学传播专家团队 31 个。

2. 人才梯队结构日趋合理

《"十四五"中医药发展规划》提出"到 2025 年，中医药健康服务能力明显增强，中医药高质量发展政策和体系进一步完善，中医药振兴发展取得积极成效，在健康中国建设中的独特优势得到充分发挥"。中医药科普工作者借助国家政策的"东风"，让中医药文化传播更为健康有力。各地中医药管理局相继举办中医药科普人才培训班，加强中医药文化科普工作能力，提高中医药队伍的中医药文化科普水平，培养了一批又一批的中医药优秀科普人才。目前中医药科普工作呈现团队发展形势，既传播了中医药知识，又扩大了中医药文化的影响，为全面推进健康中国建设、更好地保障人民健康提供有力支撑。

（五）中医药科普主题活动多样化

随着时代的进步，科普形式不断丰富。为了做好中医药科普工作，国家中医药管理局、中国科协推动中医药各级、各行业、各单位广泛开展健康科普和中医中药知识宣传工作，主要围绕公众密切关心的健康话题，举办了全国科普日、中医中药中国行、全国科技工作者日、健康科普周、中医药文化科普宣讲、中医药文化进校园、中医药科普互联网布局等系列科普活动，开创了中医药科普工作新局面，增强了民众防病意识和自我保护能力，引导了民众自觉养成科学健康生活方式，助力了中医药文化普及，取得了较好的成绩。

（六）传统媒体与新媒体融合发展

在新媒体技术出现之前，中医药科普宣传以传统媒体为依托，凭借电视、电台、报纸期刊等方式覆盖面广的传播优势，将中医药科普宣传巧妙融入，使大众在潜移默化中了解中医药文化以及健康养生知识。由于传统媒体较高的公信力，在大众心目中占据了不可动摇的地位，所以大众获得健康养生知识的渠道也大多是传统媒体。

随着科技的进步，尤其是疫情防控常态化的当今，中医药科普的形式也日益多样，大力推动了中医药文化宣传方式的变革。而传统媒体与新媒体融合，并不是内容的迁移，更多的是思维的创新，二者取长补短。例如北京卫视《养生堂》推出微信公众号、"中国中医"微信公众号、《中国中医药报》官方号，以及央视网、新华网等具有强大品牌力量的网站，与其传统媒体相互依存、相互借鉴、共同发展，多方面满足了公众对健康知识的需求[9]。

（七）中医药科普与疫情防控结合

新冠肺炎疫情暴发以来，中医药早期参与、全程介入疫情防控工作，面对疫情肆虐全球的大考，中医药交出了一份出色的答卷。《世界卫生组织中医药救治新冠肺炎专家评估会报告》的发布，充分肯定中医药抗疫贡献，体现了世界卫生组织对中医药的高度重视，也表明未来中医药在抗击世界疫情中仍将大有可为。疫情发生以来，国务院应对新冠肺炎疫情联防联控机制先后发布了针对重点场所、重点单位、重点人群新冠肺炎疫情防控 65 类防护指南和 55 个技术方案，并形成《公民防疫行为准则》（科普版）。从应对突发疫情到常态化疫情防控，中国不断修订完善中医诊疗方案。2022 年 3 月 15 日国家卫生健康委发布的《新型冠状病毒肺炎诊疗方案（试行第九版）》表明，"三药三方"等方药对治疗奥密克戎变异毒株新冠肺炎无症状感染者和确诊患者依然有效。

二、中医药科普现阶段问题

如今，中医药发展站在更高的历史起点，国家卫生健康委、国家中医药管理局、中国科协高度重视，中医药科普工作取得了显著成效。中医药科普工作找准着力点，坚持科普为民、科普惠民，各地医院、学校、中医药学会等相继通过多方位、多渠道、多种形式的活动推动中医药健康文化知识的普及，用人民群众看得见、听得懂、用得会的途径和方法普及中医药健康知识，弘扬中医药文化，倡导科学方法，提高全民健康素养，更好地服务人们的日常生活，让中医药健康养生文化深入人心，中医药科普呈现出蓬勃发展的大好趋势。但中医药科普工作仍然存在着一些问题和不足，团队前期调研结果显示，大众普遍认为目前中医药宣传力度较小，"中医药科普知识广告包装太多、难辨真伪"，现将存在问题总结如下。

（一）科普与广告捆绑

在当前中医药科普"一片热"的形势下，也有不符合中医药理论的内容，甚至偶尔有夸大和虚假宣传、借机推销商品等现象。在中医药科普工作现存的问题中，我们发现有"对中药材的真伪辨认、等级分别等相关信息太少，借机推广某厂商、某品牌的产品太多，容易误导及混淆大众对中医药的认识""伪中医、假中医太多，借中医养生保健之名牟利者太多"等发声。当前很多商家、个人利用电视、微信等媒体，出于利益或者博取眼球等目的，打着科普名号的"伪科普"传递着非健康观念，不同程度地虚假夸大宣传产品，使一些宣传内容出现了以偏概全、以讹传讹、以假乱真的倾向，传递不准确、不科学、片面，甚至错误的中医内容，误导了一些民众的认知，使他们形成错误概念，甚至会对身体造成负面影响，值得广大科普工作者深思。

中医药科普宣传应该向群众普及正确的中医理念和知识，起到以正视听的作用，科学引导，为大众提供科学正确的中医药预防保健养生知识，大力弘扬中医药文化。

（二）科普作品难辨真伪

虽然近些年国内全民阅读及其推广实践活动丰富多彩，但目前尚缺乏高质量高水平的原创科普作品，其创作手法较局限，而且不少科普图书使用的是学术语言，缺乏通俗性、实用性、可读性，所以真正能反映中医特色的科普精品也不多，同时也不可避免伴随着养生书籍数量多，但权威性、趣味性、可读性俱佳和选题新颖的图书不多现象的出现。苏联著名科普作家也说过，没有枯燥的科学，只有乏味的叙述。所以中医药科学知识应该大众化而不应该庸俗化。

在互联网背景下，科普创作已经不单纯是报刊和图书出版的单一形式，近年来，新媒体蓬勃发展，科普内容和形式也越来越广泛，现在涌现出众多科普网站、

APP、微信公众号、抖音、微博等平台，也出现了众多网络自媒体和视频制作团队，以其新颖独特的内容、短而精的形式、趣味化呈现和及时快捷的传播特点，在网络中形成了一定的影响。但中国幅员辽阔，地大广博，由于地域原因，一些科普视频、音频的语言和养生知识呈现十足的地方特色，一部分内容只适用于当地人民，这样使大众对科普的知识理解难免有偏颇，也出现了健康知识多，不知信哪家的现象。

（三）科普内容不"接地气"

大众到底需要什么样的科普产品和科普服务，百姓到底想要了解什么样的知识，作为科普工作者，我们有义务听听百姓的"心声"，了解受众的需求。科普产品和科普服务本质上是为了提高受众的科普素质[8]，所以要紧盯百姓最关心、最直接最现实的健康问题，在中医药科普供给侧与需求侧之间架起桥梁。在科普过程中，应去掉夸大辞藻及过度包装，因此如何保证中医药科普内容的权威性，打通大众与中医药科普资源的最后"一公里"，提高可信性是科普推广中最重要的环节，随之而来的是科普内容是否科学、真实是中医药科普工作中的重中之重。

另外，尽管科普工具日益增多，传统媒体、新媒体等为科普提供了大量平台，但一些边远地区的民众以及老年群体仍然无法及时有效地接受中医药科普宣传。因此应该把满足公众的科普需求和创新驱动发展对科普的需求作为主要任务，进一步加强面向基层推广中医药工作，以人民为中心，汇总公众科普需求，着力推动科普文化发展，营造崇尚创新的社会氛围。

（四）新媒体科普与舆情应对能力

新媒体科普有不受时间限制、容量广的优点。无论何时，处在何地，中医药科普创作者都可以发布科普作品，中医药爱好者也可随时获取自己需要的信息。在时效性的推动下，大众通过观看、学习互联网的健康知识，并可按照所看所学的养生方式改善自己的生活质量。从这个角度来讲，通过新媒体普及中医药健康科普信息很有意义。现在的问题是，大众认为现在的科普作品常常与广告营销捆绑发布，有一些"伪中医"利用新媒体平台发布的科普作品中包含"偏方"、伪科学知识，甚至是虚假广告，对大众造成误导。而且，目前我国网络舆情危机应对机制尚未完善，各个部门之间相互掣肘，进而导致更大的舆情危机，这一系列连锁反应均会引起舆情，对社会管理秩序造成损害。

三、小结与展望

随着我国疫情防控进入常态化阶段，新的健康观念必将带来新的健康服务需求。作为沟通中医药知识与社会的重要渠道，中医药科普在健康养生、未病防治、诊疗康复等方面的优势再次凸显。课题组前期调研显示公众中医药素养不断提升，对中医药知识的关注度增高，更注重中医药健康科普信息的来源，更偏向于线下科普讲座、义诊等科普形式，也更希望能参与到中医药科普的对话和决策之中。因此如何进行中医药科普创新，发挥中医药在日常生活和疾病治疗中的重要作用，成为当下中医药发展的重要课题。

中国科学技术协会办公厅印发的《中国科协 2022 年科普工作要点》中提到要加强科普机制创新、科普服务体系等内容，同样适用于中医药科普服务。"十四五"期间，加强中医药科学普及的脚步，推动中医药科普工作规范化、科普内容精准化，增加科普人才奖惩机制，落实中医药科普人才队伍建设，这对于提升公民科学素质、规范科普队伍、科普活动及提高社会效益，保障社会健康可持续发展具有意义重大。

参考文献

［1］潘伟男，罗翀，毛羽，等．中医药科普的发展现状及宣传策略研究［J］．科技资讯，2019，17（35）：204，206.

［2］魏丽芬，曹继刚，范玥．近十年中医药文化普及和传播研究概述［J］．湖北中医药大学学报，2021，23（1）：126-129.

［3］李研．社会组织在国家创新体系中的作用初探［J］．科技管理研究，2014，34（18）：15-18，25.

［4］王小芳，刘成．浅析中医药文化国际传播思路［J］．中华中医药杂志，2016，31（11）：4626-4629.

［5］王怡璇，黄河．中医药院校大学生参与中医药科普志愿活动的路径探析［J］．创新创业理论研究与实践，2021，4（04）：142-144.

［6］胡俊平，钟琦，易佳，等．全国学会互联网科普现状与能力提升策略［J］．学会，2021（9）：43-49.

［7］祝沈涛，陈婷玉，周可友，等．基于短视频 APP 探究中医药文化科普新方式［J］．科技风，2021（9）：107-108.

［8］袁梦飞，周建中．关于新时代科普人才队伍建设的研究与思考［J］．科普研究，2021，16（6）：18-24，112-113.

［9］齐欣，刘琦，蔡文东．科普服务标准化的现状和实施路径研究［J］．科普研究，2021，16（4）：99-104，112.

第九章　中医药促进乡村振兴篇

中医药定点帮扶工作报告

程 强

国家中医药管理局

【摘要】国家中医药管理局党组认真学习领会习近平总书记关于乡村振兴工作的重要指示精神，深入贯彻落实党中央、国务院关于实现巩固拓展脱贫攻坚成果同乡村振兴有效衔接的决策部署，2022 年持续向山西省五寨县投入帮扶资金 1 800 余万元，选派挂职干部 2 名，培训五寨县党政干部 215 人次、乡村振兴带头人 29 人次、专业技术人员 911 人次，累计购买农副产品 402 万元，帮助销售中药材 565 万元，最大限度降低新冠肺炎疫情带来的不利影响。国家中医药管理局共有 18 个基层党组织与五寨县的 6 个乡镇、村等基层党组织组成帮扶小组，划拨党费专项资金 40 万元，充分发挥了党建"引领和助力乡村振兴"的作用。国家中医药管理局将定点帮扶工作作为一项重大政治任务，摆到了局党组、全局工作头等重要的位置来抓，通过持续优化中医药健康帮扶举措，做大做强中药材产业帮扶成果，在五寨县初步探索形成了中医药多元价值助推乡村振兴的示范模式。

【关键词】中医药；定点帮扶；典型经验

Providing Paired Assistance by Traditional Chinese Medicine

CHENG Qiang

National Administration of Traditional Chinese Medicine

【Abstract】The Party group of the National Administration of Traditional Chinese Medicine(NATCM) carefully studied and understood the spirit of the important instructions on Rural Revitalization by President Xi Jinping, and thoroughly implemented the decision and deployment of the Party Central Committee and the State Council on achieving the effective connection between consolidating and expanding the achievements of poverty eradication and Rural Revitalization. In 2022, NATCM continued to invest more than 18 million yuan, selected 2 temporary cadres, trained 215 party and government cadres, 29 Rural Revitalization leaders, and 911 professional and technical personnel in Wu-zhai County, Shanxi Province, purchased 4.02 million yuan of agricultural and sideline products, helped sell 5.65 million yuan of traditional Chinese medicine, and minimized the adverse impact of the COVID-19. There are 18 grass-roots party organizations which belong to NATCM have formed assistance groups with 6 grass-roots party organizations from Wuzhai county. A special fund of 400000 yuan was allocated for party expenses, giving full play to the role of Party Construction in "leading and assisting Rural Revital-ization". NATCM regards the work of Paired Assistance as a major political task and has placed it at the top of the Party group and the overall work of the Bureau. By continuously optimizing the health assistance measures of TCM, expanding and strengthening the as-sistance achievements of TCM industry, a demonstration mode of Promoting Rural Revi-talization with multiple values of TCM has been preliminarily explored in Wuzhai county.

【Keywords】TCM; paired Assistance; typical experiences

巩固拓展脱贫攻坚成果，推动脱贫地区发展和乡村全面振兴，是党中央做出的重大决策部署，是全面建设社会主义现代化国家的重大历史任务。习近平总书记指出，"必须乘势而上、再接再厉、接续奋斗……切实做好巩固脱贫攻坚成果同乡村振兴有效衔接各项工作，让脱贫基础更稳固、成效更可持续"。国家中医药管理局党组认真学习领会习近平总书记关于乡村振兴工作的重要指示精神，深入贯彻落实党中央、国务院关于实现巩固拓展脱贫攻坚成果同乡村振兴有效衔接的决策部署，将山西省忻州市五寨县定点帮扶工作作为一项重大政治任务，摆到局党组、全局工作头等重要的位置来抓，持续优化中医药健康帮扶举措，做大做强中药材产业帮扶成果，在五寨县探索形成中医药多元价值助推乡村振兴的示范模式。

一、2021 年定点帮扶工作情况

在中央 2020 年度分类评价过程中，国家中医药管理局定点扶贫工作获得"好"的评价结果。2021 年是脱贫攻坚战全面胜利后、5 年过渡期的第一年，国家中医药管理局克服新冠肺炎疫情影响，继续严格按照摘帽"不摘责任、不摘政策、不摘帮扶、不摘监管"的原则，保持主要帮扶政策总体稳定，弘扬伟大的脱贫攻坚精神，深化协作、接续奋斗，以更大的决心、更有力的举措，助力五寨县乡村振兴工作深入推进。

（一）组织领导情况

一是强化组织领导。《中共国家中医药管理局党组关于调整成立乡村振兴工作领导小组的通知》《关于调整成立乡村振兴工作领导小组办公室的通知》印发，建立国家中医药管理局党组书记和局长任组长的双组长制，并进一步优化帮扶机构设置和运行机制。截至 2022 年 4 月，累计召开国家中医药管理局乡村振兴工作领导小组会 4 次、局乡村振兴办专题会议 8 次，研究和推进定点帮扶工作。

二是健全帮扶机制。国家中医药管理局与国家卫生健康委等部门联合印发《关于巩固拓展健康扶贫成果同乡村振兴有效衔接的实施意见》，进一步补齐脱贫地区卫生健康服务体系短板弱项，提升乡村卫生健康服务能力和群众健康水平。《关于巩固拓展中医药扶贫成果同乡村振兴有效衔接的实施意见》印发，降低脱贫地区群众因病致贫返贫风险，因地制宜做强脱贫地区中药材产业。《国家中医药管理局 2021 年定点帮扶工作计划及任务分工》印发，明确帮扶任务及部门分工，确保帮扶政策不变、帮扶力度不减。

三是专题研究部署。2021 年 5 月 18 日，五寨县定点帮扶工作专题会召开，研究了 2021 年定点帮扶工作重点任务和思路，为做好定点帮扶各项工作开好局、起好步。6 月 16 日、9 月 28 日，国家中医药管理局乡村振兴办两次组织召开挂职干部定点帮扶工作座谈会，听取挂职干部工作汇报，推进定点帮扶任务落实。

四是开展调研督导。2021 年 12 月 11—12 日，国家中医药管理局党组书记余艳红一行深入五寨县实地调研。调研期间，余艳红与山西省人民政府省长蓝佛安进行会谈，与副省长于英杰共同调研并召开五寨县乡村振兴定点帮扶座谈会。10 月21—22 日，国家中医药管理局机关纪委工作组一行赴五寨县开展调研督导，形成《关于赴山西省五寨县开展乡村振兴定点帮扶调研督导的情况报告》，督促相关部门进一步落实五寨县乡村振兴政策，不断提高定点帮扶工作效能。

（二）选派干部情况

一是轮换挂职干部。国家中医药管理局于 2021 年 4 月底前完成了定点帮扶县2 名挂职干部轮换工作。高新军同志挂职山西省忻州市五寨县委副书记，重点负责乡村振兴工作，同时协助分管农业农村、宣传、文化旅游等工作；马思远同志任山西省忻州市五寨县中所村第一书记。二是关爱挂职干部。持续落实《关于做好援派挂职干部跟踪了解和服务管理工作的通知》要求，每季度调度挂职干部工作情况，同时注重保障挂职干部的补贴补助、探亲休假等待遇。中国中医科学院在节日期间通过线上线下等各种方式慰问驻点医疗专家。三是宣传先进典型。刊发《董云龙：当五寨脱贫致富的"勤务兵"》《今天，向每一个闪闪发光的她致敬！》等新闻报道，撰写《发挥中医药资源优势助力脱贫攻坚——脱贫攻坚口述史》等稿件。

（三）资金投入情况

一是直接投入帮扶资金。完成"直接投入帮扶资金"1 430 万元，主要用于支持五寨县医疗卫生机构基础设施建设、中药材产业示范基地和中药材技术服务等，推动五寨县经济社会全面发展。二是引进帮扶资金。完成"引进帮扶资金"395 万元，主要用于支持五寨县中医院康复科建设、中药材标准化生产示范基地建设等。三是引进帮扶企业。中国中药在五寨县投资建设的中国中药五寨饮片产业园投入使用，2021 年投资 3 532 万元。

（四）人才培训情况

一是培训基层干部和乡村振兴带头人。通过举办基层党政干部培训班、乡村振兴带头人学习班等多种方式，共计培训基层干部 215 人次、乡村振兴带头人 29 人次。二是培训专业技术人才。支持五寨县医疗集团选派 12 名医务人员外出进修；为五寨县培训国家中医药应对重大公共卫生事件和疫病防治骨干人才库成员 4 名、中医馆骨干 22 名、中医护理骨干 1 名，支持 2 名中医类别全科医师开展转岗培训。中国中医科学院驻点帮扶医疗专家下沉基层举办中医适宜技术培训班共 15 期，培训基层医务人员 833 人次。中华中医药学会与国家中医药管理局人事教育司共同举办定点帮扶五寨县中医药适宜技术提高班，培训当地基层医生 37 名。截至 2021 年 12 月底，共计培训五寨县专业技术人员 911 人次。

（五）消费帮扶情况

一是直接购买帮扶地区农产品。国家中医药管理局印发《关于做好 2021 年政府采购脱贫地区农副产品工作的通知》和元旦春节、中秋国庆期间做好消费帮扶的通知，持续发动各单位采取优先采购、预留采购份额以及线上线下相结合等多种方式，累计购买五寨县农副产品 402 万元。二是帮助销售帮扶地区农产品。帮助五寨县销售黄芪等中药材共计 565 万元，最大限度降低新冠肺炎疫情对脱贫县农产品销售带来的不利影响，共计帮助转移就业 375 人。

（六）党建帮扶情况

国家中医药管理局机关党委向五寨县 8 个乡镇、村的基层党组织划拨党费专项资金 40 万元，用于加强组织阵地建设、提升基础硬件设施、开展党员定期培训、助力支部活动宣传等工作。国家中医药管理局共有 18 个基层党组织与五寨县的乡镇、村等基层党组织组成帮扶小组，参与结对共建脱贫村 6 个。各结对共建党支部通过专题党课、捐赠党建书籍、党史学习教育联学联建活动等方式，帮助脱贫村建好班子队伍、理清发展思路，夯实基层党组织在乡村振兴工作中的战斗堡垒作用，充分发挥党建"引领和助力乡村振兴"的作用。

二、典型经验与做法

中医药作为独特的卫生资源、潜力巨大的经济资源、具有原创优势的科技资源、优秀的文化资源和重要的生态资源，集合了"健康"和"产业"两个领域的特色和优势。国家中医药管理局充分发挥中医药"五种资源"优势，助力五寨县巩固拓展脱贫攻坚成果，为五寨乡村振兴贴上了中医药标签。现将有关经验与做法总结如下。

做法一：提升县域中医药服务能力，减轻脱贫群众就医负担，坚决守住不发生规模性返贫的底线。

习近平总书记指出"没有全民健康，就没有全面小康"。国家中医药管理局着力优化健康帮扶举措，有效提升五寨县基层医疗服务水平，持续巩固拓展中医药健康扶贫成果。一是加大项目资金投入，补齐公共卫生服务短板。国家中医药管理局动员局直属（管）单位累计无偿捐赠资金 6 000 余万元，支持五寨县中医院病房楼项目建设，加强基层医疗机构基础设施建设，解决当地乡镇卫生院业务用房不足、设施不全等问题。二是下沉优质医疗资源，缓解当地群众"看病难、看病贵"问题。从中国中医科学院直属医院抽调医疗专家 20 余人次长期驻点五寨县，在专科建设、诊疗服务、医疗质控、医院管理等方面对县级医院进行全方位帮扶，让当地群众在家门口就能接受北京三级甲等医院专家的诊疗服务，减少了外出就医花销，减轻了医疗负担。三是开展组团式帮扶，打造一支"带不走的医疗队"。通过教学查房、手术带教、病历讨论、学术讲座等，"手把手""一对一"带教指导，五寨县中医院专科建设得以加强。免费接收当地医务人员来京进修学习，建立远程会诊平台和转诊渠道，乡村医务人员的能力和水平有效提升，方便了群众看病就医。四是发挥中医药在抗击新冠肺炎疫情中的独特优势，为经济社会发展保驾护航。针对五寨县常见病多发病和人群体质特点，国家中医药管理局组织专家编写《五寨防病治病100问》和《居民健康中医调护手册》，提高群众健康意识。指导五寨县压实"四方责任"，落实"四早"要求，坚持中西医结合、中西药并用，研究推出中医防"疫"处方并向重点人群免费发放，充分发挥中医药在疫情防控中的优势。2021年，五寨县域内患者就诊率提高至92%，比2015年增长15.5%。同时，五寨县中医院二级甲等水平持续巩固，成为忻州西部地区8个县的中医药服务中心，吸引了大量周边县域患者就诊。

做法二：大力发展中药材产业，激发脱贫群众内生动力，探索形成中医药多元价值助推乡村振兴的示范模式。

习近平总书记指出"产业扶贫是最直接、最有效的办法"。国家中医药管理局立足当地野生中药材资源丰富的优势，指导建立以提高质量、促进增收为核心的中药材产业助推乡村振兴新模式。一是开展技术培训指导，实现中药材规范化种植。依托中国中医科学院定期举办专题培训班，面向中药材种植户进行选育栽培、田间管理、病虫害防治等技术培训，规范采收、加工、存储等环节，实现从"种得了"向"种得好"，"产量高"向"质量高"的转变。截至2021年年底，全县中药材种植面积达3万亩，建立中药材种植基地6个、覆盖8个乡镇。二是引进中国中药控股有限公司在五寨投资建厂，延伸壮大产业链。帮助在五寨县建成晋西北中药健康产业孵化园、中国中药五寨饮片产业园等并投入使用，建立以黄芪种植、生产、加工、仓储、销售为一体的完整产业体系。国家中医药管理局联合国家药品监督管理局指导当地中药材种植企业做好中药饮片生产许可认证准备，促进帮扶企业提档升级。培育壮大中药材种植生产企业3个、合作社7个、规模种植大户11个，全县有6 000多人从事中药材产业，其中脱贫人口2 221人。三是建立多方利益联结机制，推动产销精准对接。发展订单采购，开展中药材深加工，相关单位已签署"定制药园"黄芪70吨。推动五寨道地药材品牌建设，五寨企业亮相海峡两岸中药材高质量合作发展网络论坛会议、中药源头在行动、第三届全国中药材产业大会等大型活动。

三、问题与不足

对照党中央、国务院关于巩固拓展脱贫攻坚成果同乡村振兴有效衔接的决策部署和任务要求，从主客观方面深入分析，定点帮扶工作还存在以下不足。

（一）主观方面

部分搬迁群众年龄偏大，还存在"等靠""农耕"思想，产业致富、外出务工等积极性不强，学习运用新思想、新知识、新技术还有一定难度，需持续做好就业创业、产业发展等方面的技能培训，提高稳定增收的能力。

（二）客观方面

虽经过不懈努力，全县已实现脱贫摘帽，但五寨县作为农业大县，农业生产是主要收入来源，县域经济整体实力与经济强县相比还有差距，不少脱贫户仅是越过了贫困线，收入整体水平还比较低，巩固拓展脱贫攻坚成果、全面推进乡村振兴的任务还很繁重，还需进一步健全常态化增收措施，持续加大投入，大力发展特色产业，持之以恒、久久为功。

四、下一步持续做好定点帮扶的工作思路

定点帮扶是党中央交给中央和国家机关的重要政治任务，是中国共产党领导和我国社会主义制度政治优势的生动体现，也是中央单位转变作风、锻炼干部、坚持群众路线、密切同人民群众联系的途径方法。国家中医药管理局将把定点帮扶作为联系基层的重要渠道、培养锻炼干部的重要平台，举全局之力继续做好定点帮扶工作。

一是制订工作计划，持续巩固拓展脱贫攻坚成果。深入学习贯彻党的十九届六中全会精神和习近平总书记关于乡村振兴的重要指示精神，全面落实党中央、国务院关于巩固拓展脱贫攻坚成果同乡村振兴有效衔接的决策部署，认真研究制订五寨县帮扶工作计划，稳定帮扶政策措施，保障帮扶资金投入，加强返贫动态信息监测，强化五寨县"自我造血"功能发挥，探索解决不稳定人群医疗负担和建立防止因病致贫返贫长效机制，接续推进脱贫地区发展和群众生活改善。

二是提升能力水平，深入推进实现乡村振兴。持续推动五寨县深入学习贯彻习近平总书记关于乡村振兴的重要指示精神，培育社会主义核心价值观，推动完善乡规民约、移风易俗，引导群众摒弃"等靠"思想，形成健康向上、勤劳致富的良好社会氛围。国家中医药管理局会同国家卫生健康委等有关部门联合举办定点帮扶县基层党政干部培训班，用好红色资源，赓续红色血脉，学习交流浙江等乡村振兴典型示范地区的先进经验。

　　三是鼓励先行先试，建立中医药多元价值，助力乡村振兴示范模式。充分发挥中医药帮扶的特色优势，推进深化医改实验田建设，支持五寨县及忻州市探索开展中医药医保支付方式改革等试点。充分发挥晋西北中药健康产业孵化园、中国中药五寨饮片产业园等园区作用，做大做强五寨黄芪等道地中药品牌，促进五寨县中药材产业高质量发展，激发群众内生动力，助力脱贫群众持续稳定增收。

中医药健康帮扶工作报告

董云龙

国家中医药管理局

【摘要】总结国家中医药管理局"十三五"时期的中医药健康扶贫工作成效，探讨"十四五"时期的中医药健康帮扶政策依据、中医药健康帮扶措施和发展规划。

【关键词】脱贫攻坚；中医药健康扶贫；乡村振兴；中医药健康帮扶

Report on Health Assistance Through Traditional Chinese Medicine

DONG Yunlong

National Administration of Traditional Chinese Medicine

【 Abstract 】This report summarizes the achievements of the National Administration of Traditional Chinese Medicine in health poverty alleviation through Traditional Chinese Medicine during the 13th Five Year Plan period, and discusses the policy basis, measures and development planning of health assistance through Traditional Chinese Medicine during the 14th Five Year Plan period.

【 Keywords 】Poverty Alleviation; Health Poverty Alleviation Through Traditional Chinese Medicine; Rural Vitalization; Health Assistance Through Traditional Chinese Medicine

党的十八大以来，以习近平同志为核心的党中央坚持以人民为中心的发展思想，作出到 2020 年坚决打赢脱贫攻坚战的战略部署[1]。中医药健康帮扶作为其中重要的组成部分，在脱贫攻坚战役中发挥着巨大的作用。"十三五"以来，国家中医药管理局坚持以习近平新时代中国特色社会主义思想为指导，深入贯彻落实习近平总书记关于扶贫工作的重要论述精神和党中央、国务院决策部署，举全局全行业之力合力攻坚，在国务院扶贫办、国家卫生健康委的统筹指导下，充分发挥中医药特色优势，不断提升贫困地区中医药服务能力和水平，为决胜全面建成小康社会、决战脱贫攻坚贡献中医药力量。

一、"十三五"时期健康帮扶工作开展情况

（一）提高政治站位，强化统筹推进

一是加强组织领导。国家中医药管理局成立局扶贫开发工作领导小组，党组书记和局长任组长，其他局领导任副组长，局机关各司办及中国中医科学院主要负责同志为成员，深入学习领会习近平总书记关于扶贫的重要论述，把总书记脱贫攻坚重要讲话和中央有关文件精神纳入局党组会议"第一议题"，认真学习贯彻，专题研究部署。专门设立国家中医药管理局扶贫办，专班负责、集中办公。扶贫办下设包括健康扶贫组、产业扶贫组、定点扶贫组、党建扶贫组、督导评估组5个专项工作小组，推动落实中医药扶贫工作。国家中医药管理局机关各部门、直属（管）各单位主动担当、积极参与。在中央脱贫攻坚巡视"回头看"过程中，中央巡视组对于国家中医药管理局深入开展中医药健康扶贫予以了充分肯定和高度评价。

二是完善顶层设计。通过五部委《关于印发加强三级医院对口帮扶贫困县县级医院工作方案的通知》确定334所中医类受援医院[2]，并于2017年和2019年两次调整对口帮扶关系。国家中医药管理局会同国务院扶贫办印发《加强三级中医医院对口帮扶贫困县县级中医医院工作方案》[3]，将剩余的352个有帮扶需求的贫困县县级中医类医院确定对口帮扶关系。《中医药健康扶贫行动计划（2019—2020年）》《"三区三州"中医药健康扶贫工作实施方案》《2020年中医药健康扶贫工作计划》等文件出台，完善贫困地区中医药服务体系，解决中医药健康扶贫薄弱环节，推进"三区三州"中医药健康扶贫工作。

三是强力推进落实。国家中医药管理局领导分工联系地方推进中医药扶贫工作，多次带队深入贫困地区开展中医药扶贫调研，局各司办、机关纪委等部门也多次深入一线调研中医药健康扶贫有关文件执行情况，推动扶贫工作任务落实落地。国家中医药管理局召开培训班、座谈会或推进会10余次，对686个贫困县中医类医院及其支援医院的主要负责同志等1 300余人进行系统培训，及时了解各省（区、市）中医药扶贫工作进展，研究解决工作推进中的困难问题，调度推进健康扶贫工作。鼓励贫困地区地方政府积极开展全国基层中医药工作先进单位创建工作，落实中医药相关扶持政策，提升基层中医药服务能力。国家中医药管理局委托

中国中医科学院中医药信息研究所开展中医药对口帮扶工作效果监测，充分发挥第三方作用，确保对口帮扶工作成效。

（二）聚焦短板弱项，坚持精准施策

一是举全行业之力扎实开展对口帮扶。经对所有贫困县中医类医院信息和对口帮扶情况现状进行调查分析，并与各省级中医药主管部门进行现场核对确认，统筹协调确定 387 家三级医院与 686 家贫困县县级中医院建立对口帮扶关系。所有支援医院与受援医院都签署协议并在国家中医药管理局进行备案。结合受援医院实际，三级医院按照对口帮扶协议要求派驻帮扶人员，接收人员进修，开展远程医疗，贫困县中医医院综合服务能力稳步提升。

二是资金安排重点保障健康扶贫。国家中医药管理局共安排中央转移支付资金近 14 亿元，集中支持了 712 家贫困地区县级中医类医院能力建设。安排 1.115 亿元集中支持"三区三州"基层医疗卫生机构中医馆建设，安排 3 840 万元支持"三区三州"地级市中医类医院制剂室能力建设，安排 3 200 万元支持"三区三州"64 个未设置县级中医类医院的贫困县开展中医（民族医）县域医疗中心建设。

三是全力推进"三区三州"健康扶贫。国家中医药管理局统筹各项政策和资源向"三区三州"深度贫困地区倾斜，协调 14 个东中部省份 79 家三级医院帮扶"三区三州"贫困县县级中医院；依托东部省份和中国中医科学院、北京中医药大学优势资源，组建 8 支国家中医医疗队赴"三区三州"开展巡回医疗活动；先后组织召开"三区三州"中医药健康扶贫工作推进会、中部片区中医药健康扶贫工作推进会、西部片区中医药健康扶贫工作推进会、"三区三州"中医药健康扶贫工作交流座谈会，全力推动健康扶贫任务工作落实落地。

四是不断加大健康扶贫宣传力度。国家中医药管理局与《中国中医药报》社有限公司联合开展对口帮扶、巡回医疗主题新闻调研，加大健康扶贫典型案例、感人事迹和好经验、好做法宣传报道，全方位讲好"中医药健康扶贫故事"。

二、"十三五"时期健康帮工作取得的成绩

全国中医药系统聚焦短板弱项，聚力攻坚克难，中医药健康扶贫工作实现了四个"全覆盖"：一是实现了 712 个建有县级中医院的贫困县"县级中医院能力提升建设项目"全覆盖；二是实现了 686 家有帮扶需求的贫困县中医院对口帮扶工作全覆盖；三是实现了"三区三州"2 835 个基层医疗机构中医馆建设项目全覆盖；四

是实现了"三区三州"64 个未设置县级中医类医院的贫困县中医（民族医）县域医疗中心建设项目全覆盖。

通过项目建设和对口帮扶，贫困地区中医药服务能力得到显著提升，群众中医药服务获得感显著增强。一是贫困地区县级中医类医院服务能力全面提升。贫困地区县级中医类医院编制床位由 11.9 万张增加为 15.1 万张，卫生技术人员由 99 220 人增加为 130 027 人，年诊疗人次由 5 010.9 万人次增加为 6 435.2 万人次，年出院人次由 389.2 万人次增加为 521.6 万人次。二是三级医院对口帮扶工作成效显著。2016—2020 年，各地共派驻人员 10 416 人，帮扶期间派驻人员门诊共计诊疗患者 431 万人次，共计收治住院患者 59.3 万人次；三级医院接收贫困县医院进修人员共计 8 457 人；共支援贫困县中医类医院科室建设 4 276 个，其中建成地市级中医重点专科 437 个，建成省级中医重点专科 259 个，通过帮扶新开设科室 728 个；受援医院新增中医医疗技术 4 757 项，新增中医医疗技术诊治病人 210.4 万余人次；520 所受援县中医类医院建立了远程医疗系统。三是基层中医药服务能力显著增强。贫困地区共建成 10 670 个乡镇卫生院和社区卫生服务中心中医馆，设置率达 81.4%。197 个贫困县（市、区）成功创建"全国基层中医药工作先进单位"。贫困地区 98 所县级中医类医院开展了县域医共体建设，有效辐射带动提升基层中医药服务能力。

三、"十三五"时期健康帮工作存在的问题和不足

（一）中医药健康帮扶投入力度相对不足

大部分贫困县的中医院历史欠账比较多、发展比较滞后、竞争力较弱，"三区三州"地区中医药事业发展滞后，缺医少药的现状更是尤为突出。虽然中医药健康扶贫投入力度不断加大，但相较中医药健康扶贫资金需求仍有较大差距，中医药健康扶贫工作面临资金压力。

（二）中医药健康帮扶工作任务艰巨繁重

部分贫困地区中医药服务体系尚不健全，截至 2020 年年底，全国有 87.35% 的脱贫县设置了县级公立医院，但其中只有 73.10% 的县级公立中医院达到了国家标准[2]。部分机构的房屋、设备等基础设施不达标，医院内生动力不强，远程医疗和信息化水平都比较低。贫困地区能提供中医药服务的基层医疗卫生机构占比相

对偏低。中医药人才匮乏情况在贫困地区显得尤为突出。

（三）中医药健康帮扶匹配度不高

在三级医院对口帮扶县级中医院工作中，因中西部地区三级中医医院数量少，存在一家支援医院帮扶几家受援医院的情况，帮扶压力较大。部分三级医院为综合医院或中医医院，而受援医院为少数民族医医院，一定程度上存在匹配度不高的问题。这些情况对帮扶的效果也产生一定的影响。

（四）中医药健康帮扶任务尚未完全落实

部分中医药主管部门和医疗机构仍然存在政治站位不够高、工作认识不够足、政策统筹不够强、工作措施不够实、压力传导不够紧等问题，个别省级中医药主管部门和支援医院把帮扶人员"一派了之"，不了解派驻人员工作生活情况，不争取东西部协作扶持政策，不协调落实派驻人员相关待遇。有的受援医院不能正确使用中央转移支付资金，对援派人员工作、生活和安全保障不到位，派驻人员缺乏归属感，影响他们帮扶的积极性。

四、"十四五"时期中医药健康帮扶的政策依据和发展规划

"十四五"时期是脱贫攻坚取得胜利后向巩固脱贫攻坚成果同乡村振兴有效衔接的过渡期。2021 年 2 月 25 日，习近平总书记在全国脱贫攻坚总结表彰大会上发表重要讲话，向世界庄严宣布：经过全党全国各族人民共同努力，在迎来中国共产党成立一百周年的重要时刻，我国脱贫攻坚战取得了全面胜利，现行标准下 9 899 万农村贫困人口全部脱贫，832 个贫困县全部摘帽，12.8 万个贫困村全部出列，区域性整体贫困得到解决，完成了消除绝对贫困的艰巨任务，创造了又一个彪炳史册的人间奇迹！这是中国人民的伟大光荣，是中国共产党的伟大光荣，是中华民族的伟大光荣！[4] 习近平总书记在讲话中充分肯定了脱贫攻坚取得的伟大成绩，深刻总结了脱贫攻坚的光辉历程和宝贵经验，深刻阐述了伟大脱贫攻坚精神，对全面推进乡村振兴、巩固拓展脱贫攻坚成果提出了明确要求。习近平总书记强调，要切实做好巩固拓展脱贫攻坚成果同乡村振兴有效衔接各项工作，让脱贫基础更加稳固、成效更可持续。对易返贫致贫人口要加强监测，做到早发现、早干预、早帮扶。要坚持和完善驻村第一书记和工作队、东西部协作、对口支援、社会帮扶等制度，并根据形势和任务变化进行完善[3]。

　　国家中医药管理局将贯彻落实《中共中央 国务院关于全面推进乡村振兴加快农业农村现代化的意见》《中共中央国务院关于实现巩固拓展脱贫攻坚成果同乡村振兴有效衔接的意见》《国家中医药管理局关于巩固拓展中医药扶贫成果同乡村振兴有效衔接的实施意见》等文件要求，进一步严格落实"四个不摘"，坚持以人民健康为中心的发展思想，将巩固脱贫空间放在突出位置，按照实施乡村振兴战略、健康中国战略的总体要求，5 年过渡期内保持中医药健康扶贫政策总体稳定，巩固和拓展中医药健康扶贫成果。通过一系列中医药健康帮扶措施，持续推动基层中医药服务能力提升，促进优质医疗资源扩容和区域均衡布局。

　　一是继续开展三级医院对口帮扶县级中医院工作。国家中医药管理局联合国家卫生健康委等五部委印发《"十四五"时期三级医院对口帮扶县级医院工作方案》，进一步加大帮扶力度，统筹组织 403 家三级医院对口帮扶 699 家脱贫地区县级中医院，继续采取驻点帮扶、人员培训、技术指导、巡回医疗、专科建设、合作管理等方式，在国家卫生健康委的统一部署下，指导三级医院与脱贫地区县级中医院续签对口帮扶协议，制定"十四五"期间医院专科建设规划，在前期帮扶成效的基础上，加强脱贫地区政府举办的中医医院能力建设，持续提高受援单位医院管理水平和中医药服务能力、综合服务能力及管理水平并达到国家考核标准。

　　二是继续组建国家中医医疗队开展巡回医疗工作。根据调整后的东西部协作结对关系，依托东部省份和国家中医药管理局直属（管）医院的优势资源，拟 2022—2025 年每年组建 8 支国家中医医疗队赴"三区三州"等脱贫地区开展巡回医疗工作。通过巡回医疗、技术支援和管理指导、人员培训等多种方式，帮助脱贫地区中医类医疗机构提升中医药服务能力，提升脱贫地区脱贫人口健康水平。

　　三是加强脱贫县中医药服务网络建设。继续发挥县级中医院龙头作用，持续改善基础设施条件，各地加大县级中医院设置力度。支持县级中医院加强发热门诊、急诊科等科室建设，提高中医院应急和救治能力。开展县级中医院"两专科一中心"建设[5]，支持县级中医院牵头组建医共体。加强脱贫地区综合医院、专科医院、妇幼保健机构和基层医疗卫生机构中医药科室建设。大力发展中医诊所、门诊部和特色专科医院。对脱贫地区创建全国基层中医药工作示范市（县）予以倾斜支持。

　　四是完善基层医疗卫生机构中医药服务条件。实施基层中医药服务能力提升工程"十四五"行动计划。持续加强乡镇卫生院、社区卫生服务中心中医综合服务区建设，进一步改善设施条件，配备合格医务人员。加强村卫生室和社区卫生服务站中医诊疗设备配备，鼓励开展中医药特色村卫生室、社区卫生服务站建设，有条件的可开展中医综合服务区的"村级版"建设。支持地方采取巡诊、派驻、多点执业等灵活多样方式，基本实现农村医疗卫生中医药服务全覆盖。加强巡诊、派驻到乡镇卫生院和村卫生室工作的医务人员管理，明确工作职责和服务要求。为脱贫地区居民就近、就便提供集中医疗、养生保健、中医康复于一体的中医药综合服务。

五是加强中医药适宜技术推广平台建设，大力推广中医药适宜技术。完善省级中医医院中医药适宜技术推广中心设置，提升原县级常见病多发病中医药适宜技术推广基地能力，建成县域中医药适宜技术推广中心，省、县两级中心应具备符合规范要求的师资、设施、设备，设置有符合标准的适宜技术示教和实训场地，具备远程培训示教能力[5]。依托省级、县级中医药适宜技术推广中心，发挥辐射带动作用，在脱贫地区有计划、有针对性地对辖区内基层医疗卫生机构推广中医药适宜技术，通过开展西学中培训、"医共体""县乡村一体化"，提升基层医疗卫生机构的中医药服务能力。

六是提升中医药信息化水平。加强远程医疗服务系统建设，继续实施"互联网＋"中医药服务能力建设，提高远程医疗服务系统利用率，支持三级医院通过远程会诊、远程查房、远程病理及医学影像诊断、远程继续教育等途径，促进优质中医医疗资源下沉。

参考文献

［1］中共中央国务院关于打赢脱贫攻坚战的决定［EB/OL］（2015-11-29）［2022-10-18］. https://www.mnr.gov.cn/zt/zh/zrzyfpzltpgj/xyfp/202004/t20200421_2509263.html.

［2］关于印发加强三级医院对口帮扶贫困县县级医院工作方案的通知［J］.中华人民共和国国家卫生和计划生育委员会公报，2016（2）：4-47.

［3］国家中医药管理局，国务院扶贫办.关于印发加强三级医院对口帮扶贫困县县级中医医院工作方案的通知［EB/OL］（2019-06-18）［2022-10-18］.http://www.gov.cn/zhengce/zhengceku/2019-09/16/content_5430201.htm.

［4］习近平.在全国脱贫攻坚总结表彰大会上的讲话［N］.人民日报，2021-02-26（01）.

［5］国家中医药管理局，国家卫生健康委，国家发展改革委.关于印发基层中医药服务能力提升工程"十四五"行动计划的通知［EB/OL］（2022-03-08）［2022-10-18］. http://www.gov.cn/zhengce/zhengceku/2022-03-31/content_5682724.htm.

中药材产业帮扶工作报告

吕 泽

国家中医药管理局

【摘要】以习近平同志为核心的党中央高度重视中医药在脱贫攻坚及乡村振兴中发挥的作用，党中央、国务院多次作出有关决策部署。国家中医药管理局、农业农村部、工业和信息化部等多个部委合力推进中药材产业帮扶相关工作，从优化产业布局、中药材基地建设等方面多措并举，取得良好经济效益和社会效益。

【关键词】脱贫攻坚；乡村振兴；中药材产业帮扶

The Assistance Work of Chinese Herbal Medicine Industry

LYU Ze

National Administration of Traditional Chinese Medicine

【Abstract】The Party Central Committee with Comrade Xi Jinping as the core attach great importance to the role of TCM in poverty reduction and rural revitalization. The Party Central Committee and the State Council have successively made arrangements. Central government departments such as National Administration of Traditional Chinese Medicine (NATCM), Ministry of Agriculture and Rural Affairs and Ministry of Industry and Information Technology have worked together to promote the assistance related work of Chinese herbal medicine industry, and taken many measures to optimize the industrial layout and the construction of Chinese herbal medicine bases, achieving positive economic and social benefits.

【Key words】poverty reduction; rural revitalization; TCM industry assistance

产业扶贫是脱贫攻坚的根本之策，习近平总书记对产业扶贫作出的一系列重要论述，为推动中药材产业扶贫行动提供了根本遵循和行动指南。党的十八大以来，以习近平同志为核心的党中央高度重视中医药在脱贫攻坚中发挥的作用。2018年6月，中共中央、国务院印发《关于打赢脱贫攻坚战三年行动的指导意见》，明确提出要实施中药材产业扶贫行动计划，鼓励中医药企业到贫困地区建设中药材基地。2019年10月，中共中央、国务院印发《关于促进中医药传承创新发展的意见》，指出要深入实施中药材产业扶贫行动。2019年8月，国务院扶贫开发领导小组办公室针对《关于打赢脱贫攻坚战三年行动的指导意见》的落实情况开展第三方评估，中药材产业扶贫行动计划评估结果为"好"。

一、工作进展及成效

国家中医药管理局、农业农村部、工业和信息化部、中国农业发展银行、科技部、国家药品监督管理局、国家医疗保障局等多个部委合力推进中药材产业帮扶相关工作，从优化产业布局、中药材基地建设、推进农企联结、构建技术培训平台、强化中药材质量标准、推进质量可追溯体系建设、促进产销对接等方面多措并举，取得了积极良好经济效益和社会效益。

（一）优化中药材产业布局，促进中药材向最佳生产区域集中

国家中医药管理局针对中药材产业发展短板和中药材品种生长年限不一等实际情况，在中药材产业帮扶工作中，坚持资源保护和合理开发相结合，坚持宏观布局引导和具体技术指导相结合，坚持道地品种引领和品质质量提升相结合。2018年12月，农业农村部、国家中医药管理局、国家药品监督管理局印发《全国道地药材生产基地建设规划（2018—2025年）》，引导各地整合资源，依托规模化中药材生产、加工企业，加快道地药材标准化生产基地建设，提高中药材绿色生产水平，促进中药材向最佳生产区域集中。国家中医药管理局针对部分贫困地区发展中药材产业缺少规划、盲目种植的问题，在中药材产业扶贫基线调查基础上，发布《贫困地区生态适宜种植中药材推荐目录》，指导贫困地区因地制宜、合理有序种植。2017年12月，国家发展改革委、农业部（现农业农村部）、国家林业局（现国家林草局）共同编制《特色农产品优势区建设规划纲要》，认定了14个中药材特优区。通过建设特优区，发展适度规模生产和全产业链经营，有效扩大农村就业，拓宽农民增收渠道，让农民合理分享二、三产业收益，把地方土特产和小品种做成带动农民持续增收的大产业。

（二）拓宽资金支持渠道

国家有关部门及地方政府调动多渠道资金、专项基金及银行信贷等支持中药材

产业帮扶项目。

国家中医药管理局自2019年以来每年通过"中药质量保障项目"支持各省开展中药材生产基地建设，通过推动中药材质量提升增强产业帮扶，提升内生动力。工业和信息化部通过工业转型升级等专项资金，支持中药材供应保障公共服务平台建设，充分发挥大型医药企业对地方的经济拉动作用，带动10余个贫困县中药材产业发展。

农业农村部整合涉农资金，将中药材作为重点支持方向，通过现代种业提升工程建设等项目，支持湘西、鄂西等贫困地区建设百合、藤茶等中药材良种繁育基地。科技部通过"中医药现代化"重点专项，支持栀子、黄连、五味子、苦参、黄芩、白及等30个中药材品种开展规范化规模种植及精准扶贫示范研究。中国农业发展银行积极推动"政银担""公司＋基地＋农户"和东西部协作，通过多元化信贷产品，从客户准入、利率定价、担保措施、信贷规模、资金供应、办贷效率等方面给予中药材产业帮扶差异化优惠政策。各地也结合本地产业发展出台相关发展政策，如云南省出台《云南省人民政府关于推进中药饮片产业发展的若干意见》，2018—2020年每年安排财政资金5亿元，支持中药材深加工、中药饮片及上下游产业发展。四川省设立中医药产业发展专项资金，扶持脱贫地区建设中药材种植基地，开展花椒药用价值基础研究及大健康产品研发，开展"三个一批"建设（扶持一批重点企业，打造一批重点产品，打造一批重点基地）。贵州省设立中药材产业发展省长基金，大力推进中药材重点道地品种种植和种植大县培育，加大"黔药出山"推介力度。

（三）引导中药生产企业到脱贫地区建设中药材产业扶贫基地

1.种植基地建设

据中国中药协会中药材种植养殖专业委员会信息汇总，各级各类药业公司、农业公司、生物公司及种植合作社等350余个不同法人主体，已在29个省建设685个中药材基地，涉及中药材240多个品种，建设面积约295万亩，带动21万人。

2.推进定制药园建设

"定制药园"是中药材产业扶贫的创新做法，鼓励企业在贫困地区采取定地点、定品种、定用户、定质量、定机制等方式，与种植户和医院形成相对稳定的关系；鼓励公立中医医院优先采购"定制药园"相关中药产品（中药饮片、中成药）。

国务院扶贫办对带动贫困户就业增收效果明显的定制药园建设项目，按程序纳入县级脱贫攻坚项目库管理，给予扶贫经费支持。云南省、陕西省、四川省印发实施"定制药园"工作方案，通过"医疗机构＋中药企业＋合作社"模式带动脱贫地区产业发展。黑龙江省要求所有二级以上中医医院均参与定制药园建设，并稳步扩大种植面积。

（四）开展中药材质量追溯体系建设，提升中药材种植质量

国家中医药管理局会同农业农村部、工业和信息化部等部门通过中药材供应保障公共服务平台，选取主要中药材品种，在200余个脱贫县开展中药材全过程追溯建设试点。云南省制定《云南省中药材追溯管理办法》，建立涵盖中药材从种植养殖、加工、收购、存储、销售、运输到使用的全过程质量追溯体系。四川省印发《川产道地药材全产业链管理规范及质量标准提升示范工程工作方案》。甘肃省依托已建成的中药材质量检测中心（站），借鉴农产品质量安全追溯体系建设的成功经验，通过培训、建立技术服务队伍，加强对上市交易药材的质量检测监督，防止产地加工中的二次污染，提高药材品质。贵州省印发《贵州省中药材质量追溯体系管理办法（试行）》，推进中药材种植、生产加工、流通使用等具体要求，规范生产管理。

（五）提供中药材种植全过程农技服务，起到扶志扶智作用

中药材不是普通的农产品，从种到收的全过程、全环节都有独特的技术要求和规律。国家中医药管理局坚持把技术培训和推广贯穿到全链条，充分发挥专家优势，帮助贫困农民着力解决"种什么""怎么种""种成什么样"等实际问题。

1. 建立农技服务指导网络

有关部门采取一系列行动建立农技服务指导网络。在国家层面，依托中国中医科学院成立国家中药材产业扶贫技术指导中心；在省级层面，发挥农业服务中心、中药原料质量监测信息和技术服务中心（站）作用，在良种选育、田间管理、规范采收、产地初加工等方面开展培训和指导。

2. 组建专家队伍

国家中医药管理局成立全国中药材产业扶贫专家指导组，选聘184位专家对14个集中连片贫困地区开展技术指导，帮助解决中药材种植的技术问题。专家组编制100种《中药材生产适宜技术》系列丛书，组织开展技术培训。

3. 制定技术标准和文件

国家中医药管理局组织制定《中药材产业扶贫示范基地建设规范》，完成157

项道地药材团体标准，对道地药材的来源、植物形态、历史沿革、道地产区及生境特征、质量特征等都作出详细要求；制定麻黄等 225 种中药材商品规格标准，为建立中药材优质优价机制提供技术支撑。

4. 开展技术培训

国家中药材产业扶贫技术指导中心和全国农技中心分片区组织开展基层中药材生产技术骨干培训，在 362 个贫困县开展中药材生产技术交流与培训，累计培训18 余万人次。国家中医药管理局通过转移支付资金支持 22 个省（市、自治区）举办中药材技术骨干培训班。

（六）促进中药材产销对接，形成相对稳定的销售渠道

甘肃省、黑龙江省、安徽省、四川省、广西壮族自治区、河北省、陕西省、天津市等地每年组织举办中药材产业扶贫推进活动，进一步推广"医疗机构＋中药企业＋合作社""中药企业＋合作社＋农户"模式，促进贫困地区中药材产销对接，加强农企结合，促成中药企业、中医院与贫困县签订合作协议。

二、工作亮点和典型案例

（一）做好规划引领，推动中药材产业布局有序发展

通过引导道地药材基地建设，各地因地制宜地推进不同中药材品种的标准化、规范化、生态种植，把中药材的质量保障放在首位，防范各地方盲目扩大产量，强调中药材产业扶贫工作的实效和长效应建立在"道地品种"和"品质保障"的基础上。

（二）引导生态种植，发挥中药材特有的生态优势

习近平总书记多次强调，"绿水青山就是金山银山"。目前，贫困地区大多分布在山区、丘陵区和高原区，中药材产地的道地化、种植的生态化，恰好可以解决经济发展与环境保护之间的矛盾，如新疆玉田种植管花肉苁蓉及其寄主红柳，不仅为贫困地区群众带来可观的经济收益，还取得重大生态效益，开创中国特色可持续治理沙漠新模式和荒漠地区精准扶贫新模式；2018 年，内蒙古阿拉善盟和新疆南疆地区推广种植梭梭和柽柳 600 多万亩，接种肉苁蓉 190 万亩，年产肉苁蓉 7 000吨，治理沙漠 600 多万亩，带动 20 多万农牧民增收。

（三）加强部门配合，助力定点扶贫

有关部门积极举办、推进活动，主动邀请承担该地区定点扶贫任务的中央和国家机关部门参与活动，帮助建立基地、推动产销对接。如引导中药企业在中央办公厅帮扶的宁陕县成立产地加工一体化公司，采取包销模式发展原料药材产业，围绕猪苓药材打造立体农副产品圈；组织院士、专家到中央纪委国家监委机关帮扶的雷波县、马边县、昭苏县在田间地头指导中药材种植；帮助人力资源社会保障部帮扶的金寨县建立"政府政策扶持＋订单＋带动务工＋贫困户入股分红＋贫困户委托管理"的中药材产业扶贫模式，带动全县 31% 的农业产业贫困户致富增收；协调中国中药协会从中药材产业规划制定、子洲黄芪团体标准研究、地产药材产销渠道嫁接等方面，全方位助力国家卫生健康委帮扶的陕西子洲县打造子洲黄芪品牌，发展黄芪产业。在 2019 年中央和国家机关工委组织的定点扶贫成果展中，有 19 个部门的展板反映中药材产业帮扶。

中药材产业扶贫行动已成为助力打赢脱贫攻坚战的有益探索，也是推进中药材生态种植、引导中药产业总体提质增效的合理路径。2019 年 4 月 15 日，习近平总书记在重庆调研时，对石柱县中益乡华溪村通过种植中药材黄精等特色经济作物带动村民脱贫的做法表示肯定。

三、存在的问题

一是中药材属于小众农业经济作物，相比于大宗经济作物，中药材品种多、基源复杂，且人工移栽时间短、系统性的种植研究还在不断深化，一些地区存在盲目跟风引种的现象。

二是中药材规范化种植的发展时间较短，总体产业基础较低且处于产业链前端，实际收益受后端工业生产影响较大；各地区、各区域发展极不平衡，管理权责多样化，统筹推进的效能需要进一步提高。

三是目前国家尚无中药材生产的统计和发布，难以及时、全面掌握中药材产业状况，对于帮扶措施的针对性有待进一步完善，成效有待进一步增强。

四、下一步工作建议

以习近平新时代中国特色社会主义思想为指导，深入学习贯彻党的十九大和十九届历次全会精神，以及习近平总书记关于乡村振兴的重要指示精神，全面落实

党中央、国务院关于巩固拓展脱贫攻坚成果同乡村振兴有效衔接的决策部署，下大力气推进中药材产业扶贫行动计划的深入实施，深入学习贯彻习近平总书记关于中医药的重要论述，充分发挥中医药"五种资源"优势，在促进脱贫攻坚成果和乡村振兴有效线衔接中担当作为。

（一）加强各部委的横向联系，进一步完善与地方的协调联动机制

有关部门应研究制订中药材产业帮扶工作计划，完善配套措施，定期会商督办，严格督导检查。脱贫地区可按照省负总责、市县主体的工作原则，加强上下联动、协同配合，明确责任分工，落实年度任务，做好对具体任务的评估考核。

（二）汇聚中药企业、社会资本及技术专家的力量，推进各项关键任务落地

有关部门应创建一批特色优势明显、产业基础好、发展潜力大、带动能力强的国家中药材产业帮扶示范基地；引领激发规模以上中药企业进一步发挥龙头作用，加大中药材无公害种植、生态种植，以及质量溯源体系建设力度，持续关注贫困地区中药材品质的保障和提升。

（三）加大对中药材产业帮扶优化模式的研究，推广有效经验，促进品牌打造推进业态融合

有关部门应加大对脱贫地区中药新产品、中药健康产品研发的支持力度，打造一批道地中药材品牌，促进综合利用；探索通过国家中医药健康旅游示范基地建设项目，推进中药材产业帮扶基地与乡村旅游、森林康养产业的深入融合；不断总结、凝练中药材产业帮扶好的模式、好的做法，广泛宣传报道可复制、可推广的典型经验和做法模式。

第十章　中医药信息化篇

"互联网+"中医医疗发展现状与趋势分析

张艺然[1]，李海燕[2]

1. 中国中医科学院；2. 中国中医科学院中医药信息研究所

【摘要】随着人民群众对中医医疗服务需求的不断增长，以及云计算、大数据、物联网、移动互联网、人工智能等先进信息技术在中医药领域的应用，国家越来越重视信息技术在医疗体制改革中的应用，积极鼓励推进"互联网+"中医医疗的融合发展，自 2015 年《政府工作报告》中提出"互联网+"的概念，"互联网+"中医医疗发展逐渐受到社会各界的高度关注。本研究通过分析当前"互联网+"中医医疗发展背景、面临形势及相关政策，将互联网中医医疗发展历程分为探索起步期、政策红利期和全面发展期 3 个阶段，从中医医疗机构信息化应用水平等 6 个方面分析"互联网+"中医医疗发展取得的成效，并从远程中医医疗服务的应用等 6个方面分析未来发展趋势，为"互联网+"中医药广泛深度融合、信息化更好支撑中医药传承创新发展提供参考。

【关键词】互联网+；中医药；中医医疗发展现状；信息化

Analysis on the Current Situation and Trend of the Development of "Internet +" Chinese Medicine

ZHANG Yiran[1],LI Haiyan[2]

1.China Academy of Chinese Medical Science;

2.Institute of Information on Traditional Chinese Medicine, China Academy of Chinese Medical Sciences

【Abstract】With the continuous growth of people's demand for Traditional Chinese Medicine medical services, and the application of advanced information technologies such as cloud computing, big data, Internet of Things, mobile Internet, and artificial intelligence in the field of TCM, the country pays more and more attention to information technology in the field of TCM. The application in the reform of the medical system actively encourages and promotes the integrated development of "Internet +" TCM medical care. Since the concept of "Internet +" was proposed in the government report in 2015, the development of "Internet +" TCM medical care has gradually attracted great attention from all walks of life. By analyzing the current "Internet +" TCM medical development background, facing situation and related policies, this research divides the development process of Internet TCM medical care into three stages: the initial period of exploration, the policy dividend period and the comprehensive development period. The results of the development of "Internet +" TCM medical treatment are analyzed from six aspects including the level, and the future development trend is analyzed from six aspects such as the application of remote TCM medical services, so as to provide a wider and deeper integration of "Internet +" TCM, and more informationization. Provide reference for supporting the inheritance, innovation and development of TCM.

【Key words】internet+; traditional Chinese medicine(TCM); TCM medical; informationization

一、背景

当前，新一轮科技革命和产业变革席卷全球，大数据、云计算、物联网、人工智能、区块链等新技术不断涌现，互联网与各领域的融合发展具有广阔前景和无限潜力，已成为不可阻挡的时代潮流和经济增长的新动能。目前各行业领域都在积极探索前沿新兴技术和应用性研究，互联网的发展赋予了中医医疗新的时代特性，"互联网＋"中医医疗成为传统中医药在新时期转型发展的共识。

"互联网＋"医疗是以互联网为载体，借助移动通信技术、云计算、物联网、大数据等信息技术，与传统医疗监控服务深度融合而成的一种新型医疗健康服务体系。互联网医疗按是否涉及医疗核心业务分为两类：一类是涉及诊断治疗等核心业务，包括互联网诊疗、互联网医院和远程医疗；一类是涉及医疗非核心业务，以健康咨询、信息服务为主，属于医疗服务的辅助，主要包括预约挂号、健康咨询、结算支付等[1]。"互联网＋"中医医疗旨在为患者提供全方位、优质、高效的服务，助力提升中医医疗服务质量，打破医疗资源分布的时间和空间局限，优化医疗资源配置，更高效地实现"数据多跑动、患者少跑腿"，有效缓解"看病难、看病贵"等难题[2]。随着人民群众对中医医疗服务需求的不断增长，以及现代先进信息技术在中医药领域的深度应用，国家越来越重视信息技术在医疗体制改革中的应用，积极鼓励推进"互联网＋"中医医疗的融合发展，"互联网＋"将带动中医医疗服务模式的大变革[3]。

二、互联网中医医疗发展历程

习近平总书记强调"加快推进中医药现代化、产业化"，没有信息化就没有现代化，信息化是推进中医药现代化的基础和重要保障。随着计算机、物联网、移动互联网、大数据等信息化技术的快速发展，为优化中医医疗业务流程、提高服务效率提供了条件，推动了中医医疗服务模式和管理模式的转变。自 2015 年《政府工作报告》提出"互联网＋"的概念后，互联网医疗发展逐渐受到社会各界的高度关注，尤其是 2019 年底新型冠状病毒肺炎（简称"新冠肺炎"）疫情暴发后，基于互联网的医疗健康服务能减少患者往返医院的次数，在很大程度上减少了疾病传播机会，"互联网＋"中医医疗在新冠肺炎疫情形势下迎来了新的发展契机。近年来"互联网"医疗相关政策密集出台，为"互联网＋"中医医疗发展提供了战略机遇。"互联网＋"中医医疗发展大致经历了以下 3 个阶段。

第一阶段是探索起步期（2015 年以前）。2013 年 9 月，国务院印发《关于促进健康服务业发展的若干意见》，提出要推进健康服务信息化。2014 年 8 月，原国家卫生计生委制定了《关于推进医疗机构远程医疗服务的意见》，指出要积极推动远程医疗服务发展。2015 年 3 月，国务院办公厅印发《全国医疗卫生服务体系规划纲要（2015—2020 年）》，指出积极推动移动互联网、远程医疗服务等发展。2015 年 7 月，国务院印发《关于积极推进"互联网＋"行动的指导意见》，指出要推广在线医疗卫生新模式。该时期"互联网"＋行动计划开始上升到国家战略层面，"互联网＋"医疗模式出现萌芽，主要积极发展网上预约挂号、在线咨询、交流互动等健康服务，以面向基层、偏远和欠发达的地区发展远程医疗，"互联网＋"在中医医疗领域逐渐渗透与融合。

第二阶段是政策红利期（2016—2019 年）。党中央、国务院对"互联网＋医疗健康"高度重视，密集出台各项政策支持"互联网＋"医疗发展。2016 年 2 月，国务院印发《中医药发展战略规划纲要（2016—2030 年）》，指出要推动"互联网＋中医医疗"、推进中医药信息化建设。2016 年 6 月，国务院办公厅印发《关于促进和规范健康医疗大数据应用发展的指导意见》，提出规范和推动"互联网＋健康医疗"服务。2016 年 8 月，国家中医药管理局印发《中医药发展"十三五"规划》，提出推进"互联网＋中医药"行动计划，促进中医药各领域与互联网全面融合，实现远程医疗、移动医疗、智慧医疗等医疗服务模式创新。2016 年 10 月，中共中央、国务院印发《"健康中国 2030"规划纲要》，指出发展基于互联网的健康服务，推进健康医疗大数据应用。2016 年 11 月，国家中医药管理局印发《中医药信息化发展"十三五"规划》，指出要推动"互联网＋中医药"服务。2017 年 12 月，国家中医药管理局发布《关于推进中医药健康服务与互联网融合发展的指导意见》，指出深化中医医疗与互联网融合。2018 年 4 月，国务院办公厅印发《关于促进"互联网＋医疗健康"发展的意见》，指出健全"互联网＋医疗健康"服务体系，完善"互联网＋医疗健康"支撑体系。2018 年 7 月，国家卫生健康委出台的关于互联网诊疗、互联网医院、远程医疗的 3 个试行管理规范，给互联网医疗的发展安上了"助动器"。2019 年 9 月，国家发展改革委等 20 部委联合印发《促进健康产业高质量发展行动纲要（2019—2022 年）》，指出开展"互联网＋医疗健康"提升工程。2019 年 10 月，《中共中央　国务院关于促进中医药传承创新发展的意见》提出实施"互联网＋中医药健康服务"行动。这一阶段的主要特点是有政策明确鼓励"互联网＋"中医医疗发展，2018 年也被称为互联网医疗政策"元年"，互联网医疗呈现喷井式发展，开始实施"互联网＋中医药健康服务"等专项行动，鼓励发展互联网中医医院，开发中医辅助诊疗等智能系统，推动线上线下一体化服务和远程医疗服务。

第三阶段是全面发展期（2020 年后）。在新冠肺炎疫情期间，互联网医疗受到利好政策和疫情叠加影响呈现逆势扩张发展。2020 年 2 月，国家卫生健康委办公厅《关于在疫情防控中做好互联网诊疗咨询服务工作的通知》《关于加强信息化支撑新型冠状病毒感染的肺炎疫情防控工作的通知》印发，提出完善"互联网＋医疗"相关咨询服务功能，大力发展"互联网＋医疗健康"。2020 年 2 月，国家中医药管理局办公室《关于加强信息化支撑新型冠状病毒肺炎疫情中医药防控工作的通知》印发，指出加强中医医疗机构互联网诊疗服务。2020 年 2 月，中共中央 国务院《关于深化医疗保障制度改革的意见》印发，支持"互联网＋医疗"等新服务模式发展。2020 年 12 月，国家卫生健康委等 3 部委联合印发《关于深入推进"互联网＋医疗健康""五个一"服务行动的通知》，持续推动"互联网＋医疗健康"便民惠民服务向纵深发展。2022 年 3 月，国务院办公厅印发《"十四五"中医药发展规划》，指出推动"互联网＋中医医疗"。2020 年随着新冠肺炎疫情暴发，非接触式的医疗服务模式走进大众视野[4]，"互联网＋"中医医疗新业态蓬勃发展，互联网中医医院建设发展迅速，互联网诊疗的需求不断增加，智慧中医医院建设大力推进，智能诊疗设备、可穿戴设备等迅速兴起，中医医疗服务不断便捷化、智能化、人性化，健康医疗大数据广泛应用，常态化疫情防控信息技术支撑不断强化，"互联网 +"中医医疗进入全面发展阶段[5]。

三、互联网中医医疗发展现状分析

信息化是引领中医药传承创新发展的先导力量，是实现中医药振兴发展的重要支撑。云计算、大数据、物联网、移动互联网、人工智能等新技术的迅速发展与应用，加速了"互联网 +"中医医疗新模式、新业态、新技术涌现，为中医药信息化高质量发展营造了强大势能，创造了广阔的发展空间。国家中医药管理局高度重视"互联网 + 医疗健康"服务的工作，多次出台"互联网 +"中医药政策举措，加快中医药医疗、养生保健、健康养老、文化、健康旅游、服务贸易等与互联网深度融合发展。在政策导向和常态化疫情防控的形势下，"互联网 +"中医医疗服务不断取得成效并向纵深发展。

（一）"互联网 +"中医医疗专项行动深入开展，平台建设不断推进

积极推进就医诊疗、结算支付、患者用药等 10 项"互联网 + 医疗健康"便民惠民活动，深入推进一体化共享服务、一码通融合服务、一站式结算服务、一网办政务服务、一盘棋抗疫服务"五个一"服务行动。截至 2020 年 10 月，全国已有 30 个省份建立互联网医疗服务平台，90% 以上的三级公立医院实现了院内信息互通共享。根据课题研究成果，基层医疗卫生机构中医诊疗区（中医馆）健康信息平台建设重点推进，依托建立了 31 个省级中医药数据中心和中医药健康信息平台，近 1.5 万家中医馆接入，平台注册医生超 4 万人，中医馆中医药服务能力不断提升。16 家国家中医临床研究基地初步建立了共享数据中心和共享网络。中医药临床研究基地建立了大量中医临床数据库，进行中医临床数据的收集、储存、数据处理等工作，有力促进了临床、教学和科研任务。

（二）中医医疗机构信息化基础条件和应用水平明显提升

随着移动互联网、云计算、大数据、物联网等新技术在中医医院管理与临床服务创新应用中不断加深，截至 2020 年，互联互通的局直属（管）中医医院信息集成平台基本建成。81.96% 的中医医院建立了中医电子病历系统，94.08% 的中医医院建立了门（急）诊医生工作站，95.36% 的中医医院建立了住院医生工作站，以电子病历、电子处方为核心的基础数据库建设得到发展，名老中医经验传承系统、中医辅助诊疗系统等中医药特色系统得到发展和初步应用，132 所中医医院建立中

医辅助诊疗系统[6]。

（三）互联网中医医院建设成为带动互联网中医医疗新一轮发展的助推器

在 2020 年新冠肺炎疫情防控需求的推动下，各地纷纷积极推进互联网中医医院建设，近 9 成的实体医疗机构、互联网相关企业都在积极布局互联网医院建设，互联网医院积极开展线上咨询、常见病慢性病复诊、远程会诊、远程检测及心理咨询等服务。截至 2021 年 6 月，全国互联网医院数量已达 1 600 多家，27 个省、自治区、直辖市均已建设布局互联网医院，公立医院正在成为互联网医院建设的主力军，占比接近 7 成[7]。截至 2020 年 7 月，全国已有 27 个省份建立省级互联网医院监管平台，与互联网医院相关的医保支付、定点管理、药品管理、财务管理等配套政策纷纷出台，互联网中医医院建设政策体系日益完善。

（四）远程中医医疗服务能力明显提升

国家支持加强远程中医医疗服务建设，鼓励中医专科联盟、医共体等发展"互联网＋远程医疗"服务，促进优质医疗资源下沉。国家卫生健康委员会发布的数据显示，截至 2019 年底，全国二级及以上的公立医院中，有 59.1% 开展了远程医疗服务，远程医疗协作网覆盖所有地市级 2.4 万余家医疗机构，5 500 多家二级以上的医院可提供线上服务[8]。当前国家正以贫困县中医院为重点，大力推进远程中医医疗服务平台建设，开展远程会诊、远程诊断等医疗活动，2019 年底基本实现贫困县县级中医医院远程医疗全覆盖，开始以 5G 等技术为支撑搭建远程中医医疗服务平台，多省市支持逐步建立并开展国际远程中医医疗服务，建设中医药国际医疗服务平台。

（五）"互联网＋"中医药健康服务新模式新业态不断涌现

随着中医云诊间、智慧中药房、共享中药房等不断应用与推广，"互联网＋"中医药大健康产业蓬勃发展，互联网中医医疗健康平台快速兴起，如医药电商平台、中医药健康咨询服务平台、中医远程医疗平台、智慧中医药 APP 等[9]。2020 年 9 月，京东健康正式上线"中药饮片服务平台"，通过打造覆盖全流程一体化的中医药服务能力，为用户带来中医在线问诊、按方抓药、中药饮片代煎及配送到家的一站式服务体验。中医药智能产品等也如雨后春笋般涌现，如智能诊疗设备、可穿戴设备、智能终端产品等，2021 年 7 月中医四诊仪首次进驻太空，首次应用在空间站任务中。

（六）互联网技术在新型冠状病毒肺炎疫情中医药防控工作的支撑作用发挥明显

互联网技术在新冠肺炎疫情防控中展现出巨大潜力和价值，在缓解交叉感染和大数据监测上发挥了积极作用，在辅助疫情研判、创新中医医疗诊疗模式、提升中医医疗服务效率等方面具有支撑作用，为科学防治、精准施策提供数据支撑[10]。在新冠肺炎疫情防控期间，各地依托"互联网 + 中医医疗健康"为群众提供了防疫科普、在线咨询、心理疏导、远程会诊、慢病复诊、药品配送等一系列服务，中医医疗机构互联网诊疗服务量迅速增长，基层中医药互联网防控工作得以积极推进，网上中医药咨询服务广泛推进开展，人民群众中医医疗需求得到更好的保障。

四、互联网中医医疗发展趋势分析

随着国务院《关于积极推进"互联网 +"行动的指导意见》等一系列政策的出台，互联网医疗已上升到国家战略层面。随着移动互联网的不断迭代发展，信息技术对整个互联网医疗领域的发展起到支柱性作用，大数据分析技术、云计算、无线通信、智能传感技术不断推动传统医疗模式的改革发展，应用互联网等信息技术拓展中医医疗服务空间和内容，构建覆盖诊前、诊中、诊后的线上线下一体化医疗服务模式，未来中医医疗服务也将发生重大的结构性变化。

（一）中医远程医疗服务的应用更加深入

目前已开展的远程医疗服务有远程会诊、远程影像诊断、远程病理诊断等[3]，随着我国慢性病患者增多，服务需求量增大，将进一步刺激远程医疗的发展，新一代远程医疗系统将融合各类信息系统、网络技术、医疗影像设备等，促使远程医疗服务日趋成熟，传统"患者大病、小病跑医院，医生驻点坐诊"的医疗模式将得到改变。中医医疗联合体牵头医院建立远程医疗中心、共享中药房等，提供统一规范的远程中医医疗服务，促进中医医疗资源纵向流动，使优质医疗资源通过远程医疗实现跨空间的诊疗服务，最大限度发挥三级医院的专家优势，实现对医疗资源缺乏地区的支持和帮助。

（二）互联网中医医院将迎来高速发展和模式创新

互联网医院作为互联网医疗的主体模式之一，中医互联网医院具有独特的发展优势，有较大的发展潜力。目前在国家层面已经出台了多项政策与互联网医院建设和发展相关的政策规范，初步建立起互联网医院发展的政策体系，未来互联网中医医院将逐步向规范化、标准化发展，政策监管体系不断完善[7]，深度融合互联网、人工智能等技术，实现患者与医务人员、医疗机构、医疗设备之间的有效互动，以患者为中心构建全生命周期的医疗服务体系，注重打破线上线下服务壁垒，实现互联网医院与实体医院的一体化发展，针对各类常见病和慢病，远程咨询、在线复诊、慢病管理、在线购药、送药到家、"互联网＋护理"、院内 AI 导诊等多项互联网医疗服务将更加完善，向服务更好、效率更高的深层次发展。

（三）医院智慧化和智能化建设不断推进

在智慧医疗的引导下，未来中医医院信息化将进一步改变医疗模式，优化服务流程和服务体系，最大限度改善患者就医体验。中医医院数字化、智能化水平不断提升，以中医电子病历为核心的医院信息化建设进一步推进，名老中医传承信息系统、中医智能辅助诊疗系统、智慧中药房等具有中医药特色的智能系统深入应用，随着面向移动医疗、"互联网＋"及人工智能等新技术的推广应用，中医医院现有信息系统数据孤岛等问题将逐步得到解决，中医医疗服务流程不断优化，面向患者的"智慧服务"、面向医务人员的"智慧问诊"、面向医院的"智慧管理"逐步实现。

（四）基于可穿戴设备的移动医疗逐渐成熟

随着互联网、大数据技术以及可穿戴设备的发展，移动医疗市场潜力已经越发凸显，可穿戴医疗设备的兴起也催生出更大的移动医疗市场，智能可穿戴设备通过对患者身体数据进行检测、记录、诊断并提供相应的治疗和健康服务，为互联网诊疗相关数据的采集提供便利。移动医疗以在线问诊模块为核心，实现疾病评估、健康教育、保健咨询、医保支付、出院随访等常规性轻问诊的全流程整合，为咨询、复诊患者提供更加便捷的就医体验[11]。依托移动终端的移动医疗服务将会成为互联网医疗的主力军，改善我国医疗资源分布不均的现状，简化患者就医流程，以线上线下连接缓解患者就医难题。

（五）中医医疗健康大数据应用更加充分

习近平总书记在十九大报告中指出，要推动互联网、大数据、人工智能和实体经济深度融合，大数据的应用是信息技术发展的必然需求，在医疗健康领域进行大数据应用将为现代医疗模式带来全新变革，医疗大数据的应用发展也迎来了很重要的时期，未来医疗健康大数据的应用将成为保障全方位、全周期健康的重要突破口，中医药健康大数据应用基础进一步夯实，中医药与大数据技术深度融合，中医药健康大数据采集、清洗、存储、挖掘、可视化运算等技术不断创新，数字化、智能化中医药健康辨识和干预设备、中医诊疗设备、可穿戴设备、智能健康医疗产品等应用逐步探索、稳步推进。

（六）人工智能在中医医疗领域广泛应用

人工智能技术已深入临床辅助诊断、医学影像等各个方面，人工智能算法能显著提升疾病筛查和诊断效率，为科学制定治疗方案提供可靠的辅助。中医智能辅助诊疗系统深度开发，中医诊疗信息采集、识别、处理与分析的方法和技术研究不断深入，中医四诊数字化、智能化不断推进，脉诊仪、舌诊仪等智能中医诊治设备日益成熟并广泛应用。

五、小结

"互联网＋"中医医疗是促进中医药传承创新发展的重要支撑，也是推进实施健康中国战略的重要举措，"互联网＋"等先进信息技术在中医医疗领域的深入融合和应用，有助于打破中医医院"信息孤岛"等现状，解决制约中医医院信息化发展的瓶颈问题，逐步破解中医医疗领域的诸多痛点[12]。今后在推进"互联网＋"中医药应用的同时，也要加强顶层规划和设计，不断加强行业监管，积极推进和引导规范化建设，充分利用"互联网＋"信息技术，为人民群众提供更方便、快捷、优质、高效的中医医疗服务，为健全中医药服务体系、推进中医药现代化、全面振兴发展中医药提供更加有力的技术支撑和基础保障。

参考文献

［1］张世红，琚文胜，沈韬.疫情形势下互联网医疗的发展展望［J］.中国数字医学，2020，15（9）：15-17，48.

［2］周忠良."互联网＋医疗"的现状、问题与发展路径［J］.人民论坛，2021（22）：88-91.

［3］戴赢，曹坤，杨迪.浅析疫情期间互联网医疗应用与未来发展［J］.医院管理论坛，2020，37（4）：111-112，93.

［4］葛鹏楠，赵雨，韩彩欣.互联网医疗政策的执行问题和对策：基于史密斯模型的分析

［J］. 卫生经济研究，2021，38（1）：17–21.

［5］王笑频，刘堃靖，张红，等 . 中医诊疗互联网服务模式研究与实践［J］. 中国卫生信息管理杂志，2021，18（5）：626–629+655.

［6］李宗友，王映辉，张一颖，等 . 论互联网＋中医医疗服务［J］. 中国中医药图书情报杂志，2017，41（2）：1–4.

［7］池慧，李亚子，郭珉江 . 中国互联网医院发展报告（2021）［M］. 北京：社会科学文献出版社，2021.

［8］刘丽静，邓鑫，许克祥 . 我国互联网医疗的发展现状与运行机制研究［J］. 卫生软科学，2021，35（6）：32–34，44.

［9］吴兴海，杨家诚，张林，等 . 互联网＋大健康 重构医疗健康全产业链［M］. 北京：人民邮电出版社，2016.

［10］刘梦祺 . 我国互联网医疗发展的现实困境及立法对策探析：兼评《互联网诊疗管理办法（试行）》等三份文件［J］. 西南大学学报（社会科学版），2022，48（2）：37–48.

［11］王安其，郑雪倩 . 我国互联网医疗运行现状：基于 3 家医院的调查分析［J］. 中国卫生政策研究，2016，9（1）：69–73.

［12］重庆市第九人民医院医院成本控制研究室，张培林 . 我国互联网医疗的发展及其成本支撑研究的理论与实践［M］. 重庆：西南大学出版社，2020.

中医药行业网络安全发展现状与展望

肖勇[1]，沈绍武[1]，李强[2]，韩鹏[3]

1. 湖北中医药大学；2. 中国中医科学院；

3. 国家中医药管理局监测统计中心

【摘要】该文从网络安全政策、安全意识提升、业务应用融合、等级保护制度落实、防护措施应用等方面分析中医药行业网络安全发展现状，剖析当前网络安全建设与发展存在的主要问题，并从落实责任制、加强网络安全管理、强化数据安全、人才队伍和经费投入等方面，研究提出解决数字技术赋能中医药带来的安全挑战的举措及建议。

【关键词】中医药；网络安全；现状；展望

Current Situation and Prospects of Network Security Development in Traditional Chinese Medicine Industry

XIAO Yong[1], SHEN Shaowu[1], LI Qiang[2], HAN Peng[3]

1. *Hubei University of Chinese Medicine;*

2. *China Academy of Chinese Medical Sciences;*

3. *Monitoring and Statistical Research Center,NATCM*

【Abstract】This paper analyzes the current situation of network security development in the Chinese medicine industry from the aspects of network security policy, security awareness improvement, business application integration, implementation of equal protection system, application of protective measures, etc.At the same time, this paper puts forward the main problems existing in the current network security construction and development, and proposes solutions from the aspects of implementing the responsibility system, strengthening network security management, strengthening data security, talent team and funding investment.

【Key words】traditional Chinese medicine; network security; status quo; prospect

党中央、国务院高度重视中医药振兴发展，2019 年印发了《中共中央 国务院关于促进中医药传承创新发展的意见》，提出以信息化支撑服务体系建设，实施"互联网＋中医药健康服务"行动等重点任务，中医药行业信息化建设快速发展，信息化和网络安全建设取得了初步成效，中医药业务与信息技术不断深度融合，网络建设也由局部网络向万物互联迈进，网络安全变得越来越重要。云计算、大数据、物联网、移动互联网、人工智能、区块链等数字技术赋能中医药发展的同时也带来了新的安全挑战。

一、网络安全发展现状

（一）网络安全政策不断出台

没有网络安全就没有国家安全。党的十八大以来，以习近平同志为核心的党中央高度重视网络安全工作，就网络安全和信息化工作作出一系列重大决策，形成了网络强国战略思想，网络安全进入法治化轨道，为中医药行业贯彻落实网络安全提供了遵循、指明了方向。2016 年，国家中医药管理局印发的《中医药信息化发展"十三五"规划》对网络安全进行了专门部署。2022 年 3 月，国务院办公厅印发《"十四五"中医药发展规划》，也对网络安全和数据安全进行了任务部署。为了进一步贯彻落实国家网络安全政策，近年来，国家卫生健康委与国家中医药管理局联合颁布了一系列部门规章制度和规范性文件，推动医疗健康和中医药行业网络安全建设。2018 年，国家卫生健康委发布《国家健康医疗大数据标准、安全和服务管理办法（试行）》，2019 年，国家卫生健康委办公厅、国家中医药管理局办公室印发《关于落实卫生健康行业网络信息与数据安全责任的通知》，明确网络信息与数据安全责任，每年还联合印发加强卫生健康行业网络安全、数据安全等方面的文件，不断强化医疗健康与中医药领域网络安全工作，要求开展网络信息与数据安全建设。2020 年 2 月，国家中医药管理局办公室印发《关于加强信息化支撑新型冠状病毒肺炎疫情中医药防控工作的通知》，明确提出要加强网络安全，分析网络安全风险和威胁，强化信息基础设施安全防护、安全监测与预警。

（二）网络安全意识得到提升

网络安全为人民，网络安全靠人民。随着数字技术广泛深入应用到中医药领域，中医药行业网络安全建设也需要同步加强，不仅需要提升中医药信息化人员网络安全技能，也要不断提升中医药行业从业人员依法上网、文明上网、安全上网的网络安全意识，共同维护中医药行业的网络安全和数据安全。中医医院作为中医药行业信息化建设的主要领地，在信息化建设过程中逐步建立起网络安全建设与信息化建设的同步规划、同步建设、同步运行"三同步"模式，改变了以往"重建设、轻安全""重技术、轻管理"的理念，数据安全和应用安全防护能力逐步提升[1]。数据显示，86%以上的医院建立了网络安全管理组织，其中东部地区达到92.07%[2]；同时72.62%的中医医院举行过网络安全知识和技术等培训，通过邀请网络安全专家开展网络安全等级保护制度和标准规范、信息安全技术和管理制度等方面的培训，医院信息管理和技术人员的网络安全防护意识得到提升，信息系统使用人员信息安全意识也得到强化。中医药从业人员还经常参与卫生健康网络安全培训班，不断学习网络安全知识技能，树立正确的网络安全观。

（三）网络安全与业务应用融合深入

业务应用是中医药行业信息化的生命力和建设核心，也是中医药信息化高质量发展的立足点和落脚点。随着网络攻击逐步向业务应用层转移，中医药行业的网络安全建设从开始的无安全防护或弱安全防护发展到杀毒软件、边界防火墙、漏洞扫描、入侵检测、虚拟专用网络VPN、上网行为管理、网络安全审计、数据库审计、主机安全审计、单点登录、日志审计等信息安全设备与软件应用，再发展到网络安全态势感知平台、网络安全管理平台、数据安全治理平台、电子签名等与业务应用系统融合，将业务应用系统作为重点安全防护对象，构筑平台化的网络安全管理与服务体系，将网络安全产品、技术与服务融入业务应用系统建设中，不断关注通信网络、区域边界、主机安全、数据应用、移动应用等。在应用数字技术提供多样化、便捷化的中医医疗服务和便民惠民服务的同时，加强个人隐私保护等数据安全防护。

（四）网络安全等级保护制度不断落实

网络安全等级保护制度的实施能有效保障和促进信息化健康有序发展，是中医药行业信息化高质量发展的重要保障。全民健康保障信息化工程中医药项目一期部署的9个业务应用系统、各省建立的中医馆健康信息平台全部通过网络安全等级保护第三级测评，全力保障中医药行业业务应用系统的安全稳定运行。根据调研结果，26家省级中医药数据中心实施网络安全等级保护测评，各级各类中医医院也越来越重视网络安全等级保护制度的具体化和明细化，主动引入第三方网络安全等级保护测评机构组织开展网络安全等级测评，组织开展医院网络安全防护检查和整改。对比 2019 年与 2021 年的调研数据，中医医院实施网络安全等级保护测评的比例由 27.65% 提升到 53.98%，组织开展网络安全防护状况自查的比例由 27.20% 提升到 86.05%，说明中医医院在不断加强网络安全等级保护制度的落实，开展信息系统定级备案、等级测评和风险评估，强化网络安全防护能力[2]。

（五）网络安全防护措施深入应用

网络安全设备、软件等防护措施的应用是中医药行业网络安全的有效屏障。各省级中医药数据中心充分运用防火墙、网闸、虚拟专用网络 VPN、网络安全审计、主机安全审计等网络安全技术，建立信息安全策略、信息安全组织、信息安全审计管理、人员安全管理、机房安全管理等网络安全制度[3]。《全国医院信息化建设标准与规范（试行）》对二级以上医院的数据中心安全、终端安全、网络安全及容灾备份提出了具体要求[4]。对比 2019 年和 2021 年的调研数据显示，大部分中医医院注重网络安全建设，采取防火墙、入侵检测、漏洞扫描、病毒防护、数据库审计、主机安全审计等安全措施和手段，未配置任何网络安全设备的医院比例由 6.55% 下降到 3.39%；采取的数据灾备措施，中医药机构多以同楼异处形式为主进行灾备，采用同楼异处、不同楼宇、同城异地、不同城市等不同灾备形式的中医医院比例由 49.42% 提升到 55.85%[2]。

二、存在的问题剖析

（一）网络安全管理与建设还需加强

监督管理是落实网络安全建设与管理的关键，中医药行业网络安全建设正在被逐步重视和加强，成立网络安全管理组织，制定网络安全管理制度，加强网络安全技术防护，实施安全等级保护测评。然而，部分机构在网络安全制度建设方面还不够完善，已制定的制度未能严格执行，网络安全建设与国家网络安全等级保护测评要求存在差距，如中医医院调研数据显示信息系统建设与管理、口令管理、设备管理等规章制度的制定不足 50%，安全监控管理、信息安全审计管理、系统安全测评管理制度的制定不足 30%，未开展网络安全等级保护测评的有 46.02%。部分单位没有将网络安全和数据安全培训放在重要位置，未能定期开展网络安全意识教育培训，这些均易导致网络安全整体规划缺失、管理制度执行意识不强、管理措施不到位等管理问题。

（二）数字技术应用带来的安全挑战依然存在

中医药行业广泛应用大数据、云计算、物联网、人工智能、5G、区块链等数字技术，移动医疗、远程医疗、智慧中药房、共享中药房、区域中医医疗服务平台、中医药科普 APP 等"互联网＋中医药健康服务"新模式、新业态不断涌现，数据共享、互联互通不断推进，同时也面临网络分区不合理、边界模糊、数据泄露、漏洞与 Web 攻击、勒索、内部越权违规等网络安全问题，虽不同程度采用防火墙、入侵检测、漏洞扫描、病毒防护、数据库审计、主机安全审计等诸多措施和策略加强访问控制、边界防护、入侵防护、恶意代码防范身份鉴别、安全审计等，但依然存在部分单位对数字技术应用带来的安全问题不重视，未能按照网络安全等级保护技术要求，采用有效的网络安全设备构建网络安全防御体系，如在网闸、入侵检测、漏洞扫描、安全审计等具体安全技术应用上不足 40%。2019 年度中医医院信息化调研数据显示，仍有 44.15% 的中医医院没有采用任何数据灾备措施，并且已采取措施的大部分中医医院停留在"同楼异处"，未能实现真正意义上的异地备份。

（三）数据安全和个人信息保护还需重视

中医药行业涉及个人身份信息、医疗健康信息、检查检验、各项病历等敏感和隐私数据，数据分散、跨系统数据交换和信息共享频繁，其对数据的安全性、保密性和完整性要求都比较高，个人信息保护工作形势严峻。特别是大数据、云计算、物联网等技术的应用，让信息采集更方便，信息汇聚更容易，形成的个人医疗健康数据具有隐私性强、可利用价值高、来源广泛等特点，常成为黑客重点攻击的对象，医疗数据泄露风险明显增加。部分医疗和科研人员数据安全意识不强，防护技能缺失，容易导致个人敏感信息和医疗数据被窃取或泄露。

三、网络安全发展展望

（一）落实责任制，强化网络安全意识

《网络安全法》《数据安全法》《个人信息保护法》《关键信息基础设施安全保护条例》等法律法规已正式实施，网络安全与数据安全已成为法定任务，中医药行业各单位应坚持安全和发展并重，充分认识做好网络安全和数据安全的重要性和必要性，落实党委网络安全与数据安全责任制，建立网络与信息安全领导机构，将网

络与信息安全纳入中医医院信息化建设规划中，压实网络安全主体责任。切实守住网络安全底线，把安全治理贯穿中医药信息化建设管理应用全过程，不断强化网络安全和数据安全的管理责任，设置安全保密管理员、安全审计员和系统管理员等网络安全岗位，明确具体人员全面负责；同时定期组织开展或参加网络安全知识和技能教育培训，树立科学的网络安全观，巩固网络安全和数据安全人人有责、人人维护的理念，整体提升网络安全意识。

（二）查找薄弱点，切实加强网络安全管理

以网络安全等级保护系列标准规范为依据，不定期开展网络安全自查自评，主动引进第三方网络安全测评机构，检测排查物理和环境安全、网络和通信安全、设备和计算安全、业务应用系统和数据安全漏洞隐患、风险和突出问题，梳理出网络安全建设与管理的薄弱点，重视云计算、大数据、物联网、移动互联网、人工智能等信息技术应用带来的安全风险，评估网络安全风险并进行整改，切实做好核心业务系统的定级备案、测评和整改，强化网络安全技防措施，推进落实关键信息基础设施保护、等级保护、数据安全管理、安全审查、风险评估等各项工作，全面提升中医药行业网络和数据安全防护水平。坚持网络安全与信息化建设"同步规划、同步建设、同步运维"，制定和配置好网络安全技术防护策略，建立健全人员管理、软件管理、硬件管理、系统运维、数据安全、灾备管理和应急演练等管理制度，构建网络安全信息通报机制、信息共享机制、应急联动机制，定期开展网络安全事件应急预案演练，切实加强网络安全管理。

（三）加强数据安全防护，构建立体化的保障体系

加强中医药行业数据生产、传输、交换、存储、使用、共享、销毁等全生命周期安全管理，中医临床数据的研究和利用越来越受到临床医生和科研工作者的重视，在数据为临床科研和应用服务的同时，应严格管理患者信息、中医诊疗数据和生物样本库信息等敏感和隐私信息，中医药数据资源按照重要性和敏感程度实行分级分类管理，划分好数据访问权限，强化数据导出共享、交换开放等安全审批管理，实施数据脱敏、日志记录等安全措施，防范数据丢失、泄露、未授权访问等风险。以"环境可信、合规可达、风险可控"为目标，以业务应用和数据治理为驱动，邀请符合资质要求、经验丰富、技术实力强的机构，结合数字化转型、传统业务等特性，从网络安全威胁预测、防御、监测和响应闭环管理出发，评估中医药健

康大数据和信息平台安全保护状况，实施漏洞扫描、入侵检测与防御、防病毒、防拒绝服务攻击、安全审计、防信息泄露、数据加密等安全防护措施，构建网络安全技术体系、管理体系及运营体系，搭建网络安全态势感知平台[5]，形成多方共建的网络安全防线，全面提升基础设施、信息平台、业务系统和数据资源的安全保障能力。

（四）重视人才队伍建设，加大经费投入

网络安全建设的核心要素是网络安全人才，网络安全的竞争归根结底是人才竞争，网络安全技术防护和管理落实均需要扎实可靠的人才。中医药行业各单位应在数字化转型、信息化建设中筑牢人才长城，主动引进和培养网络安全和数据安全专业人才，建立起一支懂业务、善攻防、能实战的网络安全团队，做好网络安全建设、安全管理、安全运维和应急保障。深刻认识网络安全核心业务能力，定期开展网络安全教育、技术培训和技能考核，开展网络安全攻防对抗演练，实施常态化网络安全实战作业，了解网络攻击谋略和技术手段，打造高水平、多层次的网络安全人才梯队。建立网络安全技术和管理专家库，指导和培训业务应用系统和基层人员网络安全基础知识和基本防护技能，提升实操能力，解决网络安全"最后一公里"的问题。加大网络安全经费投入，设立网络安全专项经费，将网络安全等级保护建设整改、等级测评、信息安全服务、技术培训等费用纳入年度信息化建设预算。

四、小结

网络安全是整体的而不是割裂的，是共同的而不是孤立的。数字时代下的中医药行业网络安全应常抓不懈、整体规划，坚持网络安全与信息化高质量发展并重，顺应数字化转型变革，严格落实网络安全等级保护制度和标准规范，大力推进立体化的网络安全保障体系建设，构建网络安全建设、测评、整改、检查常态化机制，全面提升网络安全防御能力和威胁应急响应能力。

参考文献

［1］张宇希，胡建平，周光华，等."十三五"时期卫生健康信息化发展及展望［J］.中国卫生信息管理杂志，2021，18（3）：297–302，318.

［2］肖勇，沈绍武，吴小华.我国中医医院信息化建设思考［J］.医学信息学杂志，2020，41（12）：2–6.

［3］田双桂，沈绍武，肖勇.省级中医药数据中心建设现状分析及发展对策研究［J］.医学

信息学杂志，2020，41（12）：10-14.

［4］韩作为，李宏芳，赵犟.医疗卫生行业网络安全相关要求梳理与分析［J］.中国数字医学，2021，16（6）：1-5.

［5］王晓丽，丁月红，陆昊.等保2.0要求下医疗网络安全建设与管理研究［J］.中国数字医学，2020，15（12）：5-9.

新技术在中医药领域的应用现状分析

田双桂，肖勇，沈绍武

湖北中医药大学

【摘要】为了解云计算、物联网、人工智能、5G、区块链等技术在中医药领域的应用状况，剖析存在的问题和挑战，掌握新技术应用特点和发展趋势，该文搜集整理了行业相关数据，从新技术应用现状、存在的问题、应用建议 3 个方面进行分析总结，为新技术更好地在中医药领域应用和政府决策提供参考，赋能智慧中医药发展。

【关键词】新技术应用；中医药；现状分析

Analysis of the Application Status of New Technology in the Field of Traditional Chinese Medicine

TIAN Shuanggui, **XIAO Yong**, **SHEN Shaowu**

Hubei University of Chinese Medicine

【Abstract】In order to understand the application of cloud computing, Internet of Things, artificial intelligence, 5G, blockchain and other technologies in the field of traditional Chinese medicine, analyze the existing problems and challenges, and grasp the application characteristics and development trends of new technologies, this paper first collects and sorts out industry-related data. Then, it analyzes and summarizes the application status of new technologies, existing problems and application suggestions, and provides references for better application of new technologies in the field of traditional Chinese medicine and government decision-making, and empowers the development of smart traditional Chinese medicine.

【Key words】application of new technology; traditional Chinese medicine; current situation analysis

2019 年以来，我国正在深入实施健康中国战略，人们的生活生产方式发生着翻天覆地的变化。随着新型冠状病毒肺炎（简称"新冠肺炎"）疫情对我国社会状态的冲击，人们需要更高效、更准确的医疗卫生服务。而随着云计算、大数据、物联网、人工智能、5G、区块链等新一代信息技术与大健康领域的深度融合，中医药发展也迎来了天时地利人和的现代化契机。如何遵循中医药自身规律，充分利用现代科技发展成果，在中医药理论指导下采用中医思维方法为患者诊治疾病，促进中医药传承创新发展成为当下热门话题。

一、新技术应用现状

新技术的应用为中医药发展注入活力，也为中医药传承创新发展提供有力的支撑。移动互联网技术为互联网诊疗、远程医疗助力加码，大大降低患者的时间成本，扩大了服务群众半径。借助物联网对中药材种植实现了实时监控和智能化管理，中药材干燥、切制、炮制、包装等实现自动化生产加工和安全追溯，建设了一批智慧煎药中心、智能"中药房"，实现中药膏、丹、丸、散的智能制造。中医体质辨识仪等智能中医设备受到广泛青睐，亦是现代科技在中医治未病领域的典型应用。2021年中医医院信息化调研的1 500多家医疗机构中，应用最多的新技术是移动互联网，占比24.57%；其次是大数据技术，占比14.91%；应用云计算、物联网、5G、人工智能和区块链技术的占比分别是9.28%、8.64%、4.67%、4.03%和1.15%。

（一）中医药云平台应用建设

以智慧医疗为理念的云服务旨在利用物联网、云计算等技术优化和连接医疗资源，建立临床诊疗智能化、医疗服务系统化、信息来源多极化、资源分配合理化的医疗系统。2022年《医院云服务应用状况调查报告》显示，医疗机构使用云平台主要包括互联网医院（互联网诊疗）系统（25.07%）、医学影像系统（22.90%）、预约导诊系统（17.89%）、办公协同系统（12.47%）和医院信息系统（12.33%）等20种类别[1]。2021年中医医院信息化调研数据显示，开展云计算应用的145家中医医疗机构中应用类别较多的是基础资源虚拟化（CPU、内存、网络等）和云计算管理（虚拟服务器和网络设备等管理），占比分别为83.45%、72.41%，利用云技术搭建"云诊间""云中医""中医健康云""中医云课堂"等，为患者、学者、青年医生提供中医远程诊疗、远程教育、中医知识、网络跟师等服务。

（二）中医药大数据融合发展

随着我国大数据产业应用的加速推进，中医药行业根据自身特点，因势利导，进一步与大数据相结合，经过数十年累积，全国各级中医医疗机构积累了大量临床数据，这些数据是中医药现代化宝贵的战略资源。大数据与人工智能技术正改变着医疗知识发现的路径与方式，创新中医诊疗模式。自新冠肺炎疫情暴发以来，中医药系统坚持临床科研一体化，国家中医药管理局设立新冠肺炎中医药应急专项 91个项目，国务院联防联控机制科研攻关组重点支持 8 个中医药研究项目，开展中医药数据挖掘，筛选有效方药，制订诊疗方案，为临床救治提供有力支撑。利用大数据技术实现各医疗机构的互联互通，整合优化中医药资源配置，提高中医医疗机构的工作效率与服务水平，为百姓提供高效优质的中医药服务。研发名老中医专家系统，应用中医临床大数据知识工程思路与方法，挖掘名老中医疾病诊治知识和用药规律，实现名老中医诊疗经验的传承与创新[2]。

（三）物联网应用加快发展

应用物联网、互联网、区块链等技术构建中医药种植、生产、流通等全阶段数据监测、分析、控制与溯源体系，实现中医药溯源化、生产加工标准化、流通环节透明化、中医科普大众化。智能中医诊疗仪器（如针灸仪、舌诊仪、脉诊仪、面诊仪）和可穿戴医疗健康设备（如中国中医科学院研发的脉搏波智能记录手表）初步实现了中医四诊信息的数字化采集，应用人工智能分析技术，建立知识库、健康管理数据库等，实现疾病的精准诊断与预测，加快数字化产品的技术研究和场景落地。2021 年中医医院信息化调研数据显示，医用垃圾管理场景应用物联网技术比例最高（9.98%），高值耗材、供应室管理、输液管理等场景应用占比分别为8.57%、6.53% 和 6.14%。研发中药智能化煎制系统的中医药企业，如厚达智能等，借助物联网等数字技术进行业务改革和转型，帮助企业提质、增效，推进中医药产业数字化转型。

（四）移动互联网深入应用

5G 与医疗健康领域的结合能有效加强患者与医护人员、医疗机构、医疗设备间的实时互动，进一步提高中医药服务的可及性和传承性。2021 年，工业和信息化部、国家卫生健康委为培育可复制、推广的 5G 智慧医疗健康新产品新业态新模式，采用揭榜挂帅形式确定了 987 个 5G+ 医疗健康应用试点项目，其中 5G+ 健康管理项目最多，占比 25.43%，5G+ 中医医疗项目占比 9.73%，见附录图 10-3-1。5G+ 基层中医诊疗服务、5G+ 超声会诊、5G+ 远程手术、5G+ 远程门诊等拓宽了中医药服务方式，让优质中医医疗资源下沉，消除老百姓结算、取药、送药以及诊前个人健康评估等看病难、多跑路问题，提升基层中医服务水平。尤其在新冠肺炎疫情防控背景下，基于 5G 的远程医疗可减少现场就诊接触机会，降低患者感染新冠病毒的风险。2021 年中医医院信息化调研数据显示，中医医疗机构提供的"互联网＋医疗"服务主要集中在预约挂号、诊疗费用支付、检验检查结果查看等便民服务，还有 8.31% 的三级中医医院、3.27% 的二级中医医院能够提供线上常见病和慢性病康复诊疗服务[3]。

（五）人工智能（AI）助力发展

2021 年，我国在人工智能期刊、顶会和知识库出版物的数量领先世界，期刊和顶会论文发表数量占比分别为 31.04% 和 27.64%[4]，体现我国学者对人工智能领域研究的热情，中医药人工智能领域主要围绕预测模型、决策支持、智慧中医、辅助诊疗等，见附录图 10-3-2。2015 年，云中医智能系统（云中医 APP、云中医智能镜）入选米兰世博会，中医智能化产品走出国门。2017 年，全国首个以互联网为基础的国医馆"乌镇互联网国医馆"建成，提出"中医＋人工智能"模式，让患者在国医馆即可享受全国范围的中医药服务资源。2019 年，"便携式中医健康数据采集系列设备的开发"入选国家重点研发计划"中医药现代化研究"重点专项；2021 年中华中医药学会制定了便携式中医健康数据采集系列设备相关团体标准。中医四诊仪、智能中医体质辨识仪、中医智能镜等智能化中医设备的国际认可程度越来越高，在西班牙、日本、荷兰等国家皆有应用[5]，为辅助中医诊疗、中医健康管理、推动中医思维、助力人才培养等发挥着积极作用。

（六）区块链技术方兴未艾

中医药数据管理与区块链相结合，既融合了中医药大数据特点，又利用了区块链优势。一是区块链技术的分布式存储、加密算法、共同维护、共识机制、智能合约等为建立中药材供应追溯体系提供可行的技术支持，实现中药材来源可查询、过程有记录、流向可追踪、质量可检索、责任可追溯、风险可识别、监管信息可共享，如基于区块链的道地药材认证系统，把不同维度、不同层面与道地药材相关的信息资源串联起来，更好地促进和服务中药材产业发展[6]。二是利用区块链技术构建中医电子病历动态管理平台，辅助医生实施精准化中医药干预和服务，提高中医电子病历数据应用质量与水平。三是基于区块链搭建中医药大数据共享云平台[7]，助力中医药大数据安全共享，揭示方证关联机制[8]，连续、动态地测量与评估人体健康状态变化规律及中医药的临床疗效，体现中医特色优势，促进中医药传承创新发展。

二、新技术在中医药领域应用中存在的问题分析

（一）新技术应用发展政策支持力度还需进一步强化

政策举措的关注与实施对新技术在中医药领域中的应用具有关键作用。2021年中医医院信息化调研数据显示，61.75% 的公立中医医院未应用云计算、物联网、人工智能、5G、区块链等新技术，并且东部地区应用情况明显好于中西部地区，东部地区对新技术应用的发展政策具有较明确的举措及较好的包容性。国务院办公厅出台了《关于促进"互联网＋医疗健康"发展的意见》、国家中医药管理局印发了《关于推进中医药健康服务与互联网融合发展的指导意见》等，为人工智能等新技术在中医药领域的应用和发展营造了良好的环境和氛围，但相关政策大多停留在支持层面，具体针对新技术赋能中医药领域的政策指导和监管尚未形成体系，经费支持缺乏，还需进一步加大政策支持力度。

（二）新技术与中医药复合型人才短缺

近年来，随着云计算、物联网、人工智能、5G、区块链等新技术的高速发展，中医药和医疗健康领域也需科技赋能，教育部"六卓越一拔尖"人才计划提出了"新医科"的概念，要着重培养复合型人才，弥补医疗领域巨大的人才缺口。2020年《全球 AI 人才流动报告》显示，全球 AI 人才已突破47 万，中国仅 2 万，而这2 万 AI 人从事医疗健康或中医药领域的更少。另外，合格的新技术人才培养需要较长时间，人才缺口很难在短时间内得到有效填补，同时新技术人才还需跨学科研究中医药基础问题，这就需要中医药领域人才与新技术专家紧密结合，在应用相关新技术的同时还要保留中医药精髓，使之更贴近临床实际需求。

（三）中医药大数据资源共享利用尚存技术壁垒

中医药大数据资源共享利用尚存技术壁垒主要表现在标准不一、接口不通、数据安全等。新技术应用让中医药数据采集、分析、挖掘、应用变得更加便捷、高效，然而"信息孤岛"依然存在，可利用的中医药数据匮乏，缺乏标准，共享不充

分，数据价值不能得到充分利用。中医强调整体观念、辨证论治，其数据具有模糊性、经验性等特性，处于"小数据"阶段，标准的缺失或不统一不易将主观性"小数据"融合成中医药客观化"大数据"。不同系统之间、不同单位之间、不同类型资料之间由于对接机制缺失、对接标准不一、对接渠道不畅等原因，使中医药数据共享利用不充分，数据潜在价值未激活。数据安全也是中医药数据共享不充分、不完整的重要因素之一，2022年《医院云服务应用状况调查报告》显示医院信息系统在使用云服务时，信息安全问题成为重点考量因素和顾虑焦点，占比超过80%[1]。

三、新技术在中医药领域的应用建议

（一）进一步强化政策支持和经费投入

国家有关新技术应用的政策法规出台将有力引导和保障新技术在中医药领域的有效应用。一是对中医药数据、知识产权保护和安全给予保障，国家层面制定相关法规保障数据安全，同时加强对知识产权的保护，鼓励知识和技术创新。二是适当加大资金支持力度，没有一定资金的支持和投入，新技术助推中医药发展将受到严重影响，建议各级中医药主管部门会同财政、发改、工信等部门，加大新技术应用资金支持力度，加强研究经费和建设经费的投入。三是建立健全适应中医药与新技术融合发展的政策体系，制定中长期发展规划，建立中医药与新技术融合的发展平台，实施中药智能制造工程等，创新中医医疗服务模式，推进中医药治理体系与治理能力现代化，以信息化助力中医药传承创新发展。

（二）加快培养新技术与中医药复合型专业人才

中医药事业发展的基础和保障是中医药人才，人才是中医药传承创新的第一资源。中医药与新技术复合型专业人才培养工作还需要不断加强，在中医药教育和人才培养工作推进过程中，加强医教研机构之间的衔接和协作，不断丰富中医药与新技术复合型专业人才结构，均衡中医药人才分布。基于中医药以及新技术特征，建议从中医药高等院校、专业研究机构以及相关企业3个方面考虑，建设多学科交叉复合人才培养体系，加快培养一批新技术与中医药复合型专业人才。

（三）以大数据开发应用为支点加强新技术融合应用

围绕中医药数据的来源、质量和应用，严格把控，全面治理中医药数据，形成以大数据开发应用为支点的新技术融合应用机制。一是对中医药数据进行标准化采集及处理。利用四诊仪等采集患者信息时，依照中医诊疗仪器相关行业标准，统一同类产品的技术参数及产品规格，同时探索适合中医辨证论治诊疗思路的数据处理算法，研发应用智能中医诊疗系统、中医无创检测、人体穴位辅助定位、中医智能健康辨识和中医专家诊疗大数据采集应用系统等。二是打破数据孤岛，形成中医药数据区域链。制定相关政策，引导各地医疗卫生机构的数据资源共享，积极突破数据壁垒，形成中医药健康大数据产业链。三是对中医药数据进行生态化治理，包括完善互联网情境下的智慧医疗方式，推动政府医疗健康信息系统与公众医疗健康数据互联融合、开放共享，强化应用标准规范和安全技术建设双轮驱动。

四、小结

云计算、大数据、物联网、人工智能、5G、区块链等新技术的发展，丰富了中医药传承方式，如辅助开方系统、辨证论治诊疗系统、智能药房系统、中医智能云系统、中医智能康复系统、中医诊后智能管理系统、中医云脑、名医传承系统、中医体质辨识机器人等。本文分析了新技术在中医药领域中的应用现状、存在的问题和相关建议，为研究者提供可借鉴参考意见，助力中医药传承创新加速发展。

参考文献

［1］中国医院协会信息专业委员会.医院云服务应用状况调查报告［EB/OL］.https://china.org.cn/Html/News/Articles/15533.html.

［2］张盼，沈绍武，田双桂，等.中医临床大数据知识工程规划与设计［J］.时珍国医国药，2022，33（3）：764-766.

［3］肖勇，沈绍武，孙静，等.后疫情时代中医药信息化建设与发展的思考［J］.时珍国医国药，2020，31（12）：3055-3057.

［4］斯坦福大学以人为本人工智能研究所.2022 年人工智能指数报告［EB/OL］.（2022-03-20）［2022-10-07］.https://aiindex.stanford.edu/wp-content/uploads/2022/03/2022-AI-Index-Report_Master.pdf.

［5］郭益雯，楚天舒，朱容钰，等.基于 SWOT 分析的中医人工智能现状与发展研究［J］.世界科学技术：中医药现代化，2022，24（1）：419-424.

［6］张小波，王慧，郭兰萍，等.基于区块链的道地药材高质量发展和认证系统建设探讨［J］.中国中药杂志，2020，45（12）：2982-2991.

［7］王甜宇，张柯欣，孙艳秋，等.基于区块链的中医药大数据云存储共享方案研究［J］.中华中医药学刊，2022，40（2）：132-135.

［8］王永炎，刘骏，杜培艳，等.借道区块链发展模块药理学揭示方证关联机制［J］.北京中医药大学学报，2019，42（7）：533-535.

我国中医医院信息化建设现状与展望

肖勇[1]，朱佳卿[2]，沈绍武[1]，韩鹏[3]

1. 湖北中医药大学；

2. 中国中医药信息学会；

3. 国家中医药管理局监测统计中心

【摘要】该文在 2019 年与 2021 年公立中医医院信息化现状调研的基础上，梳理数字时代下的中医医院信息化建设与发展现状，剖析制约中医医院信息化高质量发展的关键问题，从统筹规划、夯实基础、强化内涵、深化应用、数据治理等方面研究提出数字时代下推进中医医院智慧化、智能化建设的举措建议。

【关键词】中医医院；智慧化；信息化建设；展望

Current Situation and Prospect of Informatization Construction of Traditional Chinese Medicine Hospitals

XIAO Yong[1], ZHU Jiaqing[2], SHEN Shaowu[1], HAN Peng[3]

1. *Hubei University of Chinese Medicine;*

2. *China Information Association of Traditional Chinese Medicine;*

3. *Monitoring and Statistical Research Center,NATCM*

【Abstract】Based on the survey on the informatization status of public TCM hospitals in 2019 and 2021, this paper analyzes the current situation of informatizationconstruction and development of TCM hospitals in the digital age, and finds out the key issues that restrict the high-quality development of TCM hospitals.At the same time, this paper studies and proposes measures and suggestions to promote the intelligent and intelligent construction of traditional Chinese medicine hospitals in the digital era from the aspects of overall planning, laying a solid foundation, strengthening connotation, deepening application, and data governance.

【Key words】traditional Chinese medicine hospital; intellectual; information construction; prospect

中医医院是传承创新发展中医药的主阵地，是中医药振兴发展的主力军，信息化建设正朝着智慧化、智能化方向发展。笔者基于数字中国、健康中国等战略背景，分析 2019 年与 2021 年公立中医医院信息化现状调研数据，梳理数字时代中医医院信息化建设情况，剖析制约中医医院信息化高质量发展的关键问题，研究提出数字时代下推进中医医院智慧化、智能化建设的举措建议。

一、中医医院信息化建设现状

（一）中医医院信息化建设得到高度重视

党中央、国务院高度重视信息化和中医药工作，实施网络强国战略，加快建设数字中国，传承创新中医药发展，深化健康医疗大数据应用。《中共中央 国务院关于促进中医药传承创新发展的意见》提出"以信息化支撑服务体系建设……建立以中医电子病历、电子处方等为重点的基础数据库，鼓励依托医疗机构发展互联网中医医院，开发中医智能辅助诊疗系统，推动开展线上线下一体化服务和远程医疗服务"[1]。国务院办公厅印发的《"十四五"中医药发展规划》明确提出"推进智慧医疗、智慧服务、智慧管理'三位一体'的智慧中医医院建设，建设中医互联网医院，发展远程医疗和互联网诊疗"[2]，并将"提升中医药信息化水平"作为强化中医药发展支撑保障的主要任务，要求落实医院信息化建设标准与规范要求，推进中医医院及中医馆健康信息平台规范接入全民健康信息平台。这些政策和任务为建设中医医院信息化高质量发展提供了新理念、新思路，指明了前进方向，部署了前进路线图。调研数据显示，98.65% 的中医医院由院级领导直接管理信息化工作机构或部门，体现了医院的重视程度[3]。

（二）业务应用系统建设不断深化

中医医院正在不断应用数字技术推进医院高质量发展，以高效服务患者和医护人员为根本，建设医院信息集成平台，强化以中医电子病历、电子处方为核心的业务应用系统建设，整合与共享内部数据资源。2019 年度中医医院信息化调研数据显示，49.28% 的中医医院建成医院信息集成平台，其中 64.32% 同时开通了数据交换、数据存储、数据质量等功能，41.45% 提供着全院业务协同和平台服务功能。82.23% 的中医医院建立了中医电子病历系统，94.30% 建立门急诊医生工作站，95.60% 建立住院医生工作站，96.27% 建立住院护士工作站，90.00% 以上建立了药库、门急诊药房、住院药房管理系统，84.34% 建立病案管理系统，68.90% 建立综合查询与分析系统。68.38% 的中医医院意识到数据开发利用的重要性，部分中医医院还建立了能提供中医电子病历浏览与数据提取、直接数据访问、标准化数据存储等服务的中医临床数据中心，开发利用数据支撑中医临床科研与医院管理决策。

（三）智慧化中医医疗与便民服务不断推进

中医医院正在逐步开展智慧化中医医疗建设，强化中医医疗服务与数字技术融合应用，加强智慧服务软硬件设施，拓展医疗服务空间和内容，发展普惠便捷的数字便民服务，提高中医医疗服务的智慧化、个性化水平。2019 年度中医医院信息化调研数据显示，具有中医药特点的中医治未病信息系统、名老中医经验传承系统、中医辅助诊疗系统、中医临床研究分析系统、中医慢病管理系统、中医特色康复服务系统以及智慧中药房等建设不断推进，以远程会诊、远程影像诊断、远程心电诊断为主的远程医疗服务应用具有明显增长趋势。在新型冠状病毒肺炎（简称"新冠肺炎"）疫情防控常态化下，中医医院主动建立线上问诊平台，提供在线健康咨询、心理与健康状况评估等服务。各级中医医院不同程度开通了预约服务、排队叫号、自助服务、诊间结算、满意度评价等便民服务，优化改造就医流程，使"三长一短"问题得到有效缓解。

（四）互联网中医医院发展迅速

"互联网 +"正在与医疗健康、中医药健康服务全面融合，持续推进"互联网 + 医疗健康""五个一"服务行动，催生了"互联网 + 中医医疗"的新模式、新业态，涌现出互联网中医院、中医云门诊、区域中医医疗服务平台、智慧中药房、共享中药房、国医堂 APP 等一批应用产品。2019 年度中医医院信息化调研数据显示，86.98% 的三级中医医院、52.81% 的二级中医医院能提供"互联网 + 医疗"服务，主要集中在诊疗费用支付、检验检查结果查询等服务。如湖北省中医院建成互联网中医医院，开展视频/语音问诊、在线开方、诊后随访等线上服务，提供药品配送、病历质控等功能，可拓宽中医药服务半径，提升门诊工作效率，减少复诊患者来院次数。浙江在全省中医院开展"看中医减少跑"活动，通过线上服务畅通中医门诊诊前、诊间、诊后信息化环节，逐步减少挂号、缴费、取药、取单、检查检验等环节的跑动，实现"看中医减少跑"。

（五）信息化支撑体系得到强化

中医医院逐渐重视信息化人才、标准规范应用和网络安全等工作，将其与信息化建设同步规划、同步建设。2019 年度中医医院信息化调研数据显示，94.32% 的中医医院设立了专职的信息管理与技术部门，在信息管理与技术人员中，51.13%具有本科以上学历，计算机及工科类、医学类专业占比分别为 35.47%、37.57%。中医医院应用《中医病证分类与代码》、ICD（国际疾病分类）、HL7（健康信息交换第七层协议）、DICOM3（医学数字成像与通信标准）等标准，建立全院统一的患者主索引，部分医院正在研究探索全院主数据标准，主动参与医院信息互联互通标准化成熟度测评，参与电子病历系统功能应用水平分级评价达到 78.05%。中医医院贯彻落实《网络安全法》《数据安全法》，引入网络安全等级保护测评机构开展安全等级测评与风险评估，2021 年 53.98% 的医院实施了网络安全等级保护测评，比 2019 年增长了 26.40%；86.00% 以上的医院建立网络安全管理组织，开展网络安全状况自查。

二、发展中存在的主要问题

（一）区域发展不均衡，推进落实乏力

通过对比 2019 年度与 2021 年度中医医院信息化调研数据发现，中医医院信息化建设资金主要来自医院自筹经费，政府财政投入虽有一定比例，但与医院信息化建设经费相比远远不足。东部地区经费投入远高于中西部地区，东中西部、偏远地区之间的中医医院信息化建设与发展差异较大，区域发展不均衡、不协调，信息化建设思路、新技术应用理念也有所不同，建设经费不足、信息化支撑服务与管理的思想不强易导致推进和落实信息化建设举措上乏力，应用效果达不到预期目标。

（二）人才、标准和网络安全等发展基础尚需加强

创新之道，唯在得人。中医医院信息化高质量发展离不开信息化专业人才，但中医医院信息化工作人员配备不足，2019 年度中医医院信息化调研数据显示具有医学信息学专业人数仅占 3.59%，高级职称人数仅占 7.62%，复合型和高层次人才稀缺，大部分信息化人才还停留在医院信息化运行维护基础工作上，对数字技术服务临床、协助挖掘医疗信息支撑力度不够。中医药信息标准应用实施不够，部分中医医院还不清楚已发布的信息标准，23.12% 的医院甚至不知道主数据的概念。网

络安全等级保护测评实施不足，网络与系统受攻击事件时有发生，基层中医医院的网络安全技术措施应用不足，网络安全防护和监管能力需要全面加强。

（三）业务应用深化不够，中医药特色优势体现不足

中医药传承创新发展、公立医院高质量发展、公立中医医院绩效考核、中医医院评审等均对中医医院业务应用系统应用、中医药特色优势发挥提出了具体的目标和任务，中医电子病历、医生工作站、护士工作站、合理用药监测系统等基础核心系统建设较好，但中医特色应用系统应用占比较低，中医药特色优势体现还不充分，信息资源缺乏有效整合和利用，信息互联互通、数据共享程度有待加强，中医医疗服务和科学研究的数据利用不足。

（四）数字技术应用深度不够，数据赋能还需强化

智慧化、智能化的中医医院建设离不开云计算、大数据、物联网、5G、人工智能等数字技术的深入应用，在基础资源虚拟化、临床辅助诊断、临床科研、慢性病随访、中医药健康咨询、大型医疗设备管理等方面有所应用，2021 年度中医医院信息化调研数据显示仅 8.31% 的三级中医医院、3.27% 的二级中医医院能提供线上常见病和慢性病康复诊疗服务。中医医院生产汇聚了患者信息、诊疗信息、治疗信息等大量数据，但仅有 41.65% 有不同程度的开发利用，数据赋能作用得不到充分发挥，中医医疗数据要素价值未能得到充分激活，数据应用产品还比较缺乏。

三、中医医院信息化高质量发展的策略建议

（一）统筹规划发展智慧中医医院，丰富应用场景

智慧化、智能化建设已深入社会经济发展各领域，各级中医药主管部门应依据《医院智慧服务分级评估标准体系（试行）》《医院智慧管理分级评估标准体系（试行）》等，组织研究传承创新发展中医药对智慧中医医院建设的任务要求，规划设计不同级别中医医院建设智慧中医医院的目标和路线图，细化应用数字技术推动智慧就医、智慧诊断、智慧治疗、智慧病房、智慧中药房、智慧后勤和智慧管理的建设举措，丰富适宜于中医医院发展的应用场景，加强建设指导，大力推进试点示范，形成一批不同应用场景的可推广复制的典型案例。中医医院应组织学习智慧中医医院建设的相关政策文件，采用"走出去"和"请进来"等举措，学习借鉴成功的经验和创新做法，强化顶层规划和整体设计实施方案，从基础点滴入手不断谋划

和探索智慧医疗、智慧服务、智慧管理的具体应用场景[4]，使之真正服务于患者、服务于临床、服务于管理。

（二）夯实高质量发展基础，提档升级支撑体系

中医医院信息化高质量发展必须建立在高稳定的信息基础设施、高层次的人才队伍、高应用的信息标准、高可靠的网络安全上，以业务应用为主导，推进新一代数据中心建设，全面夯实信息基础设施，优化升级计算资源、存储资源、应用支撑平台等，探索信息系统云化部署模式。中医药高等院校强化培养医学信息工程、智能医学工程等专业人才，注重理论知识和实践能力培养，使毕业后能快速承担相关建设任务。中医医院应设立首席信息官，将信息化专业人才引进和培养作为信息化高质量发展的重点，重视在岗培训，培养掌握关键数字技术、具有管理才能的数字化管理人才，熟知中医药、掌握数字技能的卓越工程师和"数字工匠"，在职称评审上给予倾斜支持。加强中医药信息标准数字化，经常参加学习标准推广应用培训，强化智慧中医院、中医医院信息化建设相关标准以及中医病证分类与代码、中医药名词术语、医疗信息服务、系统整合共享、数据治理、网络安全等标准的应用。坚持安全与发展并重，推进落实网络安全等级保护、数据安全管理、安全审查、风险评估等各项工作，做好医院信息系统等级保护定级、测评和整改，严格管理患者信息、中医临床数据和生物样本库信息等，实行中医临床数据资源的分级分类管理。

（三）加强智慧中医医院内涵建设，突显中医药特色优势

业务应用系统是智慧中医医院建设的核心和关键，是智慧医疗、智慧服务、智慧管理的基础底座。三级中医医院应主动应用数字技术推进医疗业务协同，强化就诊候诊、检查检验、诊断治疗等数字便民服务，提供电子化就医引导、就诊候诊信息提醒、在线支付等智能化便民服务。深化医院信息平台功能建设，建立以中医电子病历、电子处方为重点的数据库，进一步建设和完善医生工作站、护士工作站、LIS（检验信息系统）、PACS（影像归档和通信系统）、RIS（放射科信息系统）等业务系统，逐步建成智慧医疗、智慧服务、智慧管理一体化的智慧中医医院。深入挖掘中医电子病历中医药特色内容，研发应用名老中医传承、中医智能辅助诊疗等特色系统，建立智慧中药房、共享中药房，提供统一规范的处方审核调配、用药指导等便捷高效的中药药事服务。信息化基础较差的县级中医医院建设好以医院管理

和中医电子病历为重点的医院信息系统，加强便民服务、医疗服务、医疗管理、运营管理、后勤管理和人力资源管理等基础信息系统建设与应用，实现临床诊疗与患者服务的有机衔接。以评促建、以评促改、以评促用，积极参加医院智慧管理与智慧服务分级评估，主动进行电子病历系统应用水平分级评价和医院信息互联互通标准化成熟度测评，使三级中医医院达到四级、二级中医医院达到三级。

（四）深化数字技术应用，拓展服务空间

开展云计算、大数据、物联网、移动互联网、人工智能、5G、区块链、智能感知等数字技术在中医医院高质量发展中的集成应用研究，研究建立互联网中医医院、互联网中医诊疗平台、远程医疗中心和应用人工智能辅助诊断、中医智能辅助诊疗等系统，推进中医医疗信息共享和服务协同，推动开展诊前、诊中、诊后的线上线下一体化服务，为患者在线提供部分常见病及慢性病复诊服务、体质辨识、健康咨询，以及随访管理和远程指导等，实现患者不出家门就能享受优质高效的中医医疗服务。在中医馆健康信息平台中完善中医药知识库和视频课程内容，增加中医适宜技术、中药处方的智能推荐等功能，推进县级中医医院接入，建立县域中医医疗服务中心、共享中药房，提供中医远程会诊、中医体质辨识、远程教育等服务和统一规范的中药药学服务，促进优质中医医疗资源和技术下沉基层，提升基层中医医疗服务能力和效率。

（五）实施医院数据治理行动，激活数据要素价值

数据是高质量发展的核心，质量是灵魂。中医医院应大力实施数据治理行动，建立医院数据治理专项行动委员会，凝聚临床、医技、护理、药学等业务部门及管理和信息部门等共同开展。聚焦支持数据管理、共享开放、数据应用、安全管控等，建立健全医院数据治理机制，研究制定相关规章制度，建立一套涵盖元数据、主数据、数据质量管理的数据治理平台和主数据平台，构建数据质控指标体系、数据质量检验和审核规则，全力做好医院数据一致性、准确定和完整性[5]。加强多源、异构和海量中医临床数据的融合与集成研究，汇聚形成支撑医院高质量发展的数据仓库，应用大数据理念和知识工程技术方法，开展数据结构化、数据化加工和知识属性化重构，采用关联分析、聚类分析、特征分析、预测分析、神经网络、复杂网络等挖掘算法和预测模型，为中医临床科学研究提供主题数据分析、知识挖掘、知识推理、知识可视化的方法和工具，不断挖掘中医医院数据的价值和知识，

提升数据资源价值和赋能作用，培育发展一批面向不同场景的数据应用产品。

以数字化、网络化、智能化为特征的信息化浪潮蓬勃兴起，中医医院必须抓住时代发展机遇和挑战，主动拥抱数字技术，以医院业务发展与应用为核心，加强统筹规划和顶层设计，不断夯实发展基础，持续推进数字技术与医院业务深度融合，充分发挥和突显中医药特色和优势，创新中医医疗服务模式，丰富服务内容，拓展服务方式，强化数字技术赋能，激活数据要素价值，不断丰富智慧化应用场景，为促进中医医院现代化高质量发展和提升老百姓中医药健康服务的获得感、体验感提供支撑保障。

参考文献

［1］中共中央 国务院关于促进中医药传承创新发展的意见［EB/OL］.（2019-10-26）［2022-10-08］.http://www.gov.cn/zhengce/2019-10/26/content_5445336.htm.

［2］国务院办公厅关于印发"十四五"中医药发展规划的通知［EB/OL］.（2022-03-29）［2022-10-08］.http://www.gov.cn/zhengce/content/2022-03/29/content_5682255.htm.

［3］肖勇，沈绍武，吴小华.我国中医医院信息化建设思考［J］.医学信息学杂志，2020，41（12）：2-6.

［4］李金芳，常凯，孙静，等.互联网中医院信息平台的设计与实现［J］.中国数字医学，2020，15（8）：14-16.

［5］傅昊阳，徐飞龙，范美玉.论医院健康医疗大数据治理及体系构建［J］.中国中医药图书情报杂志，2019，43（3）：1-5.

第十一章　中医药国际交流篇

中医药国际交流合作与"一带一路"

李辉[1]，于志斌[2]

1. 中国医药保健品进出口商会

2. 北京师范大学

【摘要】该报告运用文献研究、数据统计等方法，收集并分析中医药海外发展支持政策"一带一路"倡议对中药海外发展的影响，以及全球中医药认可情况等方面的资料，较为全面地展现了中医药海外发展现状，初步探讨后疫情时代中医药海外发展方向。

【关键词】中医药；国际交流合作；政策；一带一路

International Communication and Cooperation of Traditional Chinese Medicine and the Belt and the Road

LI Hui[1], YU Zhibin[2]

1.*China Chamber of Commerce for Import and Export of Medicines and Health Products*

2.*Beijing Normal University*

【Abstract】In this study, with the method of literature research and data statistics, we collect and analyze the supporting policies for the overseas development of Traditional Chinese Medicine, the impact of the Belt and Road initiative and the global recognition of Traditional Chinese Medicine. We approach the direction of overseas development of Traditional Chinese Medicine in the post-epidemic era.

【Key words】traditional Chinese medicine; internationalization; policy, the belt and road

中国推动中医药全球发展，支持国际传统医药发展，促进国际中医药规范管理，开展中医药对外援助。中医药已传播至 196 个国家和地区[1]，已成为中国与东盟、欧盟、非洲、中东欧等地区和组织卫生经贸合作的重要内容，成为中国与世界各国开展人文交流、促进东西方文明交流互鉴的重要内容，成为中国与各国共同维护世界和平、增进人类福祉、建设人类命运共同体的重要载体。

一、中医药海外发展支持政策

习近平总书记多次对中医药工作作出重要指示。2015 年 12 月，习近平总书记在致中国中医科学院成立 60 周年的贺信中指出，要"充分发挥中医药的独特优势，推进中医药现代化，推动中医药走向世界"[2]。近年来，党中央、国务院在政策上大力支持中医药国际交流与合作，密集出台了一系列政策支持中医药海外发展，积极推动中医药走向世界。

2015 年 5 月，国务院办公厅印发《中医药健康服务发展规划（2015—2020年）》，指出"要推动中医药健康服务走出去"[3]。

2016 年 2 月，国务院印发《中医药发展战略规划纲要（2016—2030 年）》，提出："要积极推动中医药海外发展，加强中医药对外交流合作，扩大中医药国际贸易"[4]。

2016 年 12 月，国家中医药管理局、国家发展改革委印发《中医药"一带一路"发展规划（2016—2020 年）》，提出："到 2020 年，中医药'一带一路'全方位合作新格局基本形成，国内政策支撑体系和国际协调机制逐步完善，以周边国家和重点国家为基础，与沿线国家合作建设 30 个中医药海外中心，颁布 20 项中医药国际标准，注册 100 种中药产品，建设 50 家中医药对外交流合作示范基地。"[5]

2019 年 10 月，《中共中央　国务院关于促进中医药传承创新发展的意见》印发，提出要"推动中医药开放发展。将中医药纳入构建人类命运共同体和'一带一路'国际合作重要内容，实施中医药国际合作专项。推动中医中药国际标准制定，积极参与国际传统医学相关规则制定。推动中医药文化海外传播。大力发展中医药服务贸易。鼓励社会力量建设一批高质量中医药海外中心、国际合作基地和服务出口基地。研究推动现有中药交易平台稳步开展国际交易"[6]。

2020 年 12 月，《国家药品监督管理局关于促进中药传承创新发展的实施意见》发布，提出要"积极推动国际传统药监管合作。深化与世界卫生组织（WHO）合作，积极开展与国际草药监管合作组织（IRCH）、西太区草药监管协调论坛（FHH）等传统药监管国际组织以及有关国家或地区药品监管、药典机构的交流，深入参与国际传统药相关政策规则制定、标准协调，推动中药标准国际化。持续提升我国中药监管在国际监管组织中的话语权，推动中医药更好地为全世界人民服务"[7]。

2021 年 2 月，国务院办公厅印发《关于加快中医药特色发展的若干政策措施》，提出："实施中医药开放发展工程。制定'十四五'中医药'一带一路'发展规划。鼓励和支持社会力量采取市场化方式，与有合作潜力和意愿的国家共同建设一批友好中医医院、中医药产业园。发展'互联网＋中医药贸易'，为来华接受中医药服务人员提供签证便利。协调制定国际传统医药标准和监管规则，支持国际传统医药科技合作。"[8]

2021 年 5 月，商务部、国家中医药管理局等 7 部门联合印发《关于支持国家中医药服务出口基地高质量发展若干措施》，提出 18 条具体政策措施，支持国家中医药服务出口基地大力发展中医药服务贸易，推动中医药服务走向世界[9]。

2022 年 1 月，国家中医药管理局、推进"一带一路"建设工作领导小组办公室联合印发《推进中医药高质量融入共建"一带一路"发展规划（2021—2025 年）》，提出 8 项具体任务目标，推动中医药开放发展，全面提升中医药参与共建"一带一路"质量与水平[10]。

2022 年 3 月，国务院办公厅发布《"十四五"中医药发展规划》，将"加快中医药开放发展"作为十项主要任务中的一项，从助力构建人类卫生健康共同体、深化中医药交流合作和扩大中医药国际贸易三方面提出要求[11]。

二、"一带一路"倡议对中药海外发展的影响

中医药是古代丝绸之路上重要的中国元素，隋唐时期我国就向各国输出针灸、中医、中药等，并从其他国家带回来南药、阿拉伯医学，中医药已成为我国与丝绸之路上人文交流的重要组成部分。自 2013 年"一带一路"发展倡议的提出，中医药日益得到"一带一路"沿线国家民众的广泛认可。

"一带一路"倡议初始国家共 65 个。截至 2022 年 3 月，中国已经同 149 个国家和 32 个国际组织签署 200 余份共建"一带一路"合作文件[12]。"一带一路"朋友圈不断扩大，在关税、投资等多方面的优惠政策，为我国中药"走出去""引进来"提供强大助力。

从海关数据上看，2015 年，我国同"一带一路"初始 65 个国家的中药进出口总额 12.5 亿美元，占当年我国同全球中药外贸总量的 5.3%。其中，出口额为 9.5 亿美元，同比增长 12.4%；进口额为 3.01 亿美元，同比增长 1.0%。2021 年，我国同"一带一路"148 国的中药进出口总额 30.1 亿美元，占当年我国同全球中药外贸总量的 38.9%。其中，出口额为 16.6 亿美元，同比增长 16.1%；进口额为 13.5 亿

美元，同比增长 24.2%。

三、中医药全球认可情况

据 WHO 统计，29 个国家和地区设立了传统医学的法律法规[13]。中国与 43 个外国政府、地区和国际组织签署了专门的中医药合作协议。中医药已被纳入 16 个中外自贸协定当中，成为中国与东盟、欧盟、非洲、中东欧国家、上合组织、金砖国家等地区和组织卫生经贸合作的重要内容。

为了更好地服务各国人民健康，中国不断总结和贡献发展中医药的实践经验，并为推动以中医药为代表的传统医学走向世界不懈努力。在中国政府倡议下，第 62、67 届世界卫生大会两次通过《传统医学决议》，并敦促成员国实施《世卫组织传统医学战略（2014—2023 年）》，传统医学和补充医学至少在 88% 的 WHO 成员国中得到应用。

在中国推动下，WHO 将以中医药为主体的传统医学纳入新版国际疾病分类（ICD–11），积极推动传统药监督管理国际交流与合作，保障传统药安全有效。

为促进中医药在全球范围内的规范发展，保障安全、有效、合理应用，中国推动在国际标准化组织（ISO）成立中医药技术委员会（ISO/TC 249），秘书处设在中国上海。截至 2022 年 9 月 2 日，中医药技术委员会已发布中医药国际标准 89 个，还有 27 个中医药国际标准正在编制中[14]。

中国在致力于自身发展的同时，坚持向发展中国家提供力所能及的援助，承担相应国际义务。中国已向亚洲、非洲、拉丁美洲的 70 多个国家派遣医疗队，其中中医药人员约占医务人员总数的 10%。中国在非洲国家启动建设中国中医中心，在科威特、阿尔及利亚、突尼斯、摩洛哥、马耳他、纳米比亚等国家还设有专门的中医医疗队（点）。中国加强在发展中国家特别是非洲国家开展艾滋病、疟疾等疾病防治，先后派出中医技术人员 400 余名，分赴坦桑尼亚、科摩罗、印度尼西亚等 40 多个国家。援外医疗队采用中药、针灸、推拿及中西医结合方法治疗了不少疑难重症，挽救了许多垂危病人的生命，得到受援国政府和人民的充分肯定[13]。

（一）服务贸易助推中医理念全球普及

据 WHO 统计，目前 103 个会员国认可使用针灸，18 个将针灸纳入医疗保险体系[15]。中医理念在全球不断普及，得到越来越多国家和地区的认可。数量超过三分之一的全球人口接受过中医、针灸、推拿等中医药特色诊疗服务。全球有 30

多个国家和地区开办了数百所中医药院校，培养本土化中医药人才。中国政府已在海外建立 30 个中医药中心。

中医药服务贸易方面，国家中医药管理局联合商务部开展中医药服务贸易重点区域、骨干企业（机构）试点建设工作，目前已在全国遴选了两批共 31 家优秀机构作为国家中医药服务出口基地，并给予资金和政策扶持，为打造"中国服务"品牌奠定基础。据统计，重点机构国际收入总额年均增长 14.5%，国际服务业收入年均增长 51.5%。

（二）中药海外发展任重道远

中医药受到越来越多的国家和地区认可，但中医药理论强调的是辨证施治，加上成方制剂自身固有的复杂性，中药以药品身份进入海外市场并在西方医学理论下获得认可始终存在一定困难，而以膳食补充剂或健康食品——这类介于食品与药品之间的身份，进入海外主流市场更为容易。如在澳大利亚市场，经粗略统计，以补充药物（complementary medicine）身份注册的中药品种超过 100 个；在美国市场，以膳食补充剂（dietary supplement）身份注册的中药产品近百个。

中药产品海外市场注册不局限于膳食补充剂或健康食品的身份，随着中医理念的传播，以药品身份进入全球市场的产品不下百个。

2012 年 3 月，成都地奥的地奥心血康胶囊成为首个在欧盟以传统草药的身份注册成功的中药。此后，天士力的丹参胶囊、香雪制药的板蓝根颗粒、同仁堂的愈风宁心片也以欧盟传统草药的身份注册成功。但这四个中药产品均是单方中药品种。2021 年 9 月，天士力的逍遥片通过荷兰药品评审，成为国内首例通过欧盟传统植物药注册的复方中药品种。

2013—2021 年期间，以天然药品身份在加拿大市场注册成功了 3 款中药，分别是香雪制药的抗病毒口服液、上海和黄药业的胆宁片、四川川大华西药业的乐脉颗粒。

美国市场方面，我国已有多种中药产品向美国食品药品监督管理局（FDA）提交申请，目前基本处于不同的临床试验阶段。包括天士力的复方丹参滴丸和记黄埔的穿心莲提取物、上海现代中医药的扶正化瘀片、江苏康缘药业的桂枝茯苓胶囊、上海上药杏灵科技的杏灵颗粒、华颐药业的威麦宁胶囊、浙江康莱特药业的康莱特注射液和康莱特软胶囊、以岭药业的连花清瘟胶囊等多个产品。

在世界不同地区，中药作为处方药、非处方药、传统药、食物补充剂销售，积累了针对不同地域、不同种族人群的市场认可度和临床应用效果。在系列药品注册的突破下，中药在国外市场的销售也逐步打开局面。

（三）中医药积极参与抗击新型冠状病毒肺炎疫情国际合作

新型冠状病毒肺炎（简称"新冠肺炎"）疫情发生以来，我国支持举办 114 场视频会议，向 150 个国家和地区介绍中医药诊疗方案，向 20 多个国家和地区赠送中医药产品，选派中医专家赴 20 多个国家和地区抗击疫情。中药类产品被纳入部分国家新冠肺炎的诊疗方案，并在定点医院使用。中医服务和中药产品的适用范围得到了进一步扩大。

如以岭药业生产的连花清瘟胶囊在抗疫中的疗效，获得广泛认可，已经在 20 多个国家注册应用，其中在科威特获批新冠适应证；在乌兹别克斯坦，连花清瘟胶囊入选了其卫生部发布的抗疫药品白名单；在泰国、柬埔寨，连花清瘟胶囊获准进入新冠肺炎定点医院，用于治疗当地患者[16]。国际社会对中医药在抗击新冠肺炎疫情中的作用给予了高度评价。

四、后疫情时代中医药国际交流与合作发展方向

（一）服务贸易与货物贸易相结合

对国家层面而言，若使中医药在海外取得长足发展，中医、中药应共同"走出去"，相互促进，协调发展。中药需要中医指导，才能发挥更好疗效。服务贸易与货物贸易相结合，文化输出与产品输出相协调，才是中医药海外可持续发展的最快捷径。

（二）"本土化"

中医药"走出去"的核心理念是共享。中医药走出去应充分与所在国文化、当地传统医药融合。与孔子学院不同的是，"本土化"更容易让当地政府及民众了解、认知、接受中医药，中医药的文化和产业都可以实现本土化，如使用当地资源、劳动力，本土生产，本土使用。

1. 建立中医药海外商业存在

当前的中成药产品销售模式更多是依托华侨代理商，市场开拓主动性近乎丧失。中药在"一带一路"沿线国家的发展，不能局限于药品销售渠道，应根据目标市场及产品自身特性，灵活确定产品的应用范围。建立海外自有流通渠道是个漫长

而艰难的过程，投入大，产出慢，但随着渠道的不断完善，后续市场回馈将呈指数级增长。对于想进入海外市场的中国企业，首先要选择合适的合作伙伴，要有充分的耐心与合作伙伴建立良好关系；其次在药品通过认证的基础上，尤其要保持产品的质量和供应的稳定性，否则难以在海外市场持久立足。

2. 建立中药海外基地（园区）

政府应鼓励企业通过收购、兼并重组、联合投资等方式，在海外建立中药生产加工基地或园区，以海外基地（园区）为依托，进而建立自有海外流通渠道；通过海外投资、产业落地的方式，取得当地政府的支持；通过聘用当地员工，与当地文化、经济模式相适应，更便捷地对接海外市场已有的成熟市场渠道。

3. 中医药国际化资源全球配置

在当前全球经济一体化进程快速发展的时代，实现全球资源配置是大势所趋。对中医药而言，中国可以贡献智力资源，如传统方剂、中医理论、新药创新研发；原材料采购自东南亚或非洲；生产基地可以设在中东欧国家，欧洲生产全球销售，真正实现中药资源全球再配置。

参考文献

［1］国家卫生健康委员会 2022 年 9 月 23 日新闻发布会文字实录［EB/OL］.（2022-09-23）［2022-10-13］. http://www.nhc.gov.cn/cms-search/xxgk/getManuscriptXxgk.htm?id=3a9e93de6f274c00a5b17c4f7610e9c8.

［2］习近平致中国中医科学院成立 60 周年贺信［EB/OL］.（2015-12-22）［2022-08-01］. http://www.gov.cn/xinwen/2015-12/22/content_5026645.htm.

［3］国务院办公厅关于印发中医药健康服务发展规划（2015—2020 年）的通知［EB/OL］.（2015-05-07）［2022-08-01］. http://www.gov.cn/zhengce/content/2015-05/07/content_9704.htm.

［4］国务院关于印发中医药发展战略规划纲要（2016—2030 年）的通知［EB/OL］.（2016-02-22）［2022-08-01］.http://www.gov.cn/zhengce/content/2016-02/26/content_5046678.htm.

［5］国家中医药管理局　国家发展和改革委员会关于印发《中医药"一带一路"发展规划（2016—2020 年）》的通知［EB/OL］.（2016-12-26）［2022-08-01］. http://www.satcm.gov.cn/guohesi/zhengcewenjian/2018-03-24/3942.html.

［6］中共中央　国务院关于促进中医药传承创新发展的意见［EB/OL］.（2019-10-26）［2022-08-01］. http://www.gov.cn/zhengce/2019-10/26/content_5445336.htm.

［7］国家药品监督管理局关于促进中药传承创新发展的实施意见［EB/OL］.（2020-12-25）［2022-08-01］. https://www.nmpa.gov.cn/xxgk/fgwj/gzwj/gzwjyp/20201225163906151.

html.

［8］务院办公厅印发关于加快中医药特色发展若干政策措施的通知［EB/OL］.（2021-02-09）［2022-08-01］. http://www.gov.cn/gongbao/content/2021/content_5588816.htm.

［9］商务部　国家中医药管理局等7部门联合印发《关于支持国家中医药服务出口基地高质量发展若干措施的通知》［EB/OL］.（2021-05-18）［2022-08-01］. http://images.mofcom.gov.cn/fms/202105/2021051718430492.pdf.

［10］国家中医药管理局　推进"一带一路"建设工作领导小组办公室关于印发《推进中医药高质量融入共建"一带一路"发展规划（2021—2025年）》的通知［EB/OL］.（2022-01-15）［2022-08-01］. http://www.gov.cn/zhengce/zhengceku/2022-01-15/content_5668349.htm.

［11］国务院办公厅关于印发"十四五"中医药发展规划的通知［EB/OL］.（2022-03-29）［2022-08-01］.http://www.gov.cn/zhengce/content/2022-03-29/content_5682255.htm.

［12］已同中国签订共建"一带一路"合作文件的国家一览［EB/OL］.（2022-02-07）［2022-08-01］.https://www.yidaiyilu.gov.cn/xwzx/roll/77298.htm.

［13］国务院新闻办公室.中国的中医药［EB/OL］.（2016-12-06）［2022-08-01］.http://www.gov.cn/zhengce/2016-12-06/content_5144013.htm#1.

［14］国际标准化组织中医药技术委员会（ISO/TC 249）简介［EB/OL］.（2022-05-06）［2022-08-01］.https://www.iso.org/committee/598435.html.

［15］国务院办公厅关于印发"十四五"中医药发展规划的通知［EB/OL］.（2022-03-29）［2022-08-01］.http://www.gov.cn/zhengce/content/2022-03-29/content_5682255.htm.

［16］石家庄以岭药业股份有限公司2021年年度报告［EB/OL］.（2022-04-29）［2022-08-01］.http://static.cninfo.com.cn/finalpage/ 2022-04-29/1213194798.PDF.

【优秀案例展示】

◆国家中医药服务出口基地、打造世界一流中药企业——太极集团有限公司

太极集团有限公司是"世界500强"企业——中国医药集团有限公司的成员单位，有13家制药厂、20多家医药商业公司、两大研发机构，另有以川渝为主阵地的3 000多家连锁药房，业务涵盖医药研发、工业生产、医药商业、大健康产业等领域，员工1.4万人；曾获中国专利金奖3项，拥有有效授权专利近300件，药品批文共计1 200余个，其中中药品种批文近700个、化药品种批文500余个，医保品种近800个、基药近400个；代表产品有藿香正气口服液、急支糖浆、太极天胶、安宫牛黄丸、五子衍宗丸等。

太极集团对中医药服务贸易开展了一系列探索与实践，在几十个国家和地区注册近100个中成药品规，"TAIJI"（太极）商标在20多个国家和地区注册多达60项国际商标。太极集团拥有开展中医药服务贸易的全产业链优势、生产智造优势、

科研优势、种植优势、商业优势、人才优势，2017年被国家中医药管理局确定为中成药海外推广服务基地，2021年入选国家第二批、重庆市首个国家中医药服务出口基地。

"十四五"期间，太极集团正利用现代科技手段，以临床疗效为中心，着力中药资源、智能生产、整合营销和临床疗效评价等方面的关键技术突破，建设符合中医药特点的跨区域、全产业链、数字化的高质量发展模式，努力打造世界一流的中药企业。

中医药服务贸易发展现状与展望

马宁慧

国家中医药管理局

【摘要】中医药服务贸易是我国具有完全自主知识产权、原始创新潜力巨大的民族健康产业，发展中医药服务贸易具有重要意义。近年来，中医药服务贸易相关政策不断完善，通过鼓励先行先试、参与对外经贸谈判、举办中国国际服务贸易交易会中医药专区及建立国家中医药服务贸易统计体系等举措，推动中医药服务贸易发展取得显著成效："互联网＋中医药"模式不断拓展、与健康旅游加速融合、品牌影响力不断扩大。展望未来，中医药服务贸易发展政策继续优化，发展形式更加多样，服务范围进一步扩大，呈现良好发展态势。

【关键词】服务贸易；中医药；中国国际服务贸易交易会

Current Situation and Prospect of TCM Trade in Services

MA Ninghui

National Administration of Traditional Chinese Medicine

【Abstract】Traditional Chinese Medicine（TCM）Trade in Services is a national health industry with completely independent intellectual property rights and huge original innovation potential. It is of great significance to develop TCM Trade in Services. In recent years, relevant policies on TCM Trade in Services have been constantly improved. By encouraging the early and pilot implementation, participating in foreign trade negotiations, holding the TCM Zone on China Beijing International Fair for Trade in Services (CIFTIS), and establishing a national statistical system, achievements have been demonstrated in the developments of TCM Trade in Services: the "Internet+TCM" model has been expanding, it has continued to integrate with health tourism, and its brand influence has continued to expand. Looking forward to the future, the development of TCM Trade in Services will benefit from the continuously improving policy environment, the more

diverse forms, the further expanded scope of services, thus, the overall situation is antici-
pated.

【Keywords】Trade in Services; TCM; China Beijing International Fair for Trade in
Services

一、中医药服务贸易的重要意义

随着服务业的跨国转移成为经济全球化的新趋势，服务贸易成为推动世界经济增长的新动力。作为我国具有完全自主知识产权、原始创新潜力巨大的民族健康产业，中医药服务贸易是我国服务贸易的重要组成部分，发展中医药服务贸易具有重要的战略意义。根据国际服务贸易发展新趋势以及我国服务贸易发展总体规划和要求，把中医药服务作为我国发展服务贸易的一个重要资源，充分发掘其特色和优势，把握国际服务贸易市场需求，加强对中医药服务贸易的组织、引导、规范，扶持中医药服务贸易做大做强，对促进我国服务贸易出口调整，打造中国服务品牌，有效带动就业和经济增长具有积极作用。

中医药服务贸易对促进中医药事业发展具有重要意义。在全球范围内广泛开展中医药服务贸易，有利于快速提升中医药服务能力和中医药服务产品国际竞争力，扩大中医药服务应用范围，提高中医药服务的认可度，进一步促进中医药国际传播和发展；有利于展示并传播中医药科学理论和文化内涵，推广在中医药理论指导下的健康生活方式和生活理念，促进中医药文化和中华民族优秀传统文化的国际传播，提升我国国际影响力；有利于创新中医药对外交流与合作模式，吸收借鉴国际先进科研成果、管理理念和营销模式，通过以外强内，激发国内中医药机构发展潜能和活力，提高中医药服务的规模和质量，促进中医药领域的国际资金、技术和信息互动及共享，推动中医药行业的科学发展。

二、中医药服务贸易国内外发展基础

党的十八大以来，中医药发展顶层设计加快完善，政策环境持续优化，支持力度不断加大。2017 年，中医药法施行。2019 年，《中共中央 国务院关于促进中医药传承创新发展的意见》发布，国务院召开全国中医药大会。中医药服务体系进一步健全[1]。截至 2020 年，全国有 7.24 万家中医机构；全国中医药从业人员总数为 82.89 万人；门急诊人次数为 8.57 亿；高等中医药院校 44 家，在校学生数 83.48 万人；科研机构 72 个，从业人员 2.04 万人。

与此同时，中医药开放发展取得积极成效。目前，中医药已传播至 196 个国家和地区，成为中国与东盟、欧盟、非盟及上合组织、金砖国家、中国 – 中东欧国家、中国 – 葡语国家等地区和组织合作的重要领域，中医药内容纳入多个自由贸易协定，"十三五"期间中药类产品进出口贸易总额累计达到 260 亿美元，中医药服务与产品应用范围进一步扩大。国家中医药管理局支持国内中医药机构在共建"一带一路"国家建设 30 个较高质量的中医药海外中心，在国内建设 56 个中医药国际合作基地，为共建"一带一路"国家民众提供优质中医药服务，并推动中药类产品在更多国家注册。新型冠状病毒肺炎（简称"新冠肺炎"）疫情发生以来，国家中医药管理局发布多语种版本新冠肺炎中医药诊疗方案，与 150 多个国家和地区分享中医药抗疫经验，向 29 个国家派出中医专家协助抗疫，"三药三方"等有效抗疫中药方剂被多个国家借鉴和使用，为全球抗击疫情发挥积极作用。经过多年的发展，中医药已经得到世界上越来越多的国家认可，中医药卫生、教育、科技、文化等领域国际合作取得积极进展，为中医药服务贸易发展奠定了坚实基础。

三、中医药服务贸易面临的机遇与挑战

中医药服务优势独特，国际发展前景广阔。随着老龄化社会的到来，人类疾病谱、医学模式和健康观念发生了巨大变化，中医药服务因具有"疗效比较确切、用药相对安全、费用相对较低、服务方式灵活"等独特优势而越来越受到各国政府的关注和民众的欢迎。特别是新冠肺炎疫情发生后，在没有特效药的情况下，中医药的有效性得到了国际社会认可，国际需求呈增加趋势。

经过多年发展，我国中医药服务贸易取得一定成就，但仍面临着许多问题和挑战：一是东西方文化差异导致中医药的科学内涵尚未被国际社会广泛认可和接受，中医药服务在海外面临诸多政策和技术性壁垒；二是国内相关机构开展中医药服务贸易的能力有待加强，尚未形成国际中医药服务贸易知名品牌以及有影响力的规模化和集团化服务贸易实体；三是促进中医药服务贸易发展的支持体系需要进一步完善，需要在法律、法规、产业、引导资金、队伍建设等方面不断加强。

四、中医药服务贸易主要开展工作

（一）不断完善相关政策

商务部、国家中医药管理局高度重视中医药作为我国服务贸易特色优势组成

部分，在带动国内健康服务业发展、促进我国贸易转型升级、增强国家影响力方面的独特作用，2012年，两部门推动十四部门联合出台《促进中医药服务贸易发展的若干意见》，明确中医药服务贸易发展的主要目标和主要任务，成为未来一个时期推动中医药服务贸易发展的纲领性文件[2]。作为国家服务贸易的重点支持领域，中医药服务贸易纳入《国务院关于加快发展服务贸易的若干意见》、国家服务贸易"十二五"和"十三五"发展规划等文件，强调积极推动扩大中医药服务出口[3]。同时，中医药服务贸易在带动国内健康服务业发展、推动中医药事业发展中的重要作用逐渐显现，中医药发展"十二五"和"十三五"规划、《中医药健康服务发展规划（2015—2020年）》等行业规划均明确发展中医药服务贸易。

近年来，发展中医药服务贸易纳入《中医药法》《中共中央　国务院关于促进中医药传承创新发展的意见》《中医药发展战略规划纲要（2016—2030）年》等重要文件。2021年1月，国务院办公厅发布《关于加快中医药特色发展的若干政策措施》，明确提出，发展"互联网＋中医药贸易"，为来华接受中医药服务人员提供签证便利。同时提出"允许公立中医医疗机构在政策范围内自主设立国际医疗部，自主决定国际医疗的服务量、项目、价格，收支结余主要用于改善职工待遇、加强专科建设和医院建设发展"，为进一步发挥公立中医医疗机构中医药服务贸易对中医药事业的促进作用提供了政策依据。2021年12月，为进一步推动中医药"走出去"，为中医药服务贸易营造良好发展环境，国家中医药管理局会同推进"一带一路"建设工作领导小组办公室联合印发了《推进中医药高质量融入共建"一带一路"发展规划（2021—2025年）》，在主要任务部分聚焦做大做强中医药服务贸易，扩大中医药国际市场准入，深化国际贸易合作，着力培育中医药发展新优势。

（二）积极鼓励先行先试

为发挥部分区域和中医药服务贸易机构的示范作用，带动行业发展，2013年，国家中医药管理局与商务部联合开展中医药服务贸易重点区域、骨干企业（机构）试点建设，于2014年在全国遴选出8个中医药服务贸易重点区域和19家骨干企业（机构），开展为期3年的先行先试建设。建设工作开展以来，重点区域和骨干机构（企业）在完善地方中医药服务贸易发展政策、探索建立地方服务贸易促进体系、创新服务贸易模式、开拓国际市场等方面先行先试，取得积极成效。据统计，先行先试期间，骨干企业（机构）国际收入总额年均增长14.5%，国际服务收入年均增长51.5%。

在开展先行先试基础上，为进一步推动中医药服务贸易产业做大做强，2019年，国家中医药管理局与商务部共同启动中医药服务出口基地建设工作，在全国遴选了首批包括公立和民营机构在内的 17 家优秀机构，给予资金和政策扶持，培育中医药服务贸易市场主体和新业态、新模式，着力破解制约中医药服务贸易发展的体制机制问题，激发公立机构活力，夯实民营机构实力，为打造"中国服务"品牌奠定基础。2021 年 5 月，商务部、国家中医药管理局等七部门联合发布《关于支持国家中医药服务出口基地高质量发展若干措施的通知》，从 5 个方面着力完善发展环境，形成部门政策合力，为国家中医药服务出口基地发展提供支持，推动中医药服务走向世界。2022 年 1 月，商务部、国家中医药管理局公布第二批特色服务出口基地（中医药）名单，全国 14 家中医药服务贸易机构入选。

（三）持续参与对外经贸谈判

近年来，国家中医药管理局积极参与我国与多个国家及区域高级别经贸谈判，不断扩大中医药服务国际市场准入。目前，在中国与澳大利亚、新西兰、瑞士、马尔代夫、毛里求斯等自贸协定中取得中医师自然人移动配额、建立中医药服务贸易合作机制、设立中医药医疗机构等突破性进展，有力减少了中医药国际发展的政策壁垒，扩大中医药的国际市场准入。

（四）举办中国国际服务贸易交易会中医药专区

为扩大中医药服务贸易影响，促进中医药服务贸易交易，自 2012 年起，国家中医药管理局连续在首个国家级、世界性的服务贸易平台——中国（北京）国际服务贸易交易会（现为中国国际服务贸易交易会）上开设中医药板块，全面展示中医药服务优势与服务贸易成果，促进中医药服务贸易交易，并举办中医药服务贸易相关论坛以及中医药双语养生讲座、中医药服务体验等特色活动。根据有关统计，中医药板块累计共策展 6 200 余平方米，接待参访近 45 万人次，签署合作协议 75 项，举办配套论坛 35 场，6 次获得"最佳专题展区"。中医药板块已成为历届交易会的特色和亮点，成为中国服务贸易的一张亮丽名片。

（五）建立国家中医药服务贸易统计体系

2019 年，为全面、准确、及时掌握我国中医药服务贸易现状和发展趋势，为促进中医药服务贸易发展提供决策依据，国家中医药管理局和商务部在国家服务贸易统计直报系统中增设中医药服务贸易子系统，开展中医药服务贸易统计试点工作，增加具有代表性的中医药服务贸易指标，遴选全国中医药服务贸易有基础的企事业单位参与报送。目前，子系统已经有 344 家机构参与报送，在摸清我国中医药服务贸易家底方面发挥了重要作用。

五、中医药服务贸易发展趋势与前景展望

当前，新冠肺炎疫情已经给全球经济和贸易发展带来了持续影响，来华接受中医药服务消费者数量较疫情前锐减，传统的优势类型境外消费类服务贸易额下降较为明显。与此同时，随着中医药积极参与国际抗疫，在世界范围内的传播取得了新的进展，国际需求持续增长。中医药服务贸易发展呈现以下几个发展趋势：

（一）"互联网＋中医药"大力发展

在来华就医和留学人数锐减的情况下，国内中医药服务贸易机构大力拓展远程医疗和远程教育等"互联网＋中医药"模式，将线下服务转移至线上，巩固并扩大了原有国际市场份额。天津中医药大学推进"互联网＋中医药"教育服务和国际交流新模式，向各国专家介绍中医药抗疫经验，同时完善"互联网＋中医药"国际培训模式，建成"远程教育培训中心"和"公共服务平台"。

（二）促进健康旅游发展

受疫情影响，中医药服务贸易机构开展多渠道营销，重点激活国内需求，推动构建新发展格局。三亚市中医院结合海南的地理资源，创建"喜松堂"品牌，打造系列健康旅游产品。北京市中医管理局联合相关机构推出涵盖多家中医药服务贸易机构的北京中医药健康旅游精品线路，带动健康服务业发展。

（三）品牌影响力不断扩大

中医药服务贸易机构不断扩大境外机构服务范围，加强中医药文化传播，扩大中医药服务国际品牌影响力。天津天士力医疗健康投资有限公司通过所投资的海外医疗平台下设的连锁医疗中心为国外患者提供中医药服务，中医药服务贸易规模进一步加大，连锁诊所数量增加了近 10 家。

展望中医药服务贸易行业发展，一是中医药服务贸易相关政策的陆续出台，为中医药服务贸易发展创造了良好政策环境；二是受全球疫情影响，我国采取较为严格的入境措施，在未来相当一段时间内，境外消费类人次都会有较大减少；三是中医药服务贸易机构进一步大力拓展"互联网＋中医药"模式，推动境外线下需求转

移至线上，开展形式多样的医疗保健、教育培训等服务，同时，境外中医药服务贸易机构会继续发挥中医药特色优势，扩大中医药服务范围；四是特色服务出口基地（中医药）会进一步发挥示范效应，带动中医药服务贸易行业发展。

参考文献

［1］中共中央国务院关于促进中医药传承创新发展的意见［N］.人民日报，2019-10-27（01）.

［2］商务部等十四部门关于促进中医药服务贸易发展的若干意见［N］.中国中医药报，2012-04-27（03）.

［3］国务院关于加快发展服务贸易的若干意见［J］.中华人民共和国国务院公报，2015（7）：19-24.

2020—2021 年中药进出口形势分析及未来展望

李辉[1]，于志斌[2]

1. 中国医药保健品进出口商会；

2. 北京师范大学

【摘要】2020—2021 年，中药进出口克服新型冠状病毒肺炎疫情不确定性和全球贸易形势多变的影响。植物提取物、中药材及饮片、中成药、保健品进出口均有较大程度的增长。传统市场为中药外贸的强劲走势贡献力量，新兴市场充满活力。国际化分工日益深化的当下，中药外贸对转口贸易的依赖度不断减弱。2022 年，虽然国际形势更为严峻，但俄乌冲突对中药外贸的影响有限，区域全面经济伙伴关系协定释放的红利逐渐显现。

【关键词】中药；贸易；进出口；区域全面经济伙伴关系协定

Analysis of Import and Export Situation of Traditional Chinese Medicine in 2020—2021 and Future Prospects

LI Hui[1],YU Zhi Bin[2]

1.*China Chamber of Commerce for Import and Export of Medicines and Health Products*

2.*Beijing Normal University*

【Abstract】In 2020—2021, the import and export of Traditional Chinese Medicine overcame the uncertainty caused by the COVID-19 pandemic and the impact of the changing global trade situation. Plant extracts, Chinese medicinal materials and decoction pieces, Chinese patent medicines, and health products all increased dramatically. Traditional markets have contributed substantially to foreign trade in Traditional Chinese Medicine while emerging markets are full of vitality.As the international division of labor is deepening, the dependence of foreign trade of traditional Chinese medicine on entrepot trade is constantly weakening. Although the international situation will be more severe in 2022, the impact of the Russian-Ukrainian conflict will have a limited impact on the foreign trade of Traditional Chinese Medicine. The dividends released by the Regional Comprehensive Economic Partnership are gradually emerging.

【Keywords】traditional Chinese medicine; trade; import and export; regional comprehensive economic partnership

　　当前，全球新型冠状病毒肺炎（简称"新冠肺炎"）疫情不确定性仍较大，世界经济复苏困难，外部环境更趋复杂严峻，再加上物流中断、人民币升值等影响，海外贸易不确定性只增不减。在"稳外贸、稳外资、促消费"政策引领下，中药外贸于 2020—2021 年间攻坚克难，有效应对复杂环境变化。

　　据海关统计数据显示，2020 年，受新冠肺炎疫情暴发影响，我国中药贸易总额为 63.91 亿美元，同比 2019 年增长 2.6%，其中出口额为 42.86 亿美元，同比 2019 年增长 6.6%；进口额为 21.05 亿美元，同比 2019 年下降 4.7%。2021 年，国内新冠肺炎疫情得到有效控制，我国中药贸易总额达到 77.41 亿美元，同比 2020 年增长 19.1%，其中出口额为 50.01 亿美元，同比 2020 年增长 16.5%；进口额为 27.40 亿美元，同比 2020 年增长 24.1%。

一、中药类商品进出口概况

（一）疫情常态化时代，植物提取物出口放量

　　植物提取物一直以来是中药类出口的大品种，基本保持较高的出口增速，所涉及的品种数不断增多，已超出中药提取物范畴。植物提取物的外延更为广泛，在药品、膳食营养补充剂、食品等多个领域均有应用。2020 年，我国植物提取物出口 9.62 万吨，同比增长 11.0%，出口总额 24.45 亿美元，同比 2019 年增长 3.6%。2021 年，我国植物提取物出口 10.52 万吨，同比 2020 年增长 9.3%，出口总额 30.29 亿美元，同比 2020 年增长 23.9%，植物提取物出口在新冠肺炎疫情较为严重的两年内持续保持高速增长，难能可贵。

　　我国植物提取物的出口大品种包括甜菊叶提取物、桉叶油、薄荷醇、万寿菊提取物、辣椒提取物、枳实提取物、越橘提取物、芦丁、银杏叶提取物、水飞蓟提取物等，出口额合计占总出口额的 50% 以上。伴随新冠肺炎疫情常态化，健康饮食、治未病等观念逐渐深入人心，终端膳食营养补充剂的销售增长拉动植物提取物出口放量。

（二）中药材及饮片出口稳中有增

新冠肺炎疫情暴发以来，中药材的海内外需求量大幅提升，2020 年，我国中药材及饮片出口一改颓势，增幅 15.3%。新冠肺炎疫情常态化以来，东南亚及日韩对新冠治疗方中相关的药材需求增长，国内中药材及饮片也因疫情原因出现不同程度的涨价。2021 年，我国中药材及饮片出口总额为 13.53 亿美元，同比 2020 年增长 2.3%，出口量 23.25 万吨，同比下调 7.6%。价格同比上涨 10.7%。

2021 年，我国中药材及饮片出口的前 10 大品种分别为：肉桂、枸杞、人参、红枣、当归、黄芪、半夏、茯苓、党参、冬虫夏草，10 种中药材及饮片的出口额占总出口额的 51%，集中度比较高。在经历两年的放量出口后，2021 年我国肉桂出口额首次出现负增长，全年出口额 2.68 亿美元，同比 2020 年下降 5.7%。

（三）中成药出口表现抢眼

中成药在中药产品整体出口额中占比不高，出口比例常年维持在 7% 左右，相比于原料类产品仍处于弱势地位。2020 年，我国中成药出口额为 2.60 亿美元，同比 2019 年下降 0.8%。2021 年，我国中成药出口额为 3.07 亿美元，同比 2020 年增长 17.9%，出口恢复高速增长。2021 年，我国中成药出口均价较 2020 年增长，提升幅度高达 27%，我国中成药出口处于卖方市场，未来形势看好。

具体到单品种，我国中成药前 3 位出口品种分别为片仔癀、清凉油、安宫牛黄丸。2021 年，我国片仔癀出口额同比上涨 9.0%，清凉油出口额同比 2020 年上涨 23.3%。

（四）保健品出口势头强劲

在海关统计系统中，有单独编码的保健品主要包括鱼油、鱼肝油、蜂王浆、蜂花粉、卵磷脂、燕窝等，维生素及矿物类制剂产品并未统计在内。另外，部分保健品是以食品形式出口，也未纳入保健品项下，本研究中有关保健品贸易数据均为不完全统计。

2021 年，我国保健品出口额为 3.12 亿美元，同比 2020 年增长 18.2%。其中鱼油及鱼肝油类产品增长强劲，出口额 2.0 亿美元，同比 2020 年增长 33.2%。我国蜂产品出口额总体较 2020 年持平，鲜蜂王浆、蜂王浆制剂及鲜花粉、蜂蜡出口额同比提升，但鲜蜂王浆粉及其他蜂制品出口额同比下降。

（五）进口强势反弹

新冠肺炎疫情进入常态化以来，海外供给恢复，2020 年，我国中药类商品全年进口金额为 22.07 亿美元，同比 2019 年下调 1.6%。2021 年，中药类商品进口强势反弹，全年进口金额为 27.40 亿美元，同比 2020 年上涨 24.1%。

从细分领域上看，2020 年进口下调明显的植物提取物和中成药，2021 年已恢复往年水平。2020 年进口激增的保健品类，2021 年增速放缓。中药材及饮片则是唯独两年均保持高速增长的子类，从侧面反映出国内中药材市场需求旺盛。

我国进口药材品种约 110 种[1]，以国内稀缺和贵细品种为主，如西洋参、乳香、没药、血竭、鹿茸、人参、甘草、加纳籽、姜黄、番红花、小茴香等。相关研究表明，由于国内药用资源不足，土地、劳动力成本升高等原因，防风、北豆根、穿山龙等很多原产于国内的品种也大量进口，以补充国内用药需求，如新西兰的马鹿茸自 2020 年以来进口增速飞涨[2]。

根据海关数据显示，2020 年，我国中药材及饮片进口额为 3.22 亿美元，同比 2019 年增长 29.3%。2021 年，我国中药材及饮片进口额为 5.40 亿美元，同比 2020 年增长 67.7%。细分品种来看，2020 年我国同期进口下调幅度较大的品种如西洋参、姜黄等，在 2021 年均恢复正常进口量，增幅分别为 84.0% 和 74.4%；增幅较大的品种如鹿茸、番红花，由于国内市场需求旺盛，2021 年进口额仍保持较高的增速，增幅分别为 114.5% 和 182.1%；增长迅猛的丁香，2021 年进口量略显不足，全年进口下调 39.3%。

2021 年，我国植物提取物进口额为 9.63 亿美元，同比 2020 年增长 22.5%。在我国进口植物提取物中，精油类原料恢复明显，精油类进口额上涨 22.5%，进口量上涨 27.9%，其中薄荷醇的进口贡献巨大，其进口额占提取物总进口额的 30% 以上，2021 年薄荷醇的进口额为 3.12 亿美元，同比 2020 年增长 24.5%。

2021 年上半年，我国中成药进口延续 2020 年趋势继续下滑，进口额为 1.33 亿美元，同比 2020 年下降 15.7%；中成药进口量有所回升，进口量为 8 200 余吨，同比增长 29.4%，呈现见底回升趋势。2021 年下半年，中成药进口触底反弹。全年数据显示，2021 年，我国中成药进口额为 3.61 亿美元，同比 2020 年增长 24.5%；进口量为 1.74 万吨，同比增长 63.4%。

在国家扩大进口政策的引导下，近 3 年我国保健品进口业绩亮眼，2019 年我国保健品进口额为 5.6 亿美元，同比 2018 年增长 24.8%，2020 年我国保健品进口额为 8.1 亿美元，同比 2019 年增长 43.7%。2021 年，我国保健品进口额为 8.8 亿美元，同比 2020 年增长 8.2%。其中，燕窝依旧是最受欢迎的保健品，2021 年燕窝进口额为 5.4 亿美元，同比 2020 年增长 0.8%。根据历年来的燕窝进口数据可知，当前燕窝进口总量基本与国内燕窝需求相吻合，短时间内难有更大的增长。

二、中药类产品进出口市场分析

（一）美国仍为第一大出口市场

长期以来，美国是我国中药类商品出口的第一大市场。我国对美出口的中药类商品以植物提取物为主，其出口占比达到 80% 以上。

2020 年，新冠肺炎疫情引发全球对于免疫力提升概念的追捧，美国大众对膳食补充剂的接受度较高，因此对有免疫强化功效的植物提取物原料需求高涨，进而带动我国植物提取物对美出口增长，增幅达 35.5%。2021 年，新冠肺炎疫情常态化，植物提取物市场需求只增不减，我国出口至美国市场的植物提取物总金额为 7.7 亿美元，同比增长 25.9%。目前来看，美国市场对植物提取物的需求尚未得到满足，且这一市场需求还将进一步扩大。美国作为中药类商品出口第一大市场的地位仍将延续。

（二）香港转口贸易优势逐渐弱化

香港作为中药转口贸易的中继站，长期以来扮演着重要的角色。近年来，香港的转口贸易优势逐渐弱化。2016 年，内地出口至香港的中药材及饮片总金额为 3.44 亿美元，占出口至全球的 29.6%。2018 年，内地出口至香港的中药材及饮片总金额为 1.55 亿美元，占出口至全球的 15.0%。2021 年，内地出口至香港的中药材及饮片总金额为 2.07 亿美元，只占出口至全球的 10.9%。

分析原因如下，一是内地贸易自由化程度不断提高，与香港的差距不断缩小。二是粤港澳大湾区、海南自由贸易港等区域性开放试点与香港在业务模式上形成一定的竞争。三是越来越多的海外采购商更倾向于产地直接采购模式以压缩中间环节成本。因此，香港在中药转口贸易中的优势日趋弱化。

（三）日本——我国中药出口长期稳定的合作伙伴

作为我国中药类商品出口的第三大市场，中药材及饮片和植物提取物是我国出口到日本的主要品种，这两类产品大部分用作日本汉方药的原料。近 3 年来，中国出口到日本的中药类产品总量相对稳定，2019—2021 年的出口量分别是 3.14 万吨、2.94 万吨、2.86 万吨。出口金额方面，2019—2021 年分别为 5.28 亿、4.98 亿、5.05 亿美元。可以看出，我国每年出口到日本的中药类产品总量基本稳定在 3 万吨左右，出口金额约 5 亿美元上下浮动。

此外，日本客户对中药原料和合作伙伴的要求较为严苛。日本客户对于中药原料的严苛体现在，出口到日本的药材均价一般都高于其他市场，以 2021 年茯苓出口价格为例，出口到日本的均价在 7 美元/千克以上，但出口到其他市场的茯苓均价都在 6 美元/千克以下。日本客户对于合作伙伴的严苛体现在，一旦与中国企业达成合作，往往形成长期稳定的合作关系，因此中日贸易往来相对稳定，贸易额波动较小。

（四）马来西亚市场蕴藏潜力

东盟市场一直以来都是我国中药类产品进出口的重要合作地区。在中药贸易往来过程中，马来西亚仅次于印度尼西亚，作为我国同东盟地区的第二大中药贸易伙伴。从全球来看，马来西亚是我国中药类产品第三大进口市场，第七大出口市场。2021 年，我国同马来西亚的中药外贸总额为 4.4 亿美元，同比 2020 年增长 34.7%。

2021 年，我国出口到马来西亚的中药类产品总金额为 1.94 亿美元，其中以植物提取物类产品为主，为 1.06 亿美元，占比 54.6%。我国出口到马来西亚的植物提取物类产品中最多的是甜叶菊，全年出口额约为 6 000 万美元左右；中药材及饮片出口额为 6 430 万美元，前 10 大出口品种总金额为 3 861 万美元，分别是枸杞子、红枣、菊花、党参、当归、人参、山药、黄芪、茯苓、地黄；中成药出口额为 227 万美元，较 2020 年增长 196%；保健品出口额为 84 万美元，较 2020 年增长 75%。近几年的数据显示，我国出口到马来西亚的中药类产品逐年增长。2021 年，马来西亚抗疫用药需求增加，我国出口到马来西亚的中成药更是翻倍。

进口方面，2021 年，我国从马来西亚进口的中药类产品总金额为 2.46 亿美元，其中，保健品进口额为 1.96 亿美元，同比 2020 年增长 45.2%。我国从马来西亚进口产品主要是燕窝，其次为鱼油。近 3 年数据显示，我国燕窝和鱼油的进口量迅速放大。2021 年，我国燕窝和鱼油进口额增长幅度甚至超过 40%。从趋势上看，未来这两类产品的进口还有上涨空间。我国从马来西亚进口的植物提取物产品和中药材及饮片金额无法与保健品进口比肩。2021 年，我国从马来西亚进口植物提取物总金额为 4 956 万美元，进口中药材及饮片总金额仅为 78.6 万美元。

三、中药外贸展望

2021 年，我国外贸受临时性外需增加和价格因素影响，中药类商品外贸取得不错的成绩，但新冠肺炎疫情常态化对企业正常贸易和民众心理的负面影响不容忽视，加之国际政治经济局势波云诡谲，全球化产业链格局面临重构风险，中药外贸将迎来更严峻的挑战。预计 2022 年全年，中药类出口增速调整到 4% ～ 8%，进口增速调整到 8% ～ 15%。

（一）俄乌冲突对我国中药外贸影响有限

2022 年 2 月，俄乌冲突爆发，最直接的影响是能源价格飙升，而这将逐渐反映到企业的生产成本中。此外，俄乌冲突导致的运输成本提升也会对我国中药外贸产生影响。长期来看，2022 年企业的生产经营成本面临不小的压力。从中药外贸数据分析来看，俄乌冲突带来的负面影响对我中药外贸影响有限。

2021 年，我国出口到乌克兰的中药类产品总金额为 277 万美元，我国从乌克兰进口中药类产品总金额为 206 万美元。中乌中药类产品外贸体量总体偏小，贸易产品种类较单一，订单种类基本为一次性或短期交易，尚未形成长期稳定的贸易渠道。因此，俄乌冲突对我国整体中药外贸不会产生不良影响。但是中国企业需要警惕，出口到乌克兰的订单回款将受到较大的影响，存在无法兑现的风险。

2021 年，我国出口到俄罗斯的中药类产品总金额为 3 853 万美元，我国从俄罗斯进口中药类产品总金额为 2 981 万美元。俄罗斯是我国中药类产品的第二十三大贸易伙伴。中俄中药类贸易产品种类丰富。从中俄长期友好关系来看，中俄的中药类外贸不会受到太大影响，预计 2022 年中俄的中药类外贸数据不会有大幅的上涨或下调。人民币支付体系的强大后盾支撑，与俄贸易中国企业不会受到俄罗斯卢比汇率变动的影响。

（二）抓住《区域全面经济伙伴关系协定》机遇，实现共享共赢

2022 年 1 月，《区域全面经济伙伴关系协定》（RCEP）正式生效，该协定在文莱、柬埔寨、老挝、新加坡、泰国、越南 6 个东盟成员国和中国、日本、新西兰、澳大利亚 4 个非东盟成员国正式开始实施[3]，2022 年 2 月在韩国生效实施[4]，2022 年 3 月，在马来西亚生效实施[5]，2022 年 5 月在缅甸生效实施[6]。RCEP 已成为全球体量最大的自由贸易区[3]。RCEP 区域正是我国中药材及饮片和中成药重

要的进出口贸易伙伴集中地。RCEP 的实施将显著提升东亚区域经济一体化水平，促进区域产业链、供应链和价值链融合，有效促进中药贸易往来和交流合作。

以马来西亚为例，粗略估计，马来西亚药用动植物资源约为 800 余种，其中药用植物资源约为 700 余种，包括忧遁草、猫须草、黑面将军、东革阿里、石斛等药用植物。但目前中国允许从马来西亚进口的中药材仅有 11 种，且多为植物源中药材，包括荜茇、槟榔、丁香、豆蔻、莪术、胡椒、姜（生姜、干姜）、鲜或干的沉香、鲜或干的菊花、鲜或干的木香、血竭[7]。从中药材种类上看，进口品种数目较少，未能有效开发利用马来西亚丰富的药用植物资源，即使是马来西亚国宝级药材东革阿里，也尚未引入国内市场。RCEP 实施后，中马双方在中药贸易往来业务将更加密切，未来中马进出口中药材品种类别和规模都将进一步扩大，充分实现中马中药资源共享。相信随着双方合作交流的日趋深化，中马两国新型密切传统医学交流合作关系，推动传统医学在两国的传承创新发展与应用。

参考文献

［1］贾敏如，李心怡，卢晓琳，等.近代中国各民族使用进口传统药物（药材）的品种分析及建议［J］.华西药学杂志，2019，34（4）：413-420.

［2］于志斌，李得运，刘丽娜，等.2010—2019 年药材进口贸易情况及法规标准体系分析［J］.中国现代中药，2022，24（1）：147-152.

［3］新华社.RCEP 生效！全球最大自由贸易区正式启航［EB/OL］.（2022-01-01）［2022-04-01］.http://www.gov.cn/xinwen/2022-01/01/content_5665954.htm.

［4］新华社.区域全面经济伙伴关系协定对韩国正式生效［EB/OL］.（2022-02-01）［2022-04-01］.http://www.gov.cn/xinwen/2022-02/01/content_5671600.htm.

［5］国务院关税税则委员会办公室.2022 年 3 月 18 日起我国将与马来西亚相互实施 RCEP 协定税率［EB/OL］.（2022-02-23）［2022-04-01］. http://gss.mof.gov.cn/gzdt/zhengcejiedu/202202/t20220223_3789860.htm.

［6］中华人民共和国海关总署.RCEP 对缅甸生效政策解读［EB/OL］.（2022-05-17）［2022-06-19］.http://www.customs.gov.cn/customs/302249/302270/302272/4347116/index.html.

［7］中华人民共和国海关总署.符合评估审查要求及有传统贸易的国家或地区输华食品目录［EB/OL］.（2021-09-24）［2022-04-01］.http://43.248.49.223/index.aspx.

中医药海外中心建设情况与展望 ①

王硕，宋欣阳

上海中医药大学

【摘要】该报告概括总结了 2019—2022 年国家中医药海外中心的建设情况，包括海外中心在医疗服务、政策推动、教育情况、科研情况、文化传播、人才培养等方面，从而发现中医药海外发展过程中存在的问题，并给出相应的对策建议，引导海外中心更好地服务中医药"一带一路"高质量发展，推动中医药更好地参与人类卫生健康共同体构建。

【关键词】中医药海外中心；中医药国际化；"一带一路"倡议

Construction and Prospect of Overseas Centers of TCM

WANG Shuo,SONG Xinyang

Shanghai University of Traditional Chinese Medicine

【Abstract】The report summarizes the construction of the traditional Chinese medicine Overseas centers in the past three years, including the basic situation of the overseas centers in the aspects of medical services, policy promotion, traditional Chinese medicine education, scientific research, cultural communication and personnel training. The purpose is to understand the problems existing in the overseas development of traditional Chinese medicine, so as to give corresponding countermeasures and suggestions, guide overseas centers to better serve the high-quality development of traditional Chinese medicine under "the Belt and Road initiative", and promote the participation of traditional Chinese medicine in the building of a Global Community of Health for All.

【Key words】traditional Chinese medicine overseas center; internationalization of traditional Chinese medicine; the Belt and Road initiative

---

① 研究成果系国家社会科学基金一般项目：中国医疗援外有效性（21BGJ009）资助

中医药海外中心是中医药国际化工作的重要抓手，海外中心的建设一直受到国家的高度重视。近年来，我国相关中医药政策文件中多次提及要推动中医药海外中心建设，并提升建设质量。2019 年 10 月，《中共中央　国务院关于促进中医药传承创新发展的意见》印发，鼓励社会力量建设一批高质量中医药海外中心[1]。2021 年 12 月，国家中医药管理局、推进"一带一路"建设工作领导小组办公室联合印发《推进中医药高质量融入共建"一带一路"发展规划（2021—2025 年）》，提出"十四五"时期，与共建"一带一路"国家合作建设 30 个高质量中医药海外中心[2]。2022 年 3 月，国务院办公厅印发《"十四五"中医药发展规划》，指出要推动社会力量提升中医药海外中心建设质量[3]。本报告对 45 家中医药海外中心 2019—2022 年的工作情况进行总结分析，具体从医疗服务、政策推动、教育情况、科研情况、文化传播、人才培养 6 个方面展开，报告详情如下。

一、中医药海外中心工作情况

（一）医疗服务

2019—2022 年，中医药海外中心门诊总量为 313.8 万人次，其中为要客人员诊疗 697 人次，义诊服务 4 100 余人次。泰国中心（上海）影响力和门诊量不断提高，2018 年门诊量 16.8 万人次，单日最高 720 人次；2019 年门诊量 19.6 万人次，单日最高 900 人次；2020 年门诊量超 19 万人次，单日最高 1 004 人次；2021 年门诊量 18 万人次。以色列中心近 3 年门诊量分别为 68.4 万、62.7 万和 54.2 万人次。莫斯科中心 3 年来用中医药传统方法治疗患者 1 万余人次，分别为 2019 年 6 000 余人次，2020 年 2 000 余人次，2021 年 1 500 余人次。各中心总收入为 12 556 万元人民币。

（二）政策推动

中医药海外中心推动了中医药政策在当地的发展。

菲律宾中心推动菲律宾中医规范化。2020 年 5 月，菲律宾中心参考世界中医药学会联合会中医师执业标准，以及东盟国家的中医药行业规范标准及相关法规等，制订了初稿草案，并于 2020 年 11 月在菲律宾卫生部传统及替代医学健康研究院（PITAHC）董事会议上通过确认。2021 年 3 月，PITAHC 正式成立菲律宾卫生部传统及替代医学健康研究院国家中医委员会（National Committee of TCM），负责管理中医资格认证和标准执行，自此菲律宾中医有了自己的执业资格标准，是中医药在菲律宾发展的里程碑。

瑞士中心（苏黎世）制订"中医国际标准教学大纲"，完成中国中医药高等教育教材本土化工作，确立瑞士中医治疗师资格证考试与本科学历相结合的就读体制。

（三）教育情况

受新型冠状病毒肺炎疫情影响，中医药海外中心教育采用线下和线上结合的方式进行。线下教育包括学历教育、留学生交换、中医师培训、临床带教等方式；线上教育包括视频课程、学术讲座、培训班。

中医药海外中心累计线下培训 17 077 人次。如俄罗斯中心（圣彼得堡）完成俄罗斯继续教育培训班 8 期，培训当地医生和中医药针灸爱好者 1 200 余人次。马耳他中心 3 年培训量分别为 450、750、300 人次。缅甸中心共为 140 名缅甸学员开展中医药及传统医药学历教育及中短期临床实习与培训。2018 年以来，缅甸中心面向缅甸周边国家开展短期中医药教育培训工作，累计完成培训 300 余人次。

中医药海外中心累计线上培训 30 778 人次，留学生、医学人员交流共 188 人次，开展教育培训班 144 期、讲座 20 次、视频课程 45 次、视频课程 11 门。如以色列中心开展名中医线上讲座 10 余次，教学培训内容以名老中医讲座直播、名中医工作室经典系列讲座双语直播、中医特色科室临床带教为主，线上学习人员包括比利时、美国、德国、英国、澳大利亚、印度等国家中医爱好者，人数达近 4 000 人次。2020 年，津巴布韦中心在津卫生部组织下，对津当地 61 家医疗机构开展线上培训，每家机构参与 100 人，共 6 100 人次，并多次为当地医护人员开展设备操作培训和中医八段锦、气功教学，累计 200 余人次。

（四）科研情况

2019—2022 年，中医药海外中心共出版著作 29 部，已完成书稿预计出版著作 6 部；发表论文 74 篇，其中 SCI 6 篇；决策咨询报告获省部级以上肯定性批示和相关机构采用 30 余次。中医药国际化发展研究中心先后出版著作 10 部，包括《中医药海外发展国别研究（亚洲卷）》《中医药海外发展国别研究（欧洲卷）》《中国传统哲学视域下的中医学理：中和思想·和的追求》《中医药在泰国》《世界针灸政策与立法通览》《中医药在马耳他》《中医药在匈牙利》《世界传统医学》《中医药在澳大利亚》《中医药海外发展国别研究（美洲卷）》，发表论文 45 篇，获得正国级批示 1 次、副国级批示 2 次、省部级批示 28 次。2020 年，缅甸中心出版《中国缅甸传统药物纲要》《中国南药志》《南药文化》《中国缅甸传统药物比较》《南药古籍文献辑要》等南药研究专著。德国中心（汉诺威）翻译并出版图书《关节松动术》《淋巴水肿管理》，发表 SCI 论文 3 篇。2020 年 4 月，匈牙利著名的赛梅尔维斯医科大学的出版社以匈牙利文出版《赛梅尔维斯医科大学中医发展历程》；2021 年 6 月，该校出版社又成功出版匈牙利语《中医针灸学》教材。

2019—2022 年，中医药海外中心共开展科研项目 20 项，如巴巴多斯中心协助巴巴多斯伊丽莎白女王医院康复科开展新技术新项目 12 项；澳大利亚中心（悉尼）的临床科研项目"针灸治疗癌症相关疼痛：一项实用随机对照试验"于 2020 年 6 月在澳大利亚利物浦医院获得治疗许可，2020 年 9 月正式在利物浦医院收治患者。

2019—2022 年，中医药海外中心共申请专利 1 项，申请单位为挪威中心。挪威中心制定了年龄相关性黄斑变性、视网膜色素变性、干眼、视网膜静脉阻塞 4 个优势病种的国际中医眼科临床实践指南，由世界中医药学会联合会于 2021 年 12 月公开发布。

2019—2022 年，中医药海外中心共出版期刊 4 期，签署期刊合作 1 项，如瑞士中心（苏黎世）出版《国际中医药文化》期刊（含电子版）4 期；2021 年 12 月，法国中心（塞纳）与《世界中医药》杂志社通过视频会议，举行了合作出版《世界中医药》杂志（法国版）的签约仪式。

2019—2022 年，中医药海外中心共举办、承办或参与国际学术会议 48 次，如 2019 年 11 月，葡萄牙中心承办 2019 中国—葡萄牙传统医药论坛，以"传承创新、产业融合、协同发展"为主题，共有来自中葡两国传统医药领域的 150 余位专家、学者参加；2019 年 10 月，由陕西中医药大学主办、陕西中医药大学附属医院承办的第 6 届国际中西医结合急救大会在西安召开，主题为"丝路医学、中西融合、数说急救"，来自国内外的专家学者围绕临床热点、难点问题进行了学术交流；2020 年 5 月，澳大利亚中心（墨尔本）联合澳大利亚塔斯马尼亚大学联合召开首届中药及天然药物资源产业发展论坛，推进国际产学研合作。

（五）文化传播

2019—2022 年，中医药海外中心共获媒体报道 392 次，召开媒体发布会 3 次，其中海外媒体报道 108 次。2020 年，国内外主流媒体就津巴布韦开展的相关工作报道 70 余次；2021 年，各类宣传稿件超 100 篇，包括津巴布韦国家级报刊《先驱报》（周日专刊《周日邮报》）在内专访 5 次，国家及省级专访 17 次，津巴布韦国家级展览会两次，在《津巴布韦华人网》《津巴时讯》等在津华人媒体平台专栏内发表专题稿件 30 余篇。法国中心（塞纳）的建设情况及中心开展的中国文化（包括中医药）宣传活动被中国中央电视台、凤凰卫视、法国国家电视 3 台、法国国家电视 5 台、法国新共和国报、新华社巴黎分社、中国新闻社法国站、欧洲时报、法国侨报等多次报道。波兰中心举办"中国－波兰中医药中心开放日"活动，当地政府、主流媒体参与，波兰主流媒体《公民日报》进行题为"传统中医药重走丝绸之路"的专题报道。2020 年，黑山中心接受中国新华社采访报道，并在黑山国家电视台接受现场采访和中医技术展示。

2019—2022 年，中医药海外中心开展科普培训活动 175 次，参与人数 9 238 人次，如捷克中心 3 年来共开展科普培训 66 次，参与人数 738 人次；摩洛哥中心面向各阶层举办针灸推拿科普讲座 4 次，中医药特色宣讲活动 7 次，共计 3 200 余人次参与，推出中英对照"中华传统经典养生术"系列公益视频课程；法国中心（塞纳）在法国当地举办中医药知识普及培训 2 次，教授当地市民习练八段锦，吸引众多当地市民学习中国功法，在当地举办的中世纪文化活动和文化遗产日活动中植入中医药宣传推广活动，以及在塞纳古堡每年举办的中国文化类活动中宣传中医药文化；菲律宾中心发挥在菲福建侨胞众多的优势，应用闽南话乡音科普及推广中医药文化和知识，已累计服务华人华侨及当地居民 4 100 多人次。

（六）人才培养

2019—2022 年，中医药海外中心共派出 12 批医疗专家，共计 65 人赴海外开展诊疗活动，如马来西亚中心（广西）先后派出 3 批次共 23 位专家赴马来西亚拉曼大学开展中医药教学培训工作，形成师资培训机制；缅甸中心选派 3 批中医药专家赴缅甸、泰国、老挝等地开展中医药文化宣传活动，针对区域内的特殊病、疑难杂症、地方病、流行病等开展巡回医疗、巡回讲学等服务宣传活动。

2019—2022 年，中医药海外中心培训教师 103 余人。2021 年，马来西亚中心（河南）选派 9 名教师参加第八期教育部来华留学英语师资培训班，中心联合教评中心和河南省外事侨务服务中心组织"河南省涉外教学工作能力提升"高级研修班，培训教师 80 余人。匈牙利中心共举办 3 届中东欧国家中医药知识培训班，共邀请 50 余名来自中东欧国家的医疗工作者、职业医生、医院管理人员、自然疗法师及媒体记者访问哈尔滨，参加中医药培训。澳大利亚中心（墨尔本）主任 ZHU Xiaoshu 教授作为金牌教师，多次应邀为北京中医药大学主持的"教育部来华留学英语师资培训班（中医药学）"项目讲课。

2019—2022 年，中医药海外中心获得集体和个人表彰 25 项，其中被外国总统接见和赞扬 1 次，获得外国副总统、卫生部表彰 3 人。2021 年，津巴布韦中心受到来自津巴布韦副总统兼卫生与儿童福利部部长奇温加、新闻与信息部部长莫妮卡、第五任驻华大使兼津巴布韦执政党宣传书记克里斯托弗、传统医药司司长恩多罗及受援医院帕瑞仁雅塔瓦医院等多方表彰，中心负责人孙爽获得"全国抗击新冠肺炎疫情先进个人"和"湖湘最美丝路青年"荣誉称号。2020 年 11 月，毛里求斯总统普里特维拉杰辛格·鲁蓬在总统府接见了毛里求斯中心的中医专家一行，对中心为毛里求斯疫情防控工作作出的努力和贡献表示感谢。2020 年，泰国中心（上海）荣获泰国卫生部泰医和替代医学司泰国中医药示范单位、泰国卫生部医疗与辅助健康厅中医医疗先进单位等荣誉称号，中心成员荣获泰国中医执业管理委员会突出贡献奖、泰国中医执业管理委员会泰国老中医及中医临床经验教师共计 3 项个人荣誉称号。

二、中医药海外中心发展建议

针对中医药海外中心 2019—2022 年的经营情况，现提出以下建议。

（一）建立线上门诊收费制度

受新型冠状病毒肺炎疫情影响，部分中医药海外中心采取线上门诊的方式为患者诊疗，且以免费为主。笔者建议制定合理的线上门诊收费标准，并在中心网站或通过其他渠道公布，保障中心运营秩序。

（二）发挥中心作用，推动中医药政策落地

中医药海外中心应通过与当地政府部门合作，同行业协会沟通，在政策上进一步推动中医药海外发展。

（三）加强对当地医疗人员的线上培训

很多中医药海外中心开展了丰富多样的线上培训，通过创新线上培训方式，与海外政府和当地权威机构合作，扩大培训规模和影响力，均取得了一定成效，应继续坚持。

（四）重视海外专利申请和标准制定

目前已上报的科研成果显示，各中心在论文、著作、决策咨询、科研项目立项、国际会议举办等方面均取得一定成绩，但在海外专利申请和当地中医药的标准制定方面仍有不足，应加强对海外专利申请和标准制定工作的重视。

（五）进一步加强海外媒体宣传力度

2019—2022 年，平均每年每家中心获海外报道 0.8 次，宣传薄弱，应加强与海外媒体沟通、合作，对中心举办的义诊、培训、科研、科普等活动积极报道，争取每年至少两次的海外媒体报道，提高中心知名度。

（六）保障中心外派人员安全

鉴于海外诸多国家已放开疫情管控，且不少国家医疗卫生条件较差，务必做好外派人员的安全保障工作。海外工作人员应加强与当地使领馆的沟通，及时掌握当地疫情变化，制订突发状况应急处置方案，做好日常健康管理，并定期向国内单位报送。

（七）加强管理，规范报送

在整理上报材料的过程中发现，部分中心数据或材料存在过于笼统的现象，难以辨别和归类。笔者建议通过以往模板化、可量化的表格进行报送，便于信息统计分析。对于媒体报道、科研成果、荣誉奖项等成果，建议提供补充材料加以证明。

参考文献

［1］《中共中央　国务院关于促进中医药传承创新发展的意见》［EB/OL］.（2019–10–26）［2022–05–30］.http://www.gov.cn/zhengce/2019–10/26/content_5445336.htm.

［2］国家中医药管理局 推进"一带一路"建设工作领导小组办公室关于印发《推进中医药高质量融入共建"一带一路"发展规划（2021—2025 年）》的通知［EB/OL］.（2021–12–31）［2022–05–30］.http://www.gov.cn/zhengce/zhengceku/2022–01/15/content_5668349.htm.

［3］国务院办公厅关于印发"十四五"中医药发展规划的通知［EB/OL］.（2022–03–03）［2022–05–30］.http://www.gov.cn/zhengce/content/2022–03/29/content_5682255.htm.

附　录

中药行业产业链全景图

中医药是我国重要的卫生、文化、经济资源，近年来，国家出台多项覆盖传统医学发展各关键环节的法律法规及意见措施，对行业振兴发展起到一定程度的保护与扶持作用。伴随我国经济的稳步发展，人民生活水平显著提高，而当前人口老龄化现象亦逐渐明显，人民日益增长的医疗保健需求，与中医药行业发展现状存在诸多不匹配，中药质量标准化控制体系不完善、专业人才不足、与现代医学尚需融合等问题亟待解决。

从产业链来看，上游主要为中药材种植；中游为中药饮片加工和中成药加工；下游则是通过医院、零售药店和电商渠道；最终销售给消费者。

在中药上游行业中，上游中药材上游主要有云南白药、同仁堂、白云山、国药集团、信邦制药等企业；中药加工企业主要为云南白药、同仁堂、白云山、国药集团、华润三九、片仔癀、信邦制药等企业。

中国中药企业 TOP100 排行榜

2022 年 7 月，2022 米思会（中国医药健康产业共生大会）在浙江湖州举行，大会发布了"2021 年度中国医药工业百强榜"。2021 年度中国医药工业百强系列榜单分为五大子榜单，共计 260 家企业上榜。此次百强榜单评选，米内网组织了中国医药工业百强排行榜专家委员会，依托米内网在中国独家开发运行多年的三大终端六大市场终端格局数据库，针对医药工业企业，从两大最重要的维度（创新驱动力和专业推广力）出发，评选出了"2021 年度中国医药工业百强系列榜单"。其中，2021 年度中国中药企业 TOP100 排行榜前 3 位分别是广药集团、中国中药、华润三九。见表 12-1-1。

表 12-1-1　2021 年度中国中药企业 TOP100 排行榜

排名	企业名称
1	广州医药集团有限公司
2	中国中药控股有限公司
3	华润三九医药股份有限公司
4	步长制药

续表

排名	企业名称
5	云南白药集团股份有限公司
6	石家庄以岭药业股份有限公司
7	北京同仁堂股份有限公司
8	济川药业集团有限公司
9	天士力医药集团股份有限公司
10	浙江康恩贝制药股份有限公司
11	天津市医药集团有限公司
12	江苏康缘药业股份有限公司
13	太极集团有限公司
14	仁和药业股份有限公司
15	葵花药业集团股份有限公司
16	昆药集团股份有限公司
17	天津红日药业股份有限公司
18	江西青峰药业有限公司
19	广西梧州中恒集团股份有限公司
20	神威药业集团有限公司
21	漳州片仔癀药业股份有限公司
22	东阿阿胶股份有限公司
23	广东众生药业股份有限公司
24	好医生药业集团有限公司
25	华润江中制药集团有限责任公司
26	黑龙江珍宝岛药业股份有限公司
27	亚宝药业集团股份有限公司
28	九芝堂股份有限公司
29	康臣药业集团有限公司
30	河南羚锐制药股份有限公司
31	贵州益佰制药股份有限公司
32	西藏奇正藏药股份有限公司
33	株洲千金药业股份有限公司

续表

排名	企业名称
34	北京中证万融医药投资集团有限公司
35	苏中药业集团股份有限公司
36	吉林万通药业集团有限公司
37	上海和黄药业有限公司
38	京都念慈庵总厂有限公司
39	桂林三金药业股份有限公司
40	李时珍医药集团有限公司
41	上海绿谷制药有限公司
42	贵州百灵企业集团制药股份有限公司
43	成都百裕制药股份有限公司
44	雷允上药业集团有限公司
45	海南葫芦娃药业集团股份有限公司
46	健民药业集团股份有限公司
47	马应龙药业集团股份有限公司
48	上海宝药业股份有限公司
49	山东福牌阿胶股份有限公司
50	重庆希尔安药业有限公司
51	广州市香雪制药股份有限公司
52	吉林敖东药业集团股份有限公司
53	山西广誉远国药有限公司
54	上海神奇制药投资管理股份有限公司
55	成都地奥制药集团有限公司
56	浙江佐力药业股份有限公司
57	万邦德医药控股集团股份有限公司
58	山东宏济堂制药集团股份有限公司
59	精华制药集团股份有限公司
60	山东凤凰制药股份有限公司
61	西安世纪盛康药业有限公司

续表

排名	企业名称
62	深圳海王药业有限公司
63	哈尔滨市康隆药业有限责任公司
64	九信中药集团有限公司
65	湖南汉森制药股份有限公司
66	广东太安堂药业股份有限公司
67	南京同仁堂药业有限责任公司
68	中山市中智药业集团有限公司
69	贵阳新天药业股份有限公司
70	重庆华森制药股份有限公司
71	湖南方盛制药股份有限公司
72	贵州三力制药股份有限公司
73	广西金嗓子有限责任公司
74	吉林华康药业股份有限公司
75	北京汉典制药有限公司
76	金诃藏药股份有限公司
77	广东罗浮山国药股份有限公司
78	金花企业（集团）股份有限公司西安金花制药厂
79	吉林省集安益盛药业股份有限公司
80	河南太龙药业股份有限公司
81	兰州佛慈制药股份有限公司
82	特一药业集团股份有限公司
83	南京圣和药业股份有限公司
84	天地恒一制药股份有限公司
85	一力制药股份有限公司
86	江西汇仁药业股份有限公司
87	陕西盘龙药业集团股份有限公司
88	浙江永宁药业股份有限公司
89	安徽九华华源药业有限公司

排名	企业名称
90	江西百神药业股份有限公司
91	浙江维康药业股份有限公司
92	西安千禾药业股份有限公司
93	云南生物谷药业股份有限公司
94	贵州威门药业股份有限公司
95	华佗国药股份有限公司
96	云南植物药业有限公司
97	昆明龙津药业股份有限公司
98	广东嘉应制药股份有限公司
99	颈复康药业集团有限公司
100	陕西东泰制药有限公司

资料来源：米内网，中经网整理。

中华民族医药优秀品牌企业榜

2021 年 12 月 27 日，2020 年度中华民族医药优秀品牌企业榜单发布，修正药业、云南白药、北京同仁堂等企业上榜。该榜单由中华全国工商业联合会医药业商会通过企业申报、地方工商联推荐、各专业分会信息汇总及网络数据分析等途径，综合场销售额、行业占比、品牌认知、科技创新、国际化程度及企业专精特新的特点等因素，报评审委员会评选得出。

入围的 150 余家中药企业中，销售收入百亿以上企业占比 7%，50 亿以上企业占比 10%，10 亿～50 亿的企业占比约 32%，10 亿以下企业占比 51%。从申报数据看，中药企业产品业态较多，但各生产企业产品同质化现象明显，业内竞争较为激烈。见表 12-1-2。

表 12-1-2　2020 年度中华民族医药优秀品牌企业

企业名称	拳头产品
修正药业集团股份有限公司	肺宁颗粒
云南白药集团股份有限公司	云南白药系列产品

续表

企业名称	拳头产品
北京同仁堂股份有限公司	安宫牛黄丸
山东步长制药股份有限公司	脑心通胶囊
石家庄以岭药业股份有限公司	通心络胶囊
天士力医药集团股份有限公司	复方丹参滴丸
漳州片仔癀药业股份有限公司	片仔癀系列产品
江苏康缘集团有限责任公司	银杏二萜内酯注射液
广东一方制药有限公司	中药配方颗粒
神威药业集团有限公司	清开灵注射液
济川药业集团有限公司	蒲地蓝消炎口服液
太极集团有限公司	藿香正气口服液
贵州百灵企业集团制药股份有限公司	银丹心脑通软胶囊
九芝堂股份有限公司	疏血通注射液
上海雷允上药业有限公司	丹参片
山东福牌阿胶股份有限公司	阿胶
上海和黄药业有限公司	麝香保心丸
贵州益佰制药股份有限公司	艾迪注射液
天津红日药业股份有限公司	中药配方颗粒
广西梧州中恒集团股份有限公司	注射用血栓通（冻干）
葵花药业集团股份有限公司	护肝片
河南羚锐制药股份有限公司	通络祛痛膏
好医生药业集团有限公司	康复新液
健民药业集团股份有限公司	龙牡壮骨颗粒
仁和（集团）发展有限公司	大活络胶囊
广州市香雪制药股份有限公司	抗病毒口服液
黑龙江珍宝岛药业股份有限公司	注射用血塞通
桂林三金药业股份有限公司	三金片
华佗国药股份有限公司	救心丸
西藏奇正藏药股份有限公司	奇正消痛贴膏

续表

企业名称	拳头产品
甘肃扶正药业科技股份有限公司	贞芪扶正颗粒 / 胶囊
吉林万通集团有限公司	万通筋骨贴
广东康臣药业集团	尿毒清颗粒
吉林敖东延边药业股份有限公司	安神补脑液
重庆伍舒芳健康产业（集团）有限公司	跌打七厘片
天津中新药业集团股份有限公司达仁堂制药厂	清宫寿桃丸
天津中新药业集团股份有限公司乐仁堂制药厂	通脉养心丸
湖南汉森制药股份有限公司	四磨汤口服液
济宁华能制药厂有限公司	芪龙胶囊
亚宝药业集团股份有限公司	丁桂儿脐贴
翔宇药业股份有限公司	复方红衣补血口服液
江西青峰药业有限公司	喜炎平注射液
吉林省集安益盛药业股份有限公司	振源胶囊
广西金嗓子有限责任公司	金嗓子喉片
北京康仁堂药业有限公司	中药配方颗粒
昆明中药厂有限公司	参苓健脾胃颗粒
云南腾药制药股份有限公司	心脉隆注射液
广誉远中药股份有限公司	定坤丹
扬子江药业集团江苏龙凤堂中药有限公司	荜铃胃痛颗粒
兰州佛慈制药股份有限公司	六味地黄丸
广西玉林制药集团有限责任公司	湿毒清胶囊
万邦德制药集团有限公司	万邦信诺康银杏叶滴丸
长春人民药业集团有限公司	小儿肺咳颗粒
上海神奇制药投资管理股份有限公司	金乌骨通胶囊
西安碑林药业股份有限公司	和血明目片
延安制药股份有限公司	心神宁片
云南昊邦制药有限公司	赛福美牌草乌甲素片
吉林省辉南长龙生化药业股份有限公司	海昆肾喜胶囊

续表

企业名称	拳头产品
吉林吉春制药股份有限公司	心可舒丸
荣昌制药（淄博）有限公司	甜梦系列（口服液、胶囊）
石家庄四药有限公司	清热解毒口服液
安徽九方制药有限公司	葛酮通络胶囊
甘肃曾安制药股份有限公司	宣肺止嗽合剂
颈复康药业集团赤峰丹龙药业有限公司	黄芪精颗粒
湖南补天药业股份有限公司	复方银杏通脉口服液
江苏九旭药业有限公司	鸦胆子油乳注射液
安徽九华华源药业有限公司	百蕊颗粒
浙江寿仙谷医药股份有限公司	寿仙谷牌破壁灵芝孢子粉（粉剂）
广西邦琪药业集团有限公司	桂龙药膏
宁波立华制药有限公司	白芍总苷胶囊
福建归真堂药业股份有限公司	熊胆粉
上海凯宝药业股份有限公司	痰热清注射液
海南葫芦娃药业集团股份有限公司	小儿肺热咳喘颗粒
浙江爱诺生物药业股份有限公司	补中益气口服液
山东福瑞达医药集团有限公司	颈痛系列产品
昆明龙津药业股份有限公司	注射用灯盏花素
云南维和药业股份有限公司	血塞通片
成都第一制药有限公司	益母草注射液
云南鸿翔中药科技有限公司	中药饮片
广西双蚁药业有限公司	复方感冒灵颗粒
三门峡赛诺维制药有限公司	消栓肠溶胶囊
山西振东道地药材开发有限公司	连翘
通化金马药业集团股份有限公司	风湿痛胶囊
安徽协和成药业饮片有限公司	中药饮片
苏州市天灵中药饮片有限公司	中药饮片
九信中药集团有限公司	精制饮片

续表

企业名称	拳头产品
安徽谓博中药股份有限公司	谓博元胡胃舒胶囊
西安千禾药业股份有限公司	致康胶囊
御本堂控股集团有限公司	当归
武汉同济现代医药科技股份有限公司	同济牌便乃通茶
广州至信药业股份有限公司	中药饮片
广州白云山医药集团股份有限公司白云山何济公制药厂	消炎镇痛膏
甘肃渭水源药业科技有限公司	中药饮片
安徽德昌药业股份有限公司	中药饮片
四川升和药业股份有限公司	鱼腥草滴眼液
芜湖张恒春药业有限公司	十七味填精胶囊
北京汉典制药有限公司	补中益气颗粒
广东红珊瑚药业有限公司	红珊瑚益气维血
吉林省北药中药制药集团有限公司	中药饮片
青海晶珠藏药集团	肝泰舒胶囊
培力（南宁）药业有限公司	中药配方颗粒
吉林省均泰东方药业有限公司	卵油素 PUFA ω–3
武汉爱民制药股份有限公司	注射用七叶皂苷钠

资料来源：中华全国工商业联合会医药业商会，中经网整理。

中国医药工业百强榜

2021 年 8 月 1 日，在 2021（第三十八届）全国医药工业信息年会上，"2020年度中国医药工业百强榜"发布。

2021 年进入中国医药工业百强企业榜单前 10 名的企业，分别是中国医药集团有限公司、扬子江药业集团有限公司、广州医药集团有限公司、江苏恒瑞医药股份有限公司、华润医药控股有限公司、修正药业集团股份有限公司、上海复星医药（集团）股份有限公司、上海医药（集团）有限公司、齐鲁制药集团有限公司、石药控股集团有限公司。见表 12–1–3。

中国医药工业百强企业的评选及排名经材料初审、工信部专家一审、工信部专家二审、工信部复审、工信部综合审定等环节。参与排名的范围为全部医药工业企业，指标依据为2020年医药工业主营业务收入，排序以工业企业法人单位为基础，对于以合并报表上报的法人单位，其合并范围内的子公司不再另行参与排序。

2020年，由于新冠肺炎疫情等因素的影响，国内医药企业的营收规模受到了一定的冲击。2020年，中国医药工业百强企业的总体营收为9 012.1亿元，与2019年的9 296.4亿元相比，降低了3.1%。

纵观"十三五"时期，入围百强榜单的企业表现不错。从2015年到2020年，百强企业营收从6 131.0亿元升至9 012.1亿元，增幅为47.1%；在集中度方面，百强企业的集中度由22.0%左右提升32.2%。在2020年百强企业中，有26家企业进入了百亿俱乐部，这一数据与2015年相比，多了10家。

另外，在2020年的百强企业集群里，生物制品企业快速崛起——生物制品百强企业数量持续增加，排名稳步上升。100家入围2020年度中国医药工业百强榜的企业中，化学制剂企业有56家，中成药企业有21家，生物制品企业有7家，卫材及医疗器械企业有4家。在2015年的百强企业构成中，化学制剂企业达62家，中成药企业达24家，生物制品企业仅1家，卫材及医疗器械企业为0家。

表12-1-3　2020年度中国医药工业百强企业

序号	名称
1	中国医药集团有限公司
2	扬子江药业集团有限公司
3	广州医药集团有限公司
4	江苏恒瑞医药股份有限公司
5	华润医药控股有限公司
6	修正药业集团股份有限公司
7	上海复星医药（集团）股份有限公司
8	上海医药（集团）有限公司
9	齐鲁制药集团有限公司
10	石药控股集团有限公司
11	江西济民可信集团有限公司
12	中国远大集团有限责任公司

续表

序号	名称
13	拜耳医药保健有限公司
14	阿斯利康制药有限公司
15	正大天晴药业集团股份有限公司
16	辉瑞制药有限公司
17	四川科伦药业股份有限公司
18	诺和诺德（中国）制药有限公司
19	上海罗氏制药有限公司
20	珠海联邦制药股份有限公司
21	山东步长制药股份有限公司
22	威高集团有限公司
23	丽珠医药集团股份有限公司
24	杭州默沙东制药有限公司
25	人福医药集团股份公司
26	赛诺菲（中国）投资有限公司
27	华北制药集团有限责任公司
28	新和成控股集团有限公司
29	西安杨森制药有限公司
30	鲁南制药集团股份有限公司
31	石家庄以岭药业股份有限公司
32	江苏豪森药业集团有限公司
33	北京诺华制药有限公司
34	费森尤斯卡比（中国）投资有限公司
35	赛诺菲（杭州）制药有限公司
36	天津市医药集团有限公司
37	长春高新技术产业（集团）股份有限公司
38	中国北京同仁堂（集团）有限责任公司
39	深圳市东阳光实业发展有限公司
40	普洛药业股份有限公司
41	天士力控股集团有限公司
42	天津红日药业股份有限公司

序号	名称
43	浙江华海药业股份有限公司
44	山东新华制药股份有限公司
45	云南白药集团股份有限公司
46	浙江海正药业股份有限公司
47	振德医疗用品股份有限公司
48	江苏济川控股集团有限公司
49	太极集团有限公司
50	浙江康恩贝制药股份有限公司
51	沈阳三生制药有限责任公司
52	浙江医药股份有限公司
53	瑞阳制药股份有限公司
54	华立医药集团有限公司
55	华兰生物工程股份有限公司
56	山西振东健康产业集团有限公司
57	中美上海施贵宝制药有限公司
58	上海勃林格殷格翰药业有限公司
59	圣湘生物科技股份有限公司
60	先声药业有限公司
61	山东鲁抗医药股份有限公司
62	烟台绿叶医药控股有限公司
63	东北制药集团股份有限公司
64	仁和（集团）发展有限公司
65	上海创诺医药集团有限公司
66	江苏奥赛康药业有限公司
67	浙江仙琚制药股份有限公司
68	江苏苏中药业集团股份有限公司
69	中国医药健康产业股份有限公司
70	信达生物制药（苏州）有限公司
71	山东罗欣药业集团股份有限公司
72	石家庄四药有限公司

续表

序号	名称
73	成都倍特药业股份有限公司
74	辰欣科技集团有限公司
75	悦康药业集团股份有限公司
76	京新控股集团有限公司
77	葵花药业集团股份有限公司
78	烟台东诚药业集团股份有限公司
79	广西梧州中恒集团股份有限公司
80	海思科医药集团股份有限公司
81	甘李药业股份有限公司
82	成都康弘药业集团股份有限公司
83	百特（中国）投资有限公司
84	深圳市海普瑞药业集团股份有限公司
85	施慧达药业集团（吉林）有限公司
86	哈尔滨誉衡集团有限公司
87	奥美医疗用品股份有限公司
88	卫材（中国）投资有限公司
89	北京泰德制药股份有限公司
90	贵州益佰制药股份有限公司
91	亚宝药业集团股份有限公司
92	神威药业集团有限公司
93	安斯泰来制药（中国）有限公司
94	好医生药业集团有限公司
95	山东金城医药集团股份有限公司
96	施维雅（天津）制药有限公司
97	玉溪沃森生物技术有限公司
98	江苏恩华药业股份有限公司
99	山东齐都药业有限公司
100	华邦生命健康股份有限公司

资料来源：中国医药工业信息中心。

图　片 ①

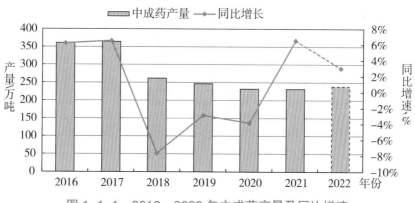

图 1-1-1　2016—2022 年中成药产量及同比增速

数据来源：国家统计局，中经网预测。

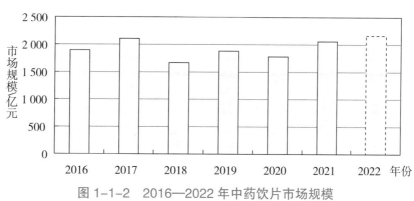

图 1-1-2　2016—2022 年中药饮片市场规模

数据来源：工信部、国家统计局，中经网预测。

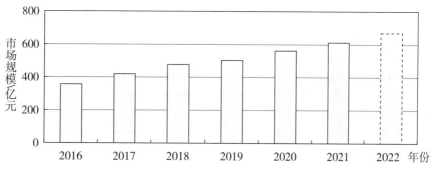

图 1-1-3　2016—2021 年中药配方颗粒市场规模

数据来源：中商情报网，中经网预测。

---

① 图片序号排序规则为"篇号"+"篇中报告序号"+"文章内图序号"。如"1-1-1"表示第一篇第一个报告中的第一张图片。

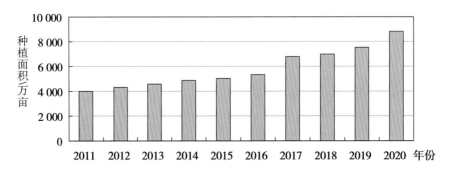

图 1-1-4 2011—2020 年我国中药材种植面积

数据来源：国家中药材产业技术体系，中经网整理。

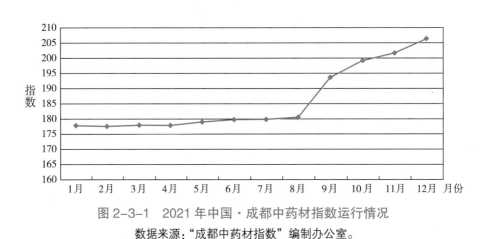

图 2-3-1 2021 年中国·成都中药材指数运行情况

数据来源："成都中药材指数"编制办公室。

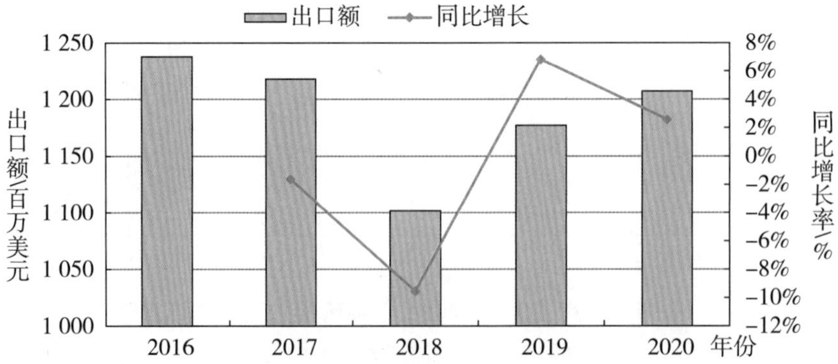

图 2-3-2 2016—2020 年中药材及中式成药出口情况

数据来源：海关总署，中经网整理。

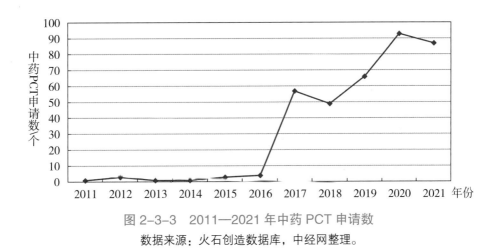

图 2-3-3　2011—2021 年中药 PCT 申请数

数据来源：火石创造数据库，中经网整理。

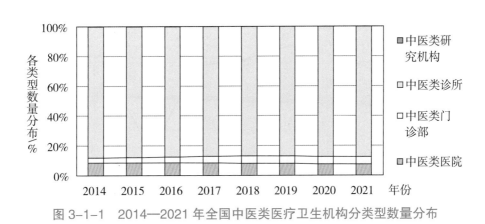

图 3-1-1　2014—2021 年全国中医类医疗卫生机构分类型数量分布

数据来源：国家卫生健康委，中经网整理。

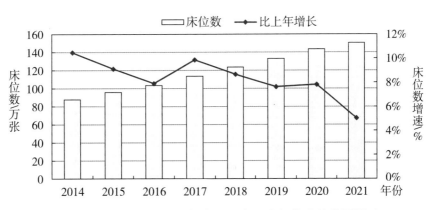

图 3-1-2　2014—2021 年全国医疗卫生机构床位数及增速

数据来源：国家卫生健康委，中经网整理。

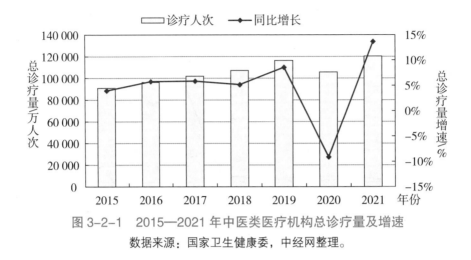

图 3-2-1 2015—2021 年中医类医疗机构总诊疗量及增速

数据来源：国家卫生健康委，中经网整理。

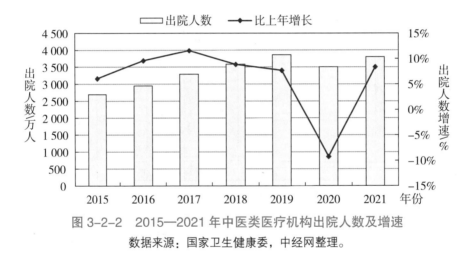

图 3-2-2 2015—2021 年中医类医疗机构出院人数及增速

数据来源：国家卫生健康委，中经网整理。

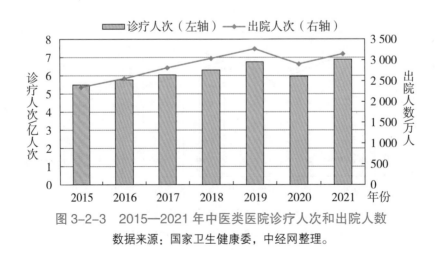

图 3-2-3 2015—2021 年中医类医院诊疗人次和出院人数

数据来源：国家卫生健康委，中经网整理。

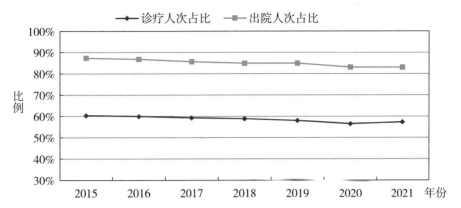

图 3-2-4　2015—2021 年中医类医院诊疗人次、出院人数占医疗机构同类总数的比例

数据来源：国家卫生健康委，中经网整理。

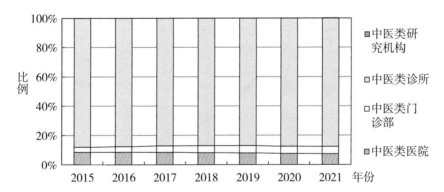

图 3-3-1　2015—2021 年全国中医类医疗卫生机构分类型数量分布

数据来源：国家卫生健康委，中经网整理。

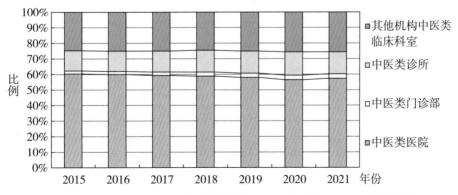

图 3-3-2　2015—2021 年中医类医疗卫生机构诊疗人次分布格局

数据来源：国家卫生健康委，中经网整理。

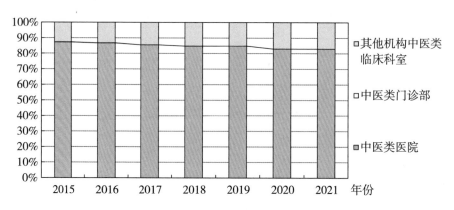

图 3-3-3　2015—2021 年中医类医疗卫生机构出院人次分布格局

数据来源：国家卫生健康委，中经网整理。

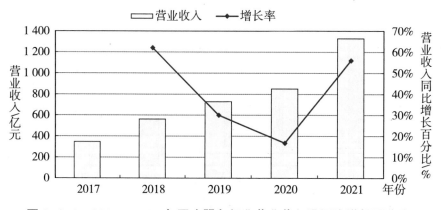

图 3-3-4　2017—2021 年医疗服务行业营业收入及同比增长百分比

数据来源：Wind，中经网整理。

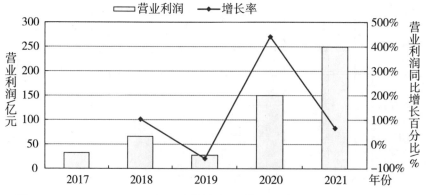

图 3-3-5　2017—2021 年医疗服务行业营业利润及同比增长百分比

数据来源：Wind，中经网整理。

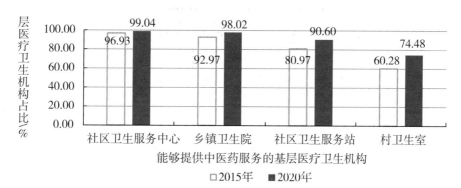

图 3-4-1　能够提供中医药服务的基层医疗卫生机构占比

数据来源：国家卫生健康委。

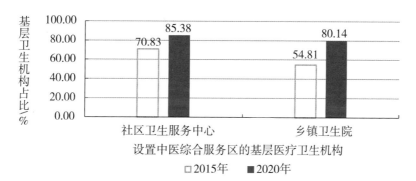

图 3-4-2　基层医疗卫生机构中医综合服务区建设占比

数据来源：国家卫生健康委。

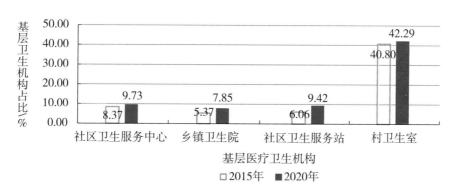

图 3-4-3　基层医疗卫生机构中医诊疗量占比

数据来源：国家卫生健康委。

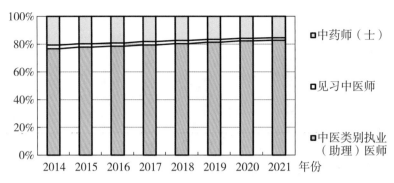

图 4-1-1　2014—2021 年全国卫生机构中中医药人员数构成

数据来源：国家卫生健康委，中经网整理。

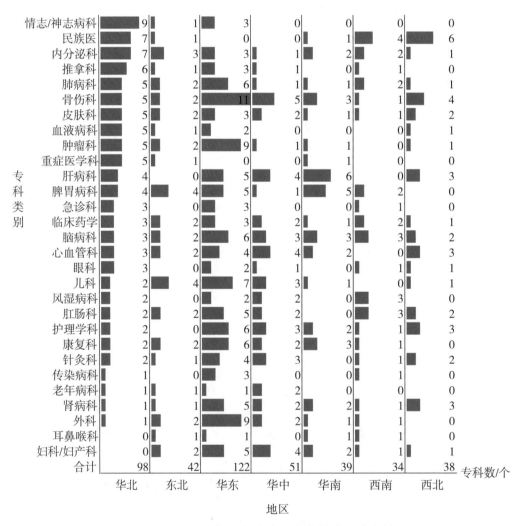

图 5-2-1　2022 年国家临床重点专科地区分布情况

注：数据来源于国家中医药管理局网站

（http://yzs.satcm.gov.cn/gongzuodongtai/2018-03-24/2810.html）。

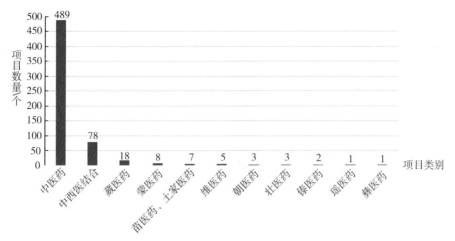

图 5-2-2　截至 2022 年国家中医重点专科（专病）建设项目类型分布

注：数据来源于国家中医药管理局（http://www.satcm.gov.cn/）。

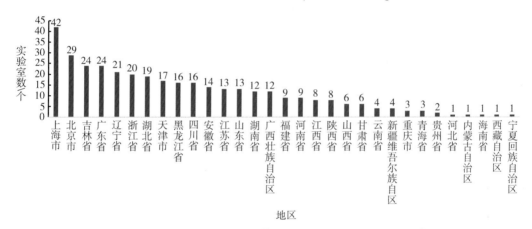

图 5-2-3　2021 年全国中医药科研三级实验室地区分布情况

注：数据来源于国家中医药管理局网站

（http://bgs.satcm.gov.cn/zhengcewenjian/2018-03-24/1147.html）。

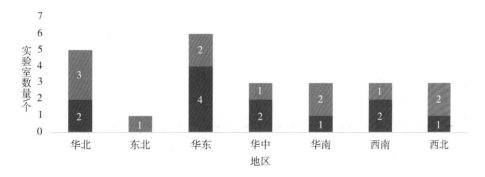

图 5-2-4　中药类国家药品监督管理局重点实验室地区分布情况

注：数据来源于国家药监局网站

（① https://www.nmpa.gov.cn/xxgk/ggtg/qtggtg/20190715175401605.html；

② https://www.nmpa.gov.cn/directory/web/nmpa/xxgk/fgwj/gzwj/gzwjzh/20210209161219147.html）。

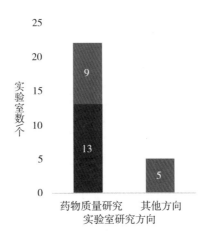

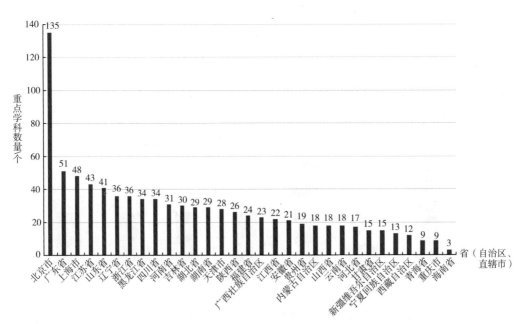

图 5-2-5 中药类国家药品监督管理局重点实验室研究方向分布情况

注：数据来源于国家药品监督管理局网站

（① https://www.nmpa.gov.cn/xxgk/ggtg/qtggtg/20190715175401605.html；

② https://www.nmpa.gov.cn/directory/web/nmpa/xxgk/fgwj/gzwj/gzwjzh/20210209161219147.html ）。

图 5-2-6 截至 2022 年中医药重点学科省（自治区、直辖市）分布图

注：数据来源于国家中医药管理局（ http://www.satcm.gov.cn/ ）。

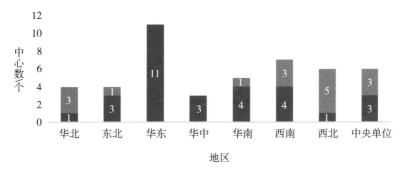

图 5-2-7　2022 年国家中医药传承创新中心地区分布情况

注：数据来源于国家中医药管理局网站

（http://www.satcm.gov.cn/kejisi/gongzuodongtai/2022-03-29/25697.html）。

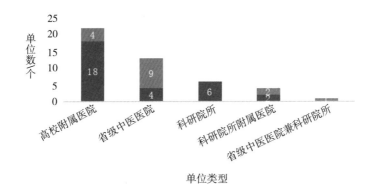

图 5-2-8　国家中医药传承创新中心入选单位类型分布情况

注：数据来源于国家中医药管理局网站

（http://www.satcm.gov.cn/kejisi/gongzuodongtai/2022-03-29/25697.html）。

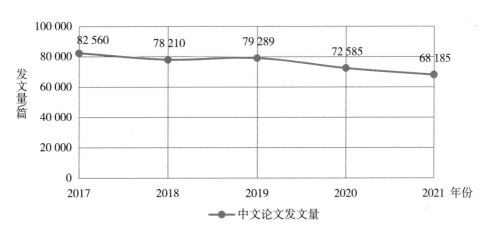

图 5-3-1　中文论文近 5 年发文趋势图

注：数据来源于中国知网（www.cnki.net）。

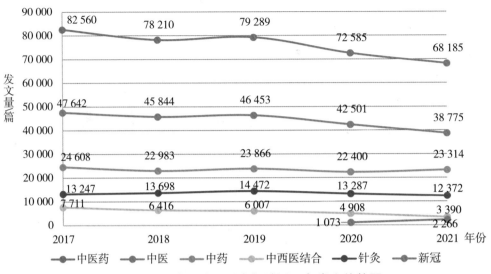

图 5-3-2　中文论文重点领域近 5 年发文趋势图

注：数据来源于中国知网（www.cnki.net）。

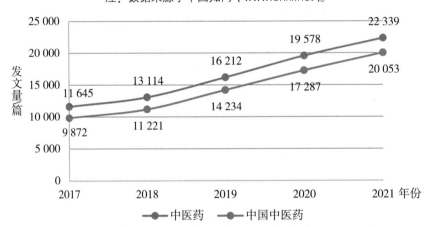

图 5-3-3　2017—2021 年中医药领域 SCI 期刊论文发文趋势图

注：数据来源于 SCIE（https://www.webofscience.com/ ）。

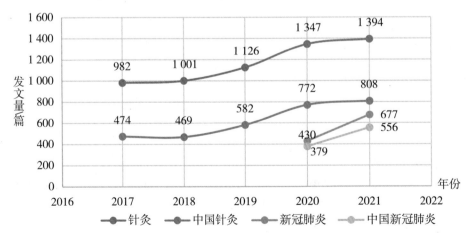

图 5-3-4　2017—2021 年中医药领域 SCI 期刊论文重点领域近 5 年发文趋势图

注：数据来源于 SCIE（https://www.webofscience.com/ ）。

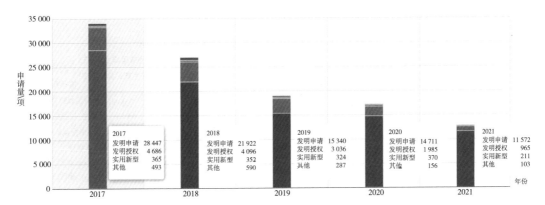

图 5-3-5　2017—2021 年全球专利申请 / 授权趋势图

注：数据来源于壹专利（https://www.patyee.com/）。

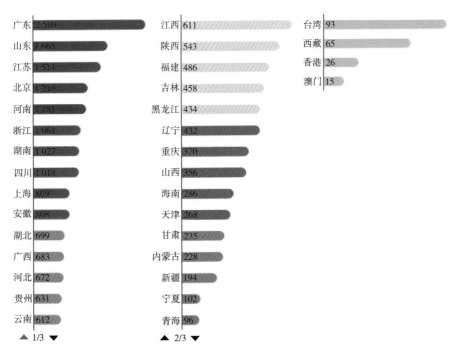

图 5-3-6　2020—2021 年全国专利地域分布图

注：数据来源于壹专利（https://www.patyee.com/）。

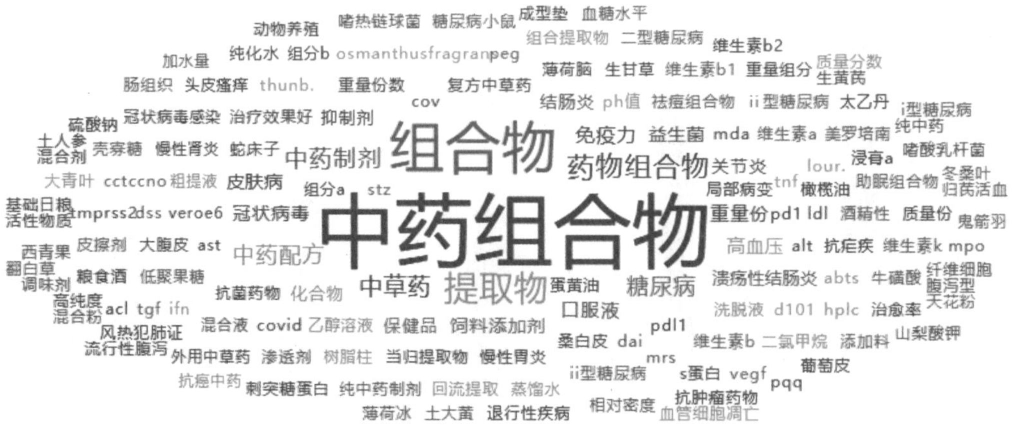

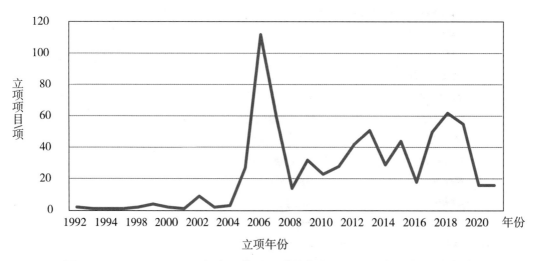

图 5-3-7　2020—2021 年全国专利词云分析图

注：数据来源于壹专利（https://www.patyee.com/）。

图 5-5-1　1992—2021 年中医药重要科技创新项目立项数量年度分布图

注：国家重点研发计划 – 中医药现代化研究中因 2019—2021 年的项目经费尚未公示，未纳入经费
　　计算中，同时 2020—2021 年的项目大部分未公开，存在缺项。

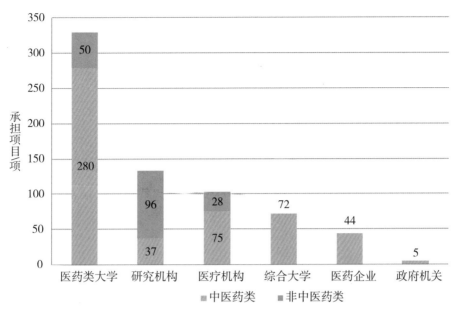

图 5-5-2　中医药重要科技创新项目依托单位分类情况

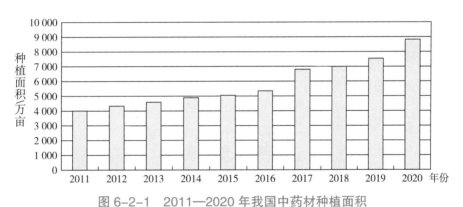

图 6-2-1　2011—2020 年我国中药材种植面积
数据来源：国家中药材产业技术体系，中经网整理。

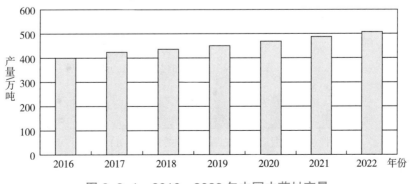

图 6-3-1　2016—2022 年中国中药材产量
数据来源：中商产业研究院。

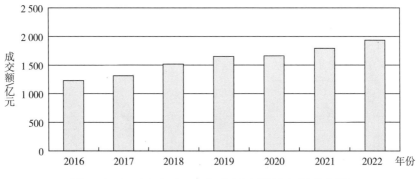

图 6-3-2　2016-2022 年中国中药材市场成交额

数据来源：中商产业研究院。

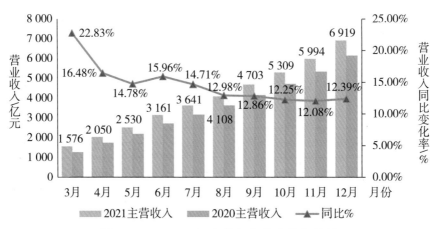

图 6-5-1　2021 年中药行业营业收入统计

数据来源：中国中药协会。

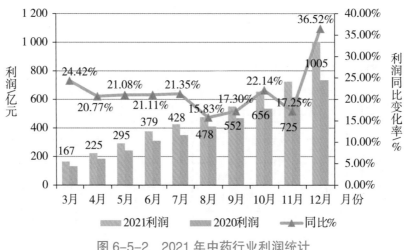

图 6-5-2　2021 年中药行业利润统计

数据来源：中国中药协会。

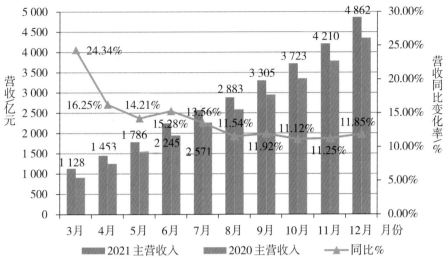

图 6-5-3　2021 年中成药行业营收统计

数据来源：中国中药协会。

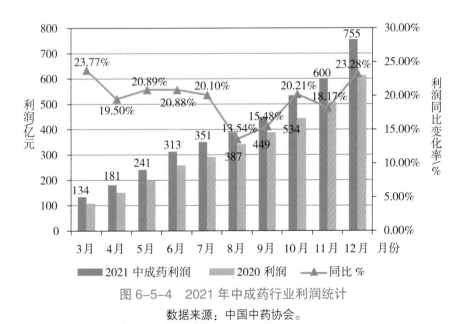

图 6-5-4　2021 年中成药行业利润统计

数据来源：中国中药协会。

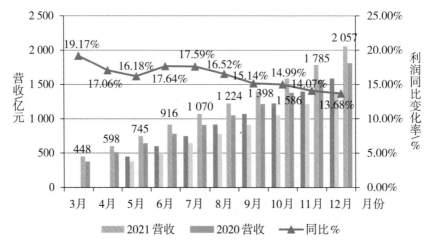

图 6-5-5　2021 年中药饮片行业营收统计
数据来源：中国中药协会。

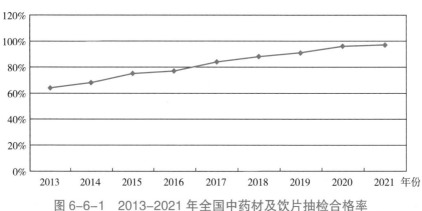

图 6-6-1　2013-2021 年全国中药材及饮片抽检合格率
数据来源：中国中药协会。

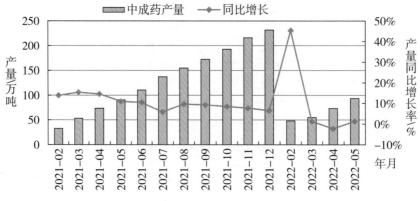

图 6-7-1　2021 年 2 月—2022 年 5 月中成药累计产量及同比增速
数据来源：国家统计局，中经网整理。

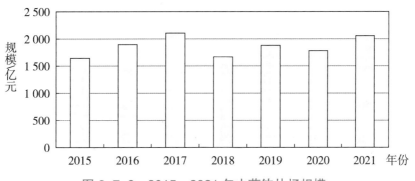

图 6-7-2　2015—2021 年中药饮片场规模

数据来源：工信部、国家统计局，中经网整理。

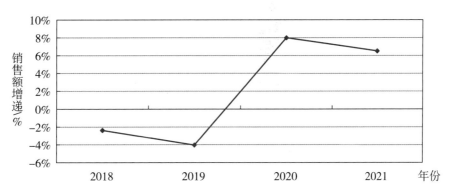

图 6-7-3　2018—2021 年中国城实体药店终端中药饮片销售额增速

数据来源：米内网，中经网整理。

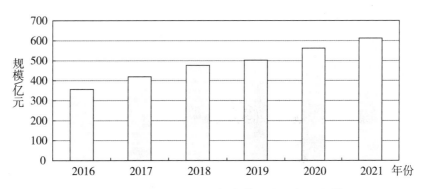

图 6-7-4　2016—2021 年中药配方颗粒场规模

数据来源：中商情报网，中经网整理。

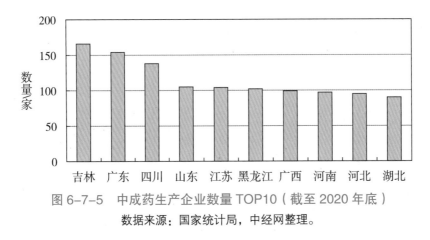

图 6-7-5　中成药生产企业数量 TOP10（截至 2020 年底）

数据来源：国家统计局，中经网整理。

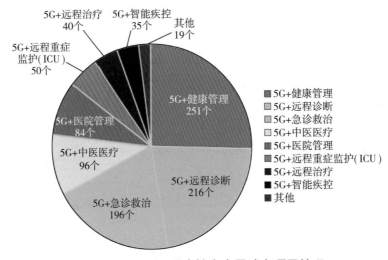

图 10-3-1　5G+ 医疗健康应用试点项目情况

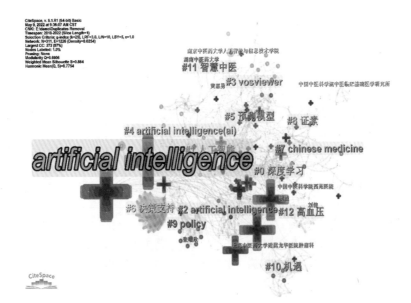

图 10-3-2　中国知网近 5 年中医药人工智能相关文献关键词及作者共现图谱